胸壁外科学

Chest Wall Surgery

王文林　著

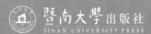
暨南大学出版社
JINAN UNIVERSITY PRESS

中国·广州

图书在版编目（CIP）数据

胸壁外科学. 下/王文林著. —广州：暨南大学出版社，2023.7
ISBN 978 - 7 - 5668 - 3781 - 3

Ⅰ. ①胸…　Ⅱ. ①王…　Ⅲ. ①胸壁—胸腔外科学　Ⅳ. ①R655.1

中国国家版本馆 CIP 数据核字（2023）第 183802 号

胸壁外科学（下）
XIONGBI WAIKEXUE（XIA）
著　者：王文林

出 版 人：张晋升
统　　筹：杜小陆　黄　球
责任编辑：黄　球　张学颖
责任校对：孙劭贤　王燕丽　黄子聪　等
责任印制：周一丹　郑玉婷

出版发行：暨南大学出版社（511443）
电　　话：总编室（8620）37332601
　　　　　营销部（8620）37332680　37332681　37332682　37332683
传　　真：（8620）37332660（办公室）　37332684（营销部）
网　　址：http：//www.jnupress.com
排　　版：广州良弓广告有限公司
印　　刷：广州市快美印务有限公司
开　　本：787mm×1092mm　1/16
印　　张：43.625
字　　数：950 千
版　　次：2023 年 7 月第 1 版
印　　次：2023 年 7 月第 1 次
定　　价：298.00 元（上下册）

（暨大版图书如有印装质量问题，请与出版社总编室联系调换）

胸壁外科学 Chest Wall Surgery

目　录

Contents

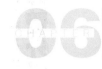

第六章

胸壁感染

03

CHAPTER 第三章

胸壁肿瘤

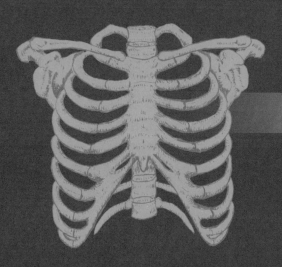

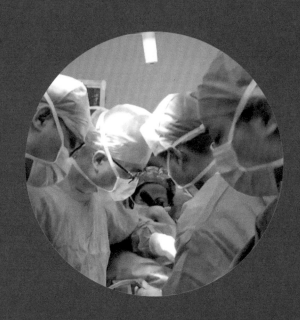

第一节

胸壁肿瘤的研究概况

胸壁肿瘤是一种较为常见的肿瘤，也是传统胸外科较为常见的疾病。早年关于胸壁肿瘤的研究并不少见，文献中有许多相关报道。从胸外科的角度看，文献的内容主要集中于治疗，尤其是外科手术，与手术相关的内容都可以在文献中找到。随着时间的推移，近年来文献中相关报道逐渐减少，越来越少人关注这种疾病。事实上，临床中胸壁肿瘤的病人并不少，出现这种现象的原因大致来自两方面：①技术的瓶颈。胸外科医生关注胸壁肿瘤的重点在于外科手术，手术主要有两个基本内容，其一是肿瘤自身的切除，其二是胸壁的重建[1-3]。肿瘤的切除手术都在开放状态下完成，从外科技术上讲并没有太大难度，单纯的切除手术基本定型，没有新的技术可以分享。胸壁重建是用各种材料对肿瘤切除后留下的胸壁缺损进行的修复。从技术角度来看，重建也不是很难的技术，只要有合适的材料，几乎所有的胸外科医生都能轻易完成这样的手术[4,5]。由此可见，胸壁肿瘤的手术并不是一个高难度的手术。而从以往的文献来看，手术本身已经非常成熟，其发展几乎到了巅峰，要想有新的突破并不容易，于是技术的问题成了胸壁肿瘤发展的瓶颈。瓶颈无法突破，就很难有新的发展，没有发展就不会有太多人关注。②胸外科关注的主流。传统胸外科技术是开放手术，随着科技水平的不断提高，微创手术越来越受到重视。近年来，微创技术几乎贯穿胸外科所有的手术，而微创手术主要通过胸腔镜技术完成，于是胸腔镜手术成了当代胸外科手术的代名词。胸腔镜是用来做胸腔内手术的，当大量胸外科医生专心于胸腔镜手术时，胸腔内疾病的治疗成了当今胸外科临床工作的主流，有名的医院和有名的专家推崇胸腔镜手术，其他医院的胸外科医生也盲目跟风，结果胸外科就成了实实在在的胸腔镜外科或者胸腔内疾病的外科，胸壁手术被冷落，关注胸壁肿瘤这种疾病的医生也随之减少。

任何疾病治疗的发展都与受关注度密切相关。缺少关注，相关研究就会减少，发展就会受限。胸壁肿瘤面临的困境就是如此。那么，如何才能突破这样的困境呢？要想将胸外科医生的注意力强行拉到胸壁肿瘤的治疗上来几乎没有可能，唯一的途径便是突破技术的瓶颈。但是，如果按照传统胸外科的理念，突破几乎是没有可能的。非常幸运的是，胸壁外科的概念出现后，胸壁肿瘤的治疗有了很大改观，瓶颈不断被突破，技术有了巨大进步。这为胸壁肿瘤治疗的全方位发展奠定了基础。

在瓶颈中找到突破口，首先需要有正确的理念作指导。用胸壁外科的理念去思考胸壁肿瘤的治疗可以有完全不同的结果，这为瓶颈的突破提供了可能。胸壁外科来源于传统的胸外科，但其理念与胸外科的理念又有很多不同内涵，这些内涵不仅是原有胸外科的内容，更是跨学科的内容。这些内容中最重要的部分有两个：其一是骨科的内容，其二是整形外科的内容。可以说，胸壁外科就是胸壁骨科与胸壁整形外科的联合专业。有了这样的认知后，再回过头看胸壁肿瘤的治疗，会发现很多新的工作可以完成，这些工作以往是没有任何人涉足的。正因为有了这样的认知，胸壁肿瘤的瓶颈突然间被彻底突破，技术的发展有了可能。这就是说，如果将骨科和整形外科的技术与胸壁肿瘤的治疗相结合，就很容易碰撞出完全不同的技术。这是曾经的胸外科无论如何都不可能达到的境界。可以说，有了胸壁外科的基本理念，胸壁肿瘤的手术治疗才有了真正的新生。

一、一般概念

胸壁肿瘤是胸壁所有新生物的总称。这些肿瘤可以为原发，也可以由其他部位转移而至。原发性肿瘤可以发生于胸壁的任何结构和组织，转移肿瘤多位于胸壁的骨骼，其他部位虽也可能发生，但相对较少。关于胸壁肿瘤的发病率，文献中有各种报道。由于数字五花八门，绝大多数都不够严谨，因此意义不大。从组织来源上看，胸壁肿瘤与一般的脏器肿瘤有很大的不同。脏器肿瘤起源于特定的孤立脏器，病灶局限，组织来源相对单一，主要的危害也局限于某一脏器的功能。胸壁并不是结构单一的脏器，而是由多种结构组成的复合型结构，这些结构的每一种组织都可能发生肿瘤，因此肿瘤具有明显的多样性。这种属性是胸壁肿瘤最鲜明的特征[6-9]。

构成胸壁的结构可大致分为三种成分，其一是骨性结构，其二是软组织，其三是皮肤。与之相应，胸壁肿瘤也可大致分为三类：骨性结构肿瘤、软组织肿瘤及皮肤肿瘤[10]。由于胸壁结构彼此融合，相互交错，各种结构之间关系密切，因此各种肿瘤并不单一，会对其他结构造成侵犯和影响。这就是说，完全孤立的胸壁肿瘤很难遇到，肿瘤一旦发生，会累及多种结构。

二、危害

肿瘤的危害可有多方面，主要包括全身性危害和局部危害[11]。全身性危害来自肿瘤特殊分泌物的伤害以及对机体的消耗等因素。如果发生远处转移，其危害也属于全身危害的范畴。局部危害包括如下三方面[12,13]：首先是肿瘤自身对脏器功能的破坏，其次是肿瘤对周围结构的挤压，第三是肿瘤对周围结构的浸润性破坏。

胸壁肿瘤如果病灶局限，生长缓慢，一般不会有明显的全身症状。但是，如果肿瘤范围广，生长速度快，或者有内分泌方面异常的话，就会导致明显的全身性危害。全身性危害可以表现为各种全身性症状。如果出现远处转移，则会表现出相应部位的症状。

胸壁肿瘤的局部危害是最明显也是最主要的危害。第一个危害来自肿瘤对胸壁功能的影响。胸壁虽然不是一个独立的脏器，却是一个具有特殊功能的有机整体。当肿瘤出现于某个局部时，由于胸壁正常结构遭破坏，其功能必然受到影响[14,15]。

胸壁正常的生理功能有如下几方面[10]：①维持正常的胸廓外观，使患者有一个健康美观的身体形象。胸部位于躯干上方，胸壁的外观直接影响人体的身材、姿势、步态等，如果胸壁外观出现异常，患者的形象将受到严重影响。②维持正常胸腔的负压，使呼吸运动得以正常进行。胸壁有足够的硬度，这种硬度来自骨性结构。在骨性结构的支撑下，胸腔内始终维持一定的负压。负压的存在是正常呼吸运动完成的基础。胸壁结构一旦出问题，功能将受影响，胸腔内的负压就可能消失，呼吸功能将会受到严重影响。③为胸壁各种肌肉提供附着点，参与胸壁的各种运动。机体的机械运动一般都是通过肌肉带动骨骼完成的。胸壁的骨骼虽然不如四肢骨那么灵活，却也存在相关的运动。这些运动是通过胸壁表面的肌肉作用于胸壁骨骼完成的，虽然幅度不大，却具有重要的生理意义。如果运动消失，将带来很多问题。④保护胸腔脏器，使各脏器有一个安全的环境。胸腔内有多种重要的脏器，其中肺和心脏都是不能受压的脏器。胸壁的存在恰好为这些脏器提供了很好的保护。如果没有这些保护，心脏和肺随时都会受到压迫，这将明显影响其功能的发挥。

由上述分析可以看出，胸壁虽然位于体表，却有着非常重要的生理功能。胸壁肿瘤发生时，在肿瘤的破坏下，上述的四种功能几乎都会受到影响。首先是对外观的影响。胸壁肿瘤不仅自身可以突出体表，而且可能改变胸廓整体的形状，使外观出现畸形，这将会对患者的整体形象造成影响。其次是对呼吸的影响。胸壁肿瘤一旦发生，不仅可以向体表生长，而且可能向胸腔内生长。胸腔内的容积是有限的。肿瘤向内生长意味着胸腔容积的减小，胸腔内的压力将随之发生变化，这无疑会直接影响胸腔内的负压，进而影响呼吸功能。另外，肿瘤可以压迫肺组织，这将直接影响其生理功能。第三是对运动的影响。胸壁肿瘤可能直接影响胸壁各肌肉的附着，甚至可以直接侵犯各肌肉。肌肉受到侵犯后，相关的运动必然会受影响。第四是对保护作用的影响。胸壁肿瘤可以直接破坏胸壁，使其丧失基本的结构和功能，此时的胸壁将无法对胸腔内脏器起到保护作用。保护作用一旦失去，胸腔内脏器的功能就会受到影响。

胸壁肿瘤第二个局部危害来自肿瘤自身对周围结构的挤压。这种挤压可以是纵向的，也可以是横向的。横向的挤压主要是对胸壁内部结构的影响，比如对周围的肋骨、肋软骨、胸骨、肌肉、乳腺以及脊柱等结构的挤压。纵向的挤压主要是影响胸腔内脏器，肺最容易受到挤压，其次是心脏和大血管。正常情况下，胸壁每一种结构都有自己特有的功能。当肿瘤周围的结构受到挤压后，其结构本身会发生改变，功能会受到影响，各种问题就会出现。

胸壁肿瘤第三个局部危害来自肿瘤对周围结构的浸润性破坏。这样的破坏多来自恶性肿瘤，但部分良性肿瘤也可以呈浸润性生长，最终使周围结构受破坏，失去正常的结构和功能。恶性的胸骨肿瘤可以产生全方位破坏，不仅破坏周围的肋软骨、肋骨，还可能向外侵犯到皮肤，向内侵犯到胸腔内脏结构；继续向周围侵犯时，还可以侵犯到锁骨、肩胛骨、脊柱等结构。肿瘤恶性程度越高，局部侵犯的程度和范围就越严重。恶性的肋骨肿瘤也可以向周围结构浸润，导致相应的危害。

三、临床表现

胸壁肿瘤的临床症状是其各种危害的直接体现[16-18]。最常见的症状是疼痛，疼痛定位一般比较明确，与病灶部位大致相符，是肿瘤局部危害的直接表现。疼痛多为钝痛，偶有剧烈疼痛。而疼痛不一定在每一个患者中都有，有的患者自始至终都没有疼痛。如果肿瘤侵犯到胸膜或者直接侵犯了肺部，则可以表现出明显的呼吸系统症状。患者可有咳嗽甚至呼吸不适。如果肿瘤压迫心脏和大血管，则可以表现出心血管系统症状。

胸壁位于体表，一旦发生肿瘤很容易在体表被发现，因此胸壁肿瘤最直接的体征是局部的包块。胸壁肿瘤性质不同，包块的特征也不同。良性肿瘤的包块表面皮肤正常，边界清晰，生长缓慢，如果来自浅表软组织可有一定的活动度。恶性肿瘤局部皮肤可有浸润，严重者可有皮肤破溃，包块边界不清，可与周围结构融为一体，生长迅速，破坏力强。包块来源不同，特征也有区别。来源于骨性结构的肿瘤质地较硬，来源于软组织的肿瘤质地较软。认识这些特征有助于了解肿瘤的基本特性。

胸壁肿瘤除了局部的体征外，如果影响到胸腔内结构，可以表现出相应的其他体征。但这样的体征没有特异性，只能反映肿瘤的严重程度，而不能反映肿瘤的性质。理论上讲，骨性结构发生于骨骼后都容易造成病理性骨折。由于胸骨受到外力作用的机会较少，病理性骨折罕见。肋骨比较脆弱，当肿瘤破坏骨质时，遇到足够大的外力可导致病理性骨折。此时的骨折可以成为胸壁肿瘤的首发体征。

四、检查

胸壁肿瘤位置表浅，发现较容易，但有的肿瘤没有明显症状，可能在体检或者无意中被发现。胸壁肿瘤的检查有多种，体格检查是最初级的检查手段，主要针对肿瘤局部做检查。检查内容包括肿瘤的皮肤颜色、位置、大小、质地、边界、活动度、与周围结构的关系、有无压触痛、有无波动、有无搏动、有无血管杂音等项目。体格检查可以提供肿瘤的基本信息，但这些信息显然不够，要彻底了解肿瘤的性质必须做更专业的检查。

针对胸壁肿瘤的进一步检查需要了解如下信息[11]：①肿瘤自身的信息。包括肿瘤的位置、大小、内部结构、性质等，这是认识肿瘤的关键信息。②与周围结构的关系。包括有无粘连、有无浸润、有无压迫等内容，这是决定治疗的关键信息。③周围重要结构的信息。包括有无周围结构的伴随病变、有无周围结构的损坏、有无特殊的周围结构等内容，这同样是决定治疗的关键信息。④全身状况。包括所有与肿瘤诊断和治疗相关的其他内容，这些信息都是临床工作必需的内容。

影像学检查是胸壁肿瘤检查的基本手段[16,17]。X 线检查是最初级的影像学检查，可以明确肿瘤的大致位置、与周围结构的关系、心肺以及胸廓的大致情况等内容，但很难获得肿瘤的详细信息，因此不是主要的检查手段。CT 检查是诊断胸壁肿瘤最基本也是最有用的检查，可以提供几乎所有的诊断信息。全身核素检查与 PET – CT 可以明确全身的情况，但这种检查并非必要[15]。如果局部肿瘤占位明确，即便远处有转移灶，也不一定是手术禁忌，因此这样的检查价值有限。三维重建检查是一种先进且有价值的检查，除了提供肿瘤自身的各种信息外，还可以对整个胸壁结构进行细致的显示[17,19]。这种检查不仅对肿瘤的诊断有价值，而且有利于手术的设计。尤其对于较为流行的数字材料重建手术来说，这更是一种必须完成的检查。但这种检查的结果不能从普通的 CT 检查中直接获得，需要经特殊软件处理才能获取。由于过程较为麻烦且价格昂贵，目前暂不能普及。

胸壁肿瘤性质的确定需要通过病理检查来完成，术前可以通过细胞学检查定性。由于胸壁肿瘤多位于体表，除了一些特殊位置外，实施检查不会太困难。细胞学检查对指导治疗有一定意义，但作用有限。考虑到获取细胞的手段都有一定的创伤，因此不能当做术前必需的检查。

五、诊断与鉴别诊断

胸壁肿瘤的诊断较为简单，靠临床表现和各种检查可以获得基本的诊断。如果有细胞学检查结果，可以获得最终的诊断。但是，确诊应该是手术之后的事情，术前不能要求必须做病理检查。胸壁肿瘤的鉴别诊断主要是与良性占位的鉴别，比如胸壁脓肿、结核以及某些畸形等的鉴别，这种鉴别有助于手术的决策。但从手术实施的角度来看，鉴别诊断没有决定性的作用，因为只要有占位都有手术的必要，而有时术前很难对占位做出定性。即便出现阴性的结果也可能为假阴性，因此不管什么样的结果都应该积极手术，没有必要在术前过分纠结病变的性质[11]。尤其当性质可疑或者定性非常困难时，更应该尽可能手术。

六、手术指征

胸壁肿瘤一旦被发现，不管性质如何都是绝对的手术指征。即便不能明确性质，胸壁占位本身也需要尽早切除。有人认为某些病理类型的占位不适合手术治疗。这种观点值得商榷。如上所述，占位除了自身的危害外，也可能对重要脏器功能产生影响。比如胸壁肿瘤向胸腔内严重侵犯时，肿瘤包块可能直接压迫心脏和肺，导致心肺功能严重损害。这样的病灶无论是良性还是恶性都不应该是手术禁忌，因为如果不及时切除，病人可能很快丧命，连继续抢救治疗的机会都没有。不过在考虑手术的问题时，不能忘记一些客观的禁忌证。如果患者全身状况极差，或者局部侵犯过于广泛，预期手术效果极差时，则不能强行实施手术。

七、手术原则

胸壁肿瘤属于胸壁外科最基本的病种之一，因此手术治疗需要遵循胸壁外科手术的一般原则，既要有治病的性质，也要有整形的性质[8,9,14]。两种性质同时兼备，在不同的情况下有所侧重。对于肿瘤侵犯严重的患者，治病绝对是第一位的性质，此时的目的是消除病灶，延续生命。但是，对于危害较小的病灶，除了彻底清除病灶外，整形的性质也应该得到重视。在具体操作时，需要充分考虑相关因素，依据重点实施手术。

胸壁肿瘤手术治病的性质通过病灶切除得以体现，而整形的性质则是通过胸壁的重建完成的。胸壁肿瘤手术最基本的操作就是病灶切除，如果切除范围较广，就需要实施重建。软组织肿瘤如果不累及骨性结构，能完整切除且软组织和皮肤没有大范围缺损的话，可以不考虑胸壁重建。但是，绝大多数胸壁肿瘤都可能侵犯骨性结构，要想完整切除肿瘤，就必须同时切除骨性结构。骨性结构的切除将导致胸壁骨性结构的缺损，影响胸廓的完整性。为了维持胸壁功能，就必须实施胸壁的重建。这是胸壁肿瘤手术另外一个重要的操作内容[16-21]。

八、胸壁外科处理胸壁肿瘤的基本特性

胸壁肿瘤不是一种新疾病，在传统的胸外科中是一个较为古老的疾病。胸外科关于胸廓肿瘤的各项知识已经非常成熟。但是，如本书开始所述，胸壁外科是一个新学科。当用胸壁外科的视角审视胸壁肿瘤时，会有完全不同的内涵，这也正是本专业最需要关注的内容。

和传统胸外科相比，胸壁外科的视角多了骨科和整形外科的内容[11]。用骨科的视角看胸壁肿瘤的临床工作，可以多出两个维度的内容：其一是疾病的宽度，其二是疾病的深度。宽度的内容主要是指与传统胸壁结构相关而以往又不属于胸壁的内容，比如锁骨的肿瘤、肩胛骨的肿瘤以及脊柱椎体的肿瘤。这些肿瘤不属于传统的胸外科。但是，从胸壁外

科的角度来看，其与胸壁有直接的关联，所以至少有部分内容是需要胸壁外科关注的。深度的内容主要是用骨科的观念和技术处理胸壁肿瘤。比如胸骨上段肿瘤的处理，当涉及胸锁关节和锁骨时，传统骨科的技术可以帮助胸壁外科医生处理非常棘手的问题。

用整形外科的视角看胸壁肿瘤，可以使视野更加宽广，使很多工作得到改进。比如胸壁重建的操作，单纯胸外科的技术极其有限，而一旦有了整形外科的技术，胸壁肿瘤的手术就绝对不再是传统胸外科的那种做法，而有了崭新的面目。这正是胸壁肿瘤手术瓶颈被突破的体现。胸壁外科使胸壁肿瘤的治疗获得了新生。

参考文献

［1］HARATI K，KOLBENSCHLAG J，BEHR B，et al. Thoracic wall reconstruction after tumor resection. Front oncol，2015，5：247.

［2］SANDLER G，HAYES-JORDAN A. Chest wall reconstruction after tumor resection. Semin pediatr surg，2018，27（3）：200－206.

［3］SANNA S，BRANDOLINI J，PARDOLESI A，et al. Materials and techniques in chest wall reconstruction：a review. J vis surg，2017，3：95.

［4］SANDRI A，DONATI G，BLANC C D，et al. Anterior chest wall resection and sternal body wedge for primary chest wall tumour：reconstruction technique with biological meshes and titanium plates. J thorac dis，2020，12（1）：17－21.

［5］TAMBURINI N，GROSSI W，SANNA S，et al. Chest wall reconstruction using a new titanium mesh：a multicenters experience. J thorac dis，2019，11（8）：3459－3466.

［6］BAGHERI R，HAGHI S Z，KALANTARI M，et al. Primary malignant chest wall tumors：analysis of 40 patients. J cardiothorac surg，2014，9：106.

［7］FRIESENBICHLER J，LEITHNER A，MAURER－ERTL W，et al. Surgical therapy of primary malignant bone tumours and soft tissue sarcomas of the chest wall：a two-institutional experience. Int Orthop，2014，38（6）：1235－1240.

［8］王文林. MatrixRIB 手术：胸壁巨大肿瘤的切除与重建. 胸廓畸形手术专家，2021－10－22.

［9］王文林. 胸壁肿瘤第四次手术：肿瘤切除＋MatrixRIB 胸壁重建. 胸廓畸形手术专家，2021－10－20.

［10］王文林. 胸壁外科：胸壁的基本结构与功能. 今日头条，2021－10－31.

［11］王文林. 胸壁肿瘤的相关问题. 今日头条，2021－10－31.

［12］SCARNECCHIA E，LIPARULO V，CAPOZZI R，et al. Chest wall resection and reconstruction for tumors：analysis of oncological and functional outcome. J Thorac Dis，2018，10

（Suppl 16）：S1855 - S1863.

［13］SOERENSEN T R，RAEDKJAER M，JØRGENSEN P H，et al. Soft tissue sarcomas of the thoracic wall：more prone to higher mortality，and local recurrence—a single institution long-term follow-up study. Int J surg oncol，2019，2019：2350157.

［14］张建华，李斌，苟云久，等. 人工材料复合体重建骨性胸壁缺损 23 例报告. 中国现代医学杂志，2012，22（12）：41 - 43.

［15］ZHANG Y，LI J Z，HAO Y J，et al. Sternal tumor resection and reconstruction with titanium mesh：a preliminary study. Orthop surg，2015，7（2）：155 - 160.

［16］徐启明，周乃康，刘颖，等. 105 例胸壁肿瘤的诊断和外科治疗. 中国肿瘤临床，2007，34（13）：750 - 753.

［17］徐沁孜，孙威，艾波，等. 胸骨肿瘤切除并自体肋骨和带蒂大网膜移植胸廓重建术. 中国医师进修杂志，2010，33（35）：12 - 14.

［18］KIRKLIN J W，MYRE T T. Resection of tumors of the sternum. Ann surg，1956，144（6）：1023 - 1028.

［19］王文林. 新一代胸壁重建技术：数字材料胸壁重建. 胸廓畸形手术专家，2020 - 09 - 07.

［20］FOROULIS C N，KLEONTAS A D，TAGARAKIS G，et al. Massive chest wall resection and reconstruction for malignant disease. Onco targets ther，2016，9：2349 - 2358.

［21］王文林. MatrixRIB 手术：上半胸骨肿瘤切除 + 重建. 胸廓畸形手术专家，2021 - 10 - 19.

第二节

胸壁肿瘤的病理学特性

胸壁是一个由多种结构、多种组织组成的复合型结构，其中每一个部位的每一种组织都可能发生肿瘤，这些肿瘤都属于胸壁肿瘤的范畴。因此，胸壁肿瘤来源相当复杂，比一般孤立的脏器肿瘤要复杂得多。要想将这些肿瘤研究清楚，需要从多个层面、多个角度进行分析，只有这样才能了解胸壁肿瘤的本质属性。

一、肿瘤的良性与恶性

像其他所有部位的肿瘤一样，胸壁肿瘤也有良性与恶性之分。胸壁常见的良性肿瘤包括[1-10]：纤维异常增殖症、软骨瘤、嗜酸性肉芽肿、骨软骨瘤、骨巨细胞瘤、动脉瘤样骨囊肿、骨母细胞瘤、硬纤维瘤、血管瘤、肌纤维瘤、肌肉脂肪瘤、纤维脂肪瘤、黏液脂肪瘤、神经纤维瘤、神经鞘瘤等。胸壁常见的恶性肿瘤包括[1-10]：肋软骨肉瘤、浆细胞骨髓瘤、胸骨何杰金病、纤维肉瘤、横纹肌肉瘤、原始神经外胚层瘤、恶性神经鞘瘤、平滑肌肉瘤、血管平滑肌肉瘤以及各种恶性的转移瘤等。

肿瘤的良性和恶性的问题是医生和患者都最关心的问题之一，二者不仅病理特性完全不同，而且手术方法、预后都不同[1]。良性肿瘤可以来源于各种组织，共同的特征是生长缓慢，位置局限，与周围组织有明显界限。恶性肿瘤同样可以来源于各种组织，但一般生长速度快，呈浸润性生长，与周围组织界限不清，可侵犯周围组织，甚至会向远处转移。良性肿瘤主要的危害来自局部的占位与压迫，但也可能发生恶变，成为恶性肿瘤。恶性肿瘤的危害有多方面，除了局部的占位与压迫外，还可以对原发结构和周围结构直接产生破坏，甚至还可以有全身的危害。区分肿瘤的良性和恶性是临床上需要完成的重要工作，不仅决定整个治疗工作的安排，更决定了患者的命运。

二、肿瘤的结构来源

胸壁是一个复合型结构，由各种不同形状的结构构成，从本质上可以大致分成三类结构。与这些结构相对应，临床上可见三种结构的肿瘤，即胸壁骨性结构肿瘤[1-4]、软组织肿瘤[11-14]和皮肤肿瘤[15]。肿瘤来源于不同结构，一般都会保留结构的部分特征，比如骨肿瘤，其大体的形态和结构与软组织肿瘤会有明显不同。区分肿瘤的结构来源，其主要的意义在于对治疗的指导。由于三种肿瘤的手术有根本性的不同，因此术前结构的区分相当重要。

三、肿瘤的发生部位

肿瘤的结构来源只是对肿瘤的发生部位做了大致的介绍，这样的介绍相当笼统，并不能反映出肿瘤具体的位置。要想对肿瘤做更精确的了解，首先必须明确肿瘤发生的部位。按照部位的不同，胸壁肿瘤可以分为胸骨肿瘤、肋骨肿瘤、胸大肌肿瘤、胸小肌肿瘤等。如果想更加精确，可以有更为细致的部位描述。比如左侧第 10 肋骨肿瘤、胸骨中段肿瘤等。位置限定越多，描述就越精确。这样的描述会更具临床意义。

在描述肿瘤发生部位时，还有一个概念也与部位密切相关，那便是侵犯的部位。有的肿瘤起始时位于肿瘤发生的部位，但经过生长后，可能会超越这样的部位。这些同样是极其重要的信息，因为直接决定了手术的整体策略和细节。比如胸骨肿瘤，是否存在周围结构的侵犯，侵犯的范围如何，都是关系到手术成败的大问题，术前必须做充分了解。

四、肿瘤的组织来源

胸壁包含了不同的结构，结构细分下去是不同的组织，不同结构的组织会有独特的性质，肿瘤起源于特定的组织后，会继承组织特有的属性，由此也构成了胸壁肿瘤的多样性。

五、肿瘤的细胞来源

关于胸壁肿瘤的细胞来源，文献中有大量记载。我们对文献中常见的名称做了总结，得到以下诸多具体的名称[1-14]：

恶性间皮瘤，恶性淋巴瘤，恶性纤维组织细胞瘤，恶性胸骨浆细胞淋巴瘤，骨肉瘤，骨囊肿，骨髓瘤，骨软骨瘤，骨淋巴瘤，骨母细胞瘤，骨巨细胞瘤，骨软骨肉瘤，骨纤维结构不良（纤维异常增殖症），肋骨血管瘤，肋骨脂肪瘤，肋骨巨细胞瘤，肋骨良性间叶瘤，肋软骨母细胞瘤，肋骨骨旁骨肉瘤，肋骨内血管增生，肋骨骨化纤维瘤，肋骨软骨母细胞瘤，肋骨分化型骨肉瘤，肋骨非骨化纤维瘤，肋骨间叶性软骨肉瘤，肋骨分化型软骨肉瘤，肋骨浆液性软骨肉瘤，肋骨血管瘤伴软骨化生，肋骨软骨黏液样纤维瘤，肋骨原发性动脉瘤样骨囊肿，内生软骨瘤，皮样囊肿，恶性纤维组织细胞瘤，侵袭性纤维瘤病，海绵状血管瘤，横纹肌肉瘤，海绵状血管瘤，浆细胞瘤，间叶性错构瘤，嗜酸性肉芽肿，磷酸盐尿性间质肿瘤，Askin 瘤，表皮样囊肿，动脉瘤样骨囊肿，脂肪肉瘤，脂肪瘤，滑膜肉瘤，肌纤维瘤，腺泡软组织肉瘤，鳞癌，孤立性胸膜纤维瘤，原始神经外胚层顶瘤，原发性神经内分泌癌，皮纤维肉瘤，梭形细胞肉瘤，神经鞘瘤，神经鞘肉瘤，神经母细胞瘤，神经纤维瘤，弹性纤维瘤，神经纤维肉瘤，软骨瘤，软骨肉瘤，软组织肉瘤，血管平滑肌瘤，血管脂肪瘤，血管瘤，血管外皮肉瘤，纤维脂肪血管瘤，纤维瘤，纤维黄色瘤，纤维组织细胞瘤，纤维肉瘤，纤维结构不良，胸骨巨细胞瘤，胸膜间皮瘤，小圆细胞性恶性肿瘤。

　　上述名称揭示的都是胸壁肿瘤的细胞来源，也是其最本质的病理属性。胸壁外科医生要对胸壁肿瘤实施治疗，有必要对病理属性做深入了解。但有一个问题必须明确，那便是上述名称的准确性问题。由于给出这些名称的医生水平不同，其准确性与合理性也会存在问题。因此，在对这些名称的肿瘤进行研究时，需要有清醒的头脑，切莫被不负责任的病理名称带入误区。

六、一些特殊的胸壁肿瘤

（一）肋骨纤维异常增殖症

　　肋骨纤维异常增殖症是一种良性肿瘤，又名肋骨纤维结构不良，首先由 Lichtenstein 于 1938 年报道，基本病变是正常骨质和骨髓腔被破坏与吸收，逐渐由病理性增生的纤维组织替代[16-18]。此病变可见于全身任何部位的骨骼，但以颅面骨、股骨、胫骨多见，肋骨也是较为好发的部位。肋骨纤维异常增殖症是较为少见的肋骨良性肿瘤，有人认为该病变的发生与发育缺陷有关，也有人认为与局部感染或者损伤后的修复反应有关，还有人认为与基因突变有关。该病变的发病机制众说纷纭，至今没有令人信服的说法。病理上一般将其分为三型：单骨型、多骨型及 Albright 综合征。单骨型病变局限于一条肋骨；多骨型病变可累及多条肋骨；Albright 综合征的皮肤黏膜可有色素沉着，伴性早熟，常有内分泌功能亢进。肋骨纤维异常增殖症多见于青少年，男女均可发病，女性多于男性。早期可没有特异性症状，患者多因为局部疼痛、畸形甚至病理性骨折前往医院就诊。影像学征象取决于病变中纤维组织、骨样组织和新生骨小梁成熟度以及比例的差异（图 3-2-1）。典型的影像学征象有四种：①囊状膨胀性改变。此改变以纤维组织增生为主，表现为单个孤立的囊状或者多发性囊状膨胀性透亮区，透亮区周边可伴有硬化的边缘。②磨玻璃样改变。此病变显著的特征为新生的骨小梁，可以在囊状膨胀性改变基础上出现，表现为透亮区弥漫性密度增高。③丝瓜瓤样改变。此病变主要的特征为沿纵轴分布的粗大骨小梁，骨小梁反复扭曲，中间夹杂少量纤维组织增生。④虫蛀样骨质破坏。此病变主要的特征为密集成熟的骨小梁，可有骨皮质连续性破坏，严重者可有溶骨性改变。肋骨纤维异常增殖症可发生恶变，成为软骨肉瘤、成骨肉瘤或纤维肉瘤等恶性肿瘤，恶变发生率为 2% ~3%[17,18]。

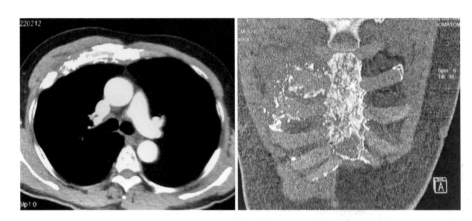

图 3 - 2 - 1　肋骨纤维异常增殖症的 CT 征象

（二）软骨瘤

软骨瘤是一种常见的良性肿瘤，可分为骨外软骨瘤和骨内软骨瘤[19-22]。骨外软骨瘤发生于骨骼外部，位于软组织内，与骨性结构没有任何关联。骨内软骨瘤又分滑膜软骨瘤和内生性软骨瘤。滑膜软骨瘤起源于各种滑膜，存在于关节腔内，由关节滑膜、肌腱腱鞘滑膜等形成多个软骨结节，此结节便是滑膜软骨瘤。内生性软骨瘤发生于髓腔内，是一种比较常见的良性骨肿瘤，占良性骨肿瘤的 12% ~24%，全部骨肿瘤的 3% ~10%。内生性软骨瘤是成熟的软骨组织，一般位于骨干和干骺端的髓腔内。由于肿瘤瘤体位于骨骼的核心部位，因此有人将其称为中央型软骨瘤。内生性软骨瘤发病年龄一般在 30 ~40 岁，患者多没有特殊症状，偶尔因无痛性肿胀而就诊。最常见的好发部位是手和足的小管状骨，多见于手指骨的近节和中节。X 线征象为囊状或者不规则的低密度区，可表现为毛玻璃状或云絮状，其边界清晰，可伴随软骨钙化。软骨瘤呈膨胀性生长，骨皮质可因挤压而变薄。软骨瘤发生于扁骨或者不规则骨时表现不典型。X 线检查可见透亮缺损，与周围骨有明显的分界，一般没有骨膜反应或者反应性骨壳生长。病变多位于中心区域，皮质可出现明显变薄且膨胀，肿瘤周围可有增生硬化征，可见散在砂粒样斑点。胸壁软骨瘤可发生于肋骨、胸骨以及软组织。肋骨软骨瘤罕见，胸骨软骨瘤多见于胸骨体，剑突处也可发生软骨瘤，但极其罕见。胸壁软组织内原发性骨外软骨瘤也有报道，与骨骼系统没有任何关系，仅限于软组织。软骨瘤虽为良性病变，但有恶变可能。

（三）骨软骨瘤

骨软骨瘤也是一种较为常见的良性骨肿瘤，其特征是从骨骼的外表面生长出带有软骨帽的骨性赘生物[23,24]。在所有良性骨肿瘤中，骨软骨瘤占38.5%；在全部骨肿瘤中占12%。该肿瘤可以单发也可多发，单发的骨软骨瘤又称外生性骨疣，是最常见的骨软骨瘤类型。该肿瘤好发于长骨的干骺端，股骨下端和胫骨上端最多见，约占50%。儿童和青少年容易发病，多见于20岁以下的患者，男性多于女性。肋骨骨软骨瘤非常罕见，多生于胸肋关节处，其他部位更罕见（图3-2-2）。肿瘤可能损伤肋间神经和血管，血管破裂可导致血胸，肿瘤瘤体过大时可压迫肺和其他胸腔内结构。肿瘤发生于邻近胸椎的肋骨结构时，瘤体可压迫脊髓，导致一系列症状。骨软骨瘤需要与肋骨结核和其他良性病变进行鉴别。该肿瘤可发生恶变，形成软骨肉瘤。

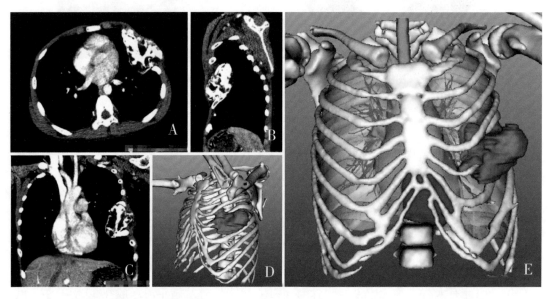

图3-2-2 发生于左侧肋骨中部的肋骨骨软骨瘤，极其罕见（A、B、C. 肿瘤的CT征象；D、E. 肿瘤的三维重建图）

（四）骨巨细胞瘤

骨巨细胞瘤是较为常见的骨肿瘤，仅次于骨软骨瘤，占良性骨肿瘤的18.2%～20.0%（图3-2-3）。大部分呈良性病变特性，少数呈侵袭性[25,26]，多见于20～40岁的成年人，女性多于男性，好发于长骨的远端，股骨下端、胫骨上端最多见。发生于肋骨的骨巨细胞瘤罕见。有数据显示，肋骨骨巨细胞瘤的发病率仅占所有骨巨细胞瘤的0.6%左右。骨巨细胞瘤主要由多核细胞和单核基质细胞构成，其中可见囊性变、纤维化、出血以及含铁血黄素沉着等病变。典型的影像学征象为：偏心性膨胀性骨质破坏，骨壳可完整也可中断，无骨化或钙化，病灶边界清晰，不存在骨质增生。可有病理性骨折，骨折后可见骨膜反应，周围可出现软组织肿块。这些征象一旦出现，提示有恶变的可能。CT可显示皮质中断以及周围软组织病变，可以显示病灶内组织结构。

关于骨巨细胞瘤的病理分级，最早分为三级，Ⅰ、Ⅱ级为良性，Ⅲ级为恶性。后来的分级更为详细，结合临床特征、X线检查和病理特征分为三期：Ⅰ期，无临床症状，X线检查可见病灶，病理检查为良性；Ⅱ期，有临床症状，X线检查可见膨胀性病灶，无皮质破坏，病理检查为良性；Ⅲ期，有临床症状，X线检查提示侵袭性生长，有皮质破坏和缺损，可见软组织肿块，病理检查为良性或恶性。

Campanacci 等根据 X 线检查中溶骨与骨皮质破坏的程度将其分为Ⅲ级[27]：Ⅰ级，病变界限清晰，边缘硬化，无骨膜反应，无软组织肿块。如果软组织肿块出现，其边缘一般较清晰。此级别为最常见的病理级别，约占70%~80%。Ⅱ级，病变界限有部分模糊，可有向外侵袭的倾向，可有破壳征和软组织肿块，肿块边缘较模糊，多合并病理性骨折，约占20%。Ⅲ级，病变边界较模糊，多呈外向性侵袭生长，合并病理性骨折，约占20%。Campanacci 分级瞄准了肿瘤内在的本质特征，是一种较为科学的病理分级。有资料显示，骨巨细胞瘤的复发与 Campanacci 分级密切相关，病变的分级越高，病变局部正常组织结构破坏越严重，复发率就会越高。

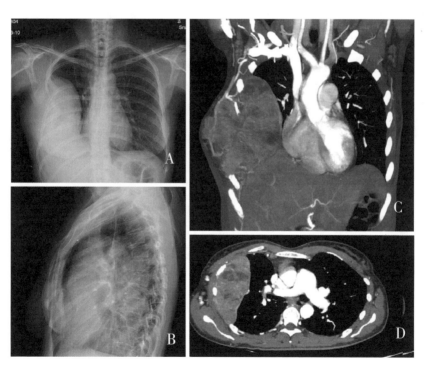

图 3-2-3　骨巨细胞瘤（A、B. 肿瘤的 X 线征象；C、D. 肿瘤的 CT 征象）

（五）动脉瘤样骨囊肿

动脉瘤样骨囊肿是一种非常少见的骨肿瘤样病变[28-30]，占骨肿瘤的1.3%左右，多发生于 20 岁以下的青年，脊柱和四肢长骨的干骺端最容易发病，肋骨发病少见，胸骨病变未见报道。动脉瘤样骨囊肿发病机理不明，有人认为与局部的静脉压升高有关，当各种原因导致静脉压升高且血管床扩张后，受累部位的骨质被吸收，从而形成此病变。此病变典型的影像学征象为囊状膨胀性溶骨性破坏，由于类似于动脉瘤，因此被称为动脉瘤样骨囊肿。病变部位的骨皮质因为膨胀而变得格外薄，可见骨性的间隔，有的患者可有骨质不连续，其中充满密度均匀的液体，一般不存在钙化，囊肿内可有"液—液平面"。该平面并非特异性征象，需要与毛细血管扩张型骨肉瘤、软骨母细胞瘤及骨巨细胞瘤的相关平面做鉴别，动脉瘤样骨囊肿中该平面出现的概率更大。由于此病变的囊腔内不完全是液体，因此不是真正的囊肿。病理切片可见囊腔内有海绵样的网状结构，可见大的血管分支。

（六）嗜酸性肉芽肿

嗜酸性肉芽肿是一种发生于孤立性组织细胞的病变，表现为非肿瘤性质的异常分化，是网状内皮系统的增生性疾病[31,32]。多见于青年男性，颅骨、肋骨和椎骨多见，长骨次之，胸骨虽可发病，但较少见。本病多单发，偶有多发。多发者主要见于 5 岁以下儿童。关于本病的发病机理，有人认为与外伤有关，来源于组织内的血肿，但具体机制不清。本病最典型的征象是外周血中嗜酸性细胞增加，增加水平与病变活跃度有关。静止期细胞水平较低，生长期细胞水平较高，而病灶切除后细胞水平会恢复正常。肋骨和胸骨的嗜酸性肉芽肿复杂多样，诊断难度大，极易误诊，可误诊为骨肿瘤和慢性骨髓炎。此病变多有显著的 X 线改变，但临床症状却不明显。X 线检查可见病灶局部呈单囊状、多囊状或者不规则形改变，可有轻度或中度膨胀，皮质薄，边界清晰，少数患者可有大面积溶骨征象。

（七）骨髓瘤

骨髓瘤一般分为多发性骨髓瘤和单发性骨髓瘤。多发性骨髓瘤是恶性浆细胞病中最常见的类型，又称浆细胞骨髓瘤或者 Kahler 病[33,34]。多发性骨髓瘤重要的特征是溶骨性病变，骨小梁破坏，骨髓腔被瘤组织填充，瘤组织呈灰白色。骨皮质变薄，可受侵袭而被破坏。由于骨质较为脆弱，可发生病理性骨折。多发性骨髓瘤常见的发病部位位于锁骨、胸骨、肋骨、骶髂骨、头颅骨及其他部位。病变可以同时位于全身多处，因此手术需谨慎，不适合放疗，理想的方法是化疗。

单发性骨髓瘤病理来源为肿瘤性浆细胞，发生于骨髓腔，也被称为单发性浆细胞骨髓瘤[35,36]，属于恶性浆细胞瘤的范畴，占骨髓瘤的 2%，也有人认为占 8%。肿瘤多见于脊柱等中轴骨，也可见于富含松质骨的长骨和扁骨，如股骨、胫骨、骨盆骨、颅骨等。胸骨和肋骨罕见（图 3 - 2 - 4）。本肿瘤的诊断标准为：①细胞学检查证实为浆细胞性的骨肿瘤；②尿液本周蛋白试验阴性；③病变以外的多个部位多次骨髓检查的结果均为阴性；

④病变以外的骨骼系统 X 线检查均无异常发现；⑤没有全身症状，没有明显的体征；⑥随访 2~3 年病灶无扩散。有人将诊断标准简化，认为只要具备以下条件之一便可确诊：①局部骨性结构活检证实为浆细胞骨髓瘤，其他部位骨髓检查均为阴性；②病变以外的所有骨骼检查均无异常发现；③尿液本周蛋白试验阴性，没有全身症状。单发性骨髓瘤很少发生于胸壁，一旦确诊，由于病灶为孤立性病灶，可首选放疗，也可首选手术。最终的治疗方案要根据具体情况而定。

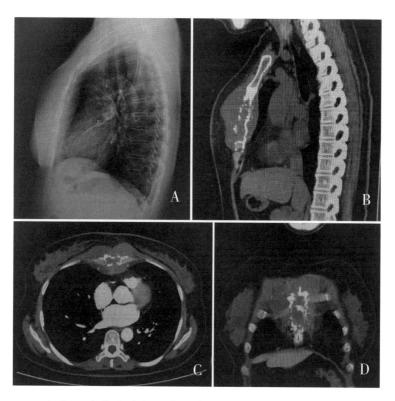

图 3－2－4　发生于胸骨的单发性骨髓瘤（A. X 线征象；B、C、D. CT 征象）

（八）横纹肌肉瘤

横纹肌肉瘤是间充质向横纹肌方向分化后形成的恶性肿瘤[37-39]。在各类儿童恶性肿瘤中占 4.5%，在所有软组织肿瘤中占 50%。2~6 岁和 10~18 岁是此肿瘤的两个发病高峰，男性多于女性，绝大多数患者年龄低于 11 岁。年龄越小，预后越差。早年的病理分型包括三种类型：胚胎型、腺泡型及多形型。随着认识的加深，近年又增加了硬化型，并将胚胎型中的梭形细胞型分离出来与硬化型合并为一类，成为新的梭形细胞型和（或）硬化型横纹肌肉瘤。在所有的病理类型中，胚胎型最为常见，大约占 60%；腺泡型较少见，大约占 20%；其余分型占 20% 左右。胚胎型多见于低龄患儿，好发于泌尿生殖道、头颈部及后腹膜；腺泡型多见于青少年与成人，好发于四肢；多形型较少见，常发生于中老年男性深部肌肉；梭形细胞型和（或）硬化型好发于睾丸旁及腹膜后区域。

胸壁横纹肌肉瘤极其罕见，发病部位无明显特异性，可见于胸壁各处。肿瘤可发生于浅肌层，也可见于深肌层。深肌层的肿瘤易侵犯邻近脏器，容易并发骨性结构的破坏。影像学检查可见如下征象：①肿瘤体积较大，位于胸壁外层，表现为软组织块影，可累及胸壁内层结构。②病灶呈椭圆形或者圆形，可见小的分叶，向周围组织浸润生长，与肌肉组织界限不清。③瘤体一般没有钙化和脂肪组织征象。④扫描增强后可见病灶呈不均匀强化，其中以周边强化最明显，病灶内可见肿瘤血管，囊变坏死的区域一般没有强化。⑤常侵袭邻近的软组织，骨质结构少受侵犯。如有侵犯，程度较轻。⑥可发生病灶的远处转移，最常转移到肺部，周围淋巴结可受累。

（九）骨肉瘤

骨肉瘤是最常见的骨骼恶性肿瘤，起始于分化不良的原始细胞，即原始间充质细胞中的成骨细胞类型，因此有时又被称为成骨肉瘤[40,41]。该肿瘤占全部骨骼恶性肿瘤的44.6%，占原发性骨肿瘤的15.5%。年轻人多见，男性多于女性，最常见的好发部位位于骨骺生长最活跃的部位，也就是长骨的干骺端，其中以股骨下端和胫骨上端最为常见，其次是肱骨的近端，三个部位的骨肉瘤约占所有肉瘤的85%。胸骨和肋骨的骨肉瘤较为少见。骨肉瘤的发病原因复杂，多种因素可导致骨肉瘤的发生。骨肉瘤多为原发性肿瘤，部分继发于其他骨肿瘤的恶变，也可以继发于各种肿瘤放射治疗后。

影像学检查对骨肉瘤的诊断有重要作用，典型的影像学表现包括[42,43]：①骨质破坏；②肿瘤骨形成；③骨膜反应；④软组织肿块。最具特征性的表现是骨质破坏以及肿瘤骨形成，这是诊断骨肉瘤的重要依据。另外，骨肉瘤多有典型的"Codman 三角"。

在 X 线检查中，根据骨质破坏的程度和肿瘤骨形成的数量将骨肉瘤分为三种类型[43]：①硬化型。此型以肿瘤骨形成为主要标志。肿瘤内部有大量斑块状或者云雾状肿瘤骨形成，密度较高，可有象牙质征象。骨质破坏不明显。周围软组织内可有较多瘤骨，伴有明显骨膜增生。②溶骨型。此型以骨质破坏为主要标志，存在广泛的溶骨性破坏，常见病理性骨折，可有少量骨膜增生和瘤骨。③混合型。此型为硬化型和溶骨型合并存在的类型，两种类型的 X 线征象可同时存在。

CT 检查是骨肉瘤患者常用的检查，可在骨内外发现密度不均匀的肿瘤体，其内部可见新生的瘤骨、环形钙化的瘤软骨以及坏死性囊变征象[42]。CT 检查比 X 线检查更敏感，可以更清晰地显示肿瘤的各种信息。

根据发病部位的不同，骨肉瘤可分为中央型和周围型。中央型又分为传统型中央骨肉瘤、毛细血管扩张性骨肉瘤、小细胞性（圆细胞型）骨肉瘤以及低度恶性中央性骨肉瘤。传统型中央骨肉瘤包括骨母细胞型、软骨母细胞型及成纤维细胞型。周围型骨肉瘤分为骨旁骨肉瘤、骨膜骨肉瘤、表面高度恶性骨肉瘤。此分类体系较为复杂，但可以准确反映骨肉瘤的临床病理特性，直接影响治疗效果和预后。

　　肋骨本身较细小，这种特性对骨肉瘤的表现有影响。早期肋骨骨肉瘤的瘤骨多为斑点状钙化影，与一般的钙化难以鉴别，典型的"Codman 三角"不多见（图 3 - 2 - 5）。由于病理特征不典型，需要与软骨肉瘤、尤文氏肉瘤、化脓性骨髓炎以及肋软骨结核等鉴别。

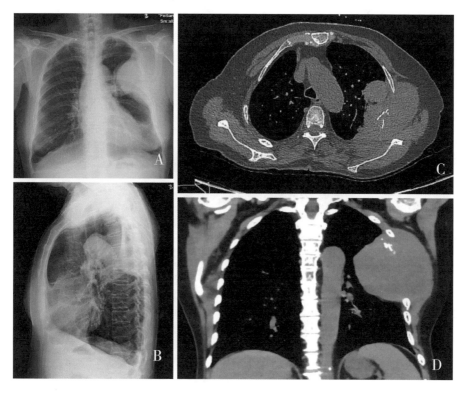

图 3 - 2 - 5　肋骨骨肉瘤（A、B. 肿瘤的 X 线征象；C、D. 肿瘤的 CT 征象）

（十）软骨肉瘤

　　软骨肉瘤是起源于软骨组织的恶性骨肿瘤，被认为是最常见的三大恶性骨肿瘤之一[44-47]。软骨肉瘤的发生率占全部骨肿瘤的 20%，仅次于骨肉瘤和多发性骨髓瘤。软骨肉瘤多见于成年人，发病年龄介于 40 ~ 60 岁，男性明显多于女性。股骨、胫骨是最容易发病的部位，其次为骨盆，胸壁的骨骼也可以发生软骨肉瘤，但发病率较低，临床上并不常见。软骨肉瘤主要为原发性肿瘤，也可以为某些良性肿瘤恶变的结果，比如骨软骨瘤、软骨瘤等良性病变恶变后可形成软骨肉瘤。软骨肉瘤的病理一般分为六种类型：普通髓腔型、间叶型、透明细胞型、骨膜型、黏液型和分化型。除了这种分型方法外，尚有其他的分型，可直接分为普通型、去分化型、间充质型和透明细胞型。按照肿瘤起源部位的不同，又可分为中心型和周围型。中心型肿瘤起源于髓腔，呈中心性聚集生长；周围型肿瘤起源于皮质或骨膜，向外扩散生长。WHO 将软骨肉瘤分为三个级别[47,48]：Ⅰ级，为低度恶性，分化程度高，异型性小；Ⅲ级，恶性程度高，细胞核呈双核及多核改变；Ⅱ型介于Ⅰ、Ⅲ型之间。

软骨肉瘤生长缓慢，可沿胸壁内或者向胸腔内浸润生长。肋软骨肉瘤起源于肋软骨，胸骨软骨肉瘤可起源于胸骨任何部位，病灶多位于骨骼的中心。软骨肉瘤影像学检查可见一些特征性改变（图3-2-6）[48]：①溶骨性骨质破坏；②软骨钙化；③骨膜反应；④肿瘤骨形成。软骨肉瘤需要与骨肉瘤做鉴别，鉴别的要点在于钙化的性质。骨肉瘤中的钙化源自原始的骨细胞，是一种直接的钙化，软骨肉瘤的钙化源自软骨细胞，是此细胞恶化后的继发性钙化。软骨肉瘤的恶性程度一般较低，手术效果较好。骨肉瘤的恶性程度普遍较高，预后不良。

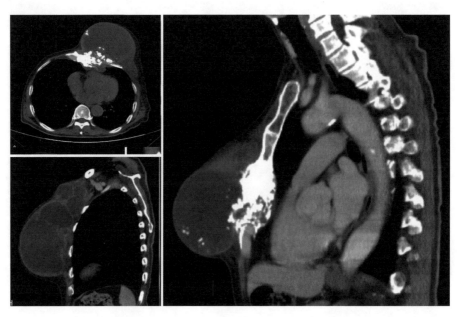

图3-2-6　胸骨软骨肉瘤的 CT 征象

（十一）胸壁转移瘤

胸壁肿瘤有两种基本的形式，一种是原发性肿瘤，另一种是转移瘤。两种肿瘤发病率有差异，转移瘤明显高于原发性肿瘤。由于转移瘤基本上都是恶性肿瘤，因此是最常见的胸壁恶性肿瘤[49-52]。转移瘤主要来自乳腺癌、肺癌、前列腺癌、何杰金病、甲状腺癌、鼻咽癌、上纵隔恶性肿瘤、食道癌、肝癌、胃癌等恶性肿瘤，转移的部位多为骨性结构，主要位于胸骨和肋骨，也可以位于胸壁的其他部位（图3-2-7）。骨性结构的转移瘤可有三种不同形式[49]：①溶骨型转移瘤。这是较为多见的转移类型，表现为骨质的破坏，可以是虫蚀样的不规则性骨质破坏，也可以是斑片样的骨质破坏，骨髓质和皮质都可以破坏，皮质破坏后边缘可以清晰也可以模糊，一般没有骨膜反应，但可在病变周围形成软组织肿块。②成骨型转移瘤。这是较为少见的类型，在骨质内形成斑点状、结节状或者高密度致密的增生区，增生分布均匀，正常的骨小梁消失，与骨皮质不容易区分，可有局限性硬化膨胀，一般没有骨膜反应，病变周围没有软组织肿块。③混合型转移瘤。这是较为少见的类型，介于溶骨型转移瘤和成骨型转移瘤之间，典型的征象是同时可见小片状骨质破坏和小斑片状高密度增生影。

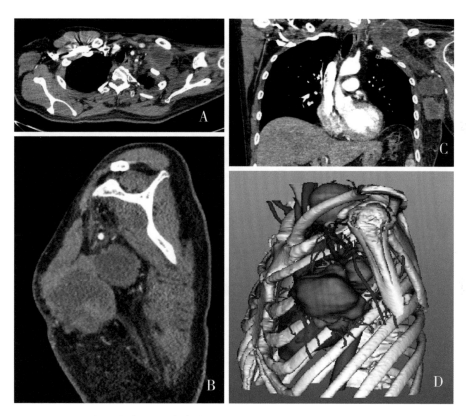

图 3-2-7　胸壁转移瘤。肿瘤来自皮肤癌，为鳞状细胞癌（A、B、C. 肿瘤的 CT 征象；D. 肿瘤的三维重建图）

　　肋骨转移瘤的位置有较鲜明的特征，主要侵犯低位肋骨的前端。胸骨转移瘤可位于不同部位，胸骨体和胸骨柄较为多见，剑突极少累及。肿瘤骨转移的途径主要是血行转移，也可以通过淋巴管间接进入血循环，最终完成转移。

　　身体其他部位的原发肿瘤病灶发生胸壁转移时，可同时发生其他部位的转移，此时胸壁转移灶只算是全身转移的一部分。因此，一旦胸壁转移瘤被确诊，有必要明确两个问题：其一是肿瘤的原发灶，其二是身体其他部位可能的转移灶。只有当这两个问题都得到明确后，才能制订出最佳的治疗方案。这是转移瘤与原发性肿瘤进行诊断和治疗时的最大差异。

(十二) 胸壁的侵袭性肿瘤

胸壁的转移瘤是通过各种途径由远处部位转移到胸壁的肿瘤，远处部位的原发肿瘤与胸壁之间没有直接联系。也就是说，在空间位置关系上，原发病灶与转移病灶没有直接的联系。临床上还有一种胸壁肿瘤，该肿瘤来自周围肿瘤的直接侵犯。这些肿瘤可来自肺部、纵隔、胸膜、乳腺甚至腹膜后[53-56]。肿瘤不断扩张，破坏性生长，最终导致胸壁受累，成为胸壁肿瘤的一种特殊形式（图3-2-8）。在这类胸壁肿瘤中，侵犯的起始病灶与胸壁的侵袭病灶紧密相连，是一个完整的整体，中间没有空间中断，因此与转移瘤明显不同。需要强调的是，在上述各种侵袭性肿瘤中，起始病灶都可以通过转移的方式在胸壁形成转移瘤，但转移的部位与原发灶之间没有空间上的直接联系。从细胞学上看，这样的转移瘤与侵袭性肿瘤完全相同，但大体性状却会有差异。这样的差异也直接影响了手术方式的选择。对于侵袭性肿瘤来说，由于其与原发性病灶是一个整体，如果有手术指征，需要一并切除。此时的切除只能是一个操作，而不可能是两个独立的操作。而对于转移瘤来说，由于肿瘤彼此孤立，如果实施切除，则需要针对两个病灶做独立的切除。

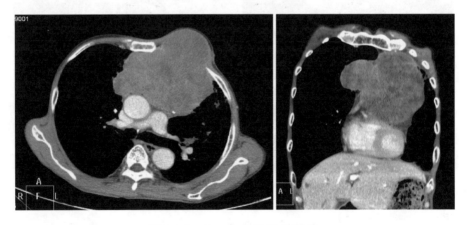

图3-2-8 来自纵隔的肿瘤

七、研究肿瘤病理特性的意义

胸壁肿瘤的临床工作涉及很多的内容，概括起来主要是诊断与治疗。这两项工作表面上看起来简单，真正做起来并不容易。如何才能将这样的工作做得满意，是对医生技术的巨大考验。而所有临床工作都有一个最基本的东西需要了解，那便是肿瘤的性质。每一种肿瘤都有很多具体的特性，其本质特性是由一种属性展现出来的，那便是肿瘤的病理特性。肿瘤的病理特性包括很多具体的内容。这些内容直接决定了肿瘤形状、大体特征、生物特性、危害、转归、预后等内容，决定了患者的症状、体征、检查的选择，决定了诊断，决定了治疗方式的选择，最终还决定了患者的命运[1]。因此，当胸壁肿瘤被当做胸壁外科一种主要的疾病来进行研究时，肿瘤的病理特性显得尤为重要。胸壁外科医生要想将临床工作做得满意，必须对各种肿瘤的病理特性有所了解，这是开展各项工作的基础。

参考文献

［1］王文林. 胸壁肿瘤的基本特征. 今日头条, 2021 – 10 – 31.

［2］吕永革, 罗帝林, 杨茂洪, 等. 65 例胸骨肿瘤的影像学分析. 暨南大学学报 (自然科学与医学版), 2009, 30 (2)：225 – 228.

［3］张建华, 李斌, 苟云久, 等. 人工材料复合体重建骨性胸壁缺损 23 例报告. 中国现代医学杂志, 2012, 22 (12)：41 – 43.

［4］SHAH A A, D'AMICO T A. Primary chest wall tumors. J am coll surg, 2010, 210 (3)：360 – 366.

［5］薛亮, 姜明, 袁云锋, 等. 胸骨肿瘤切除后用钛网重建胸壁 12 例临床分析. 复旦学报 (医学版), 2015, 42 (3)：389 – 392.

［6］徐启明, 周乃康, 刘颖, 等. 105 例胸壁肿瘤的诊断和外科治疗. 中国肿瘤临床, 2007, 34 (13)：750 – 753.

［7］LENZE U, ANGELINI A, POHLIG F, et al. Chondrosarcoma of the chest wall：a review of 53 cases from two institutions. Anticancer res, 2020, 40 (3)：1519 – 1526.

［8］韩玉龙. 胸壁肿瘤切除后胸壁缺损修复重建. 中国医药, 2010, 5 (10)：928 – 929.

［9］SCARNECCHIA E, LIPARULO V, CAPOZZI R, et al. Chest wall resection and reconstruction for tumors：analysis of oncological and functional outcome. J thorac dis, 2018, 10 (Suppl 16)：S1855 – S1863.

［10］BAGHERI R, HAGHI S Z, KALANTARI M, et al. Primary malignant chest wall tumors：analysis of 40 patients. J cardiothorac surg, 2014, 9：106.

［11］FRIESENBICHLER J, LEITHNER A, MAURER-ERTL W, et al. Surgical therapy of primary malignant bone tumours and soft tissue sarcomas of the chest wall：a two-institutional experience. Int orthop, 2014, 38 (6)：1235 – 1240.

［12］SOERENSEN T R, RAEDKJAER M, JØRGENSEN P H, et al. Soft tissue sarcomas of the thoracic wall：more prone to higher mortality, and local recurrence：a single institution long – term follow – up study. Int J surg oncol, 2019, 2019：2350157.

［13］ NAKAHASHI N, EMORI M, TSUCHIE H, et al. Treatment outcome of chest wall soft tissue sarcomas：analysis of prognostic factors. J surg oncol, 2019, 120 （7）：1235 – 1240.

［14］ CIPRIANO A, BURFEIND W. Management of primary soft tissue tumors of the chest wall. Thorac surg clin, 2017, 27 （2）：139 – 147.

［15］ 马朝阳, 郭晓林, 季慧范, 等. 原发性肝癌胸壁皮肤转移 1 例报告. 临床肝胆病杂志, 2016, 32 （4）：772 – 773.

［16］ VANDERELST A, SPIEGI G, DE FRANCQUEN P. Fibrous dysplasia of the rib. J belge radiol, 1988, 71 （6）：742 – 743.

［17］ HOSHI M, MATSUMOTO S, MANABE J, et al. Malignant change secondary to fibrous dysplasia. Int J clin oncol, 2006, 11 （3）：229 – 235.

［18］ VAN ROSSEM C, PAUWELS P, SOMVILLE J, et al. Sarcomatous degeneration in fibrous dysplasia of the rib cage. Ann thorac surg, 2013, 96 （4）：e89 – e90.

［19］ HUGHES E K, JAMES S L, BUTT S, et al. Benign primary tumours of the ribs. Clin radiol, 2006, 61 （4）：314 – 322.

［20］ KARABAKHTSIAN R, HELLER D, HAMEED M, et al. Periosteal chondroma of the rib：report of a case and literature review. J pediatr surg, 2005, 40 （9）：1505 – 1507.

［21］ 韩敏, 刘恩涛, 张盛剑. 骨外软骨瘤 1 例. 中国医学影像技术, 2007, 23 （1）：84.

［22］ 宫丽华, 钱占华, 刘宝岳, 等. 长骨内生软骨瘤及原发性软骨肉瘤的临床病理分析. 诊断病理学杂志, 2012, 19 （4）：248 – 251.

［23］ SHARME A K, PATEL S, MEENA D, et al. Large sternal exostoses presenting as stridor：a surgical and anesthetic challenge. J card surg, 2020, 35 （9）：2388 – 2391.

［24］ ZHAO T, ZHAO H. Computed tomographic image processing and reconstruction in the diagnosis of rare osteochondroma. Comput math methods med, 2021, 2021：2827556.

［25］ DU H, XU H, CHE G. Malignant giant cell tumor of the rib with lung metastasis in a man. J thorac dis, 2014, 6 （9）：1307 – 1310.

［26］ SAKANOUE I, HAMAKAWA H, ONISHI E, et al. Giant cell tumor of the rib with direct invasion into the thoracic spine. Gen thorac cardiovasc surg, 2017, 65 （5）：293 – 296.

［27］ 张殿红, 张怀栓, 李甲振. 骨巨细胞瘤治疗进展. 中国实用医刊, 2011, 38 （7）：98 – 99.

［28］ KUMAR V, SINGH R S, RAWAT S, et al. A large aneurysmal bone cyst of the rib. Asian cardiovasc thorac ann, 2019, 27 （4）：313 – 315.

［29］ GUO J, LIANG C. A giant aneurysmal bone cyst of the rib：case report. Oncol lett,

2014, 7 (1): 267 – 269.

[30] MEDINA M, PAUL S. Aneurysmal bone cyst arising from the first rib: a rare cause of thoracic outlet syndrome. Thorac cardiovasc surg rep, 2016, 5 (1): 74 – 76.

[31] GODFREY G C, MILLER J M, GINSBURG M. Case reports. Eosinophilic granuloma of the rib. US armed forces med J, 1960, 11: 217 – 223.

[32] PAPPASA C A, RHEINLANDER H F, STADECKER M J. Pleural effusion as a complication of solitary eosinophilic granuloma of the rib. Hum pathol, 1980, 11 (6): 675 – 677.

[33] SHARMA D, RAWAT V, YADAV R. A rare case of multiple myeloma presenting as lytic lesion of the rib. J clin diagn res, 2016, 10 (3): PD20 – 21.

[34] GOTO T, MAESHIMA A, OYAMADA Y, et al. Definitive diagnosis of multiple myeloma from rib specimens resected at thoracotomy in a patient with lung cancer. Interact cardiovasc thorac surg, 2010, 10 (6): 1051 – 1053.

[35] TAJIMA K, UCHIDA N, AZUMA Y, et al. Surgical resection of a solitary plasmacytoma originating in a rib. Ann thorac cardiovasc surg, 2014, 20 (Suppl): 609 – 612.

[36] HASER G C, SU H K, PITMAN M J, et al. Extramedullary plasmacytoma of the cricoid cartilage with solitary plasmacytoma of the rib. Am J otolaryngol, 2015, 36 (4): 598 – 600.

[37] RUIZ-MESA C, GOLDERG J M, CORONADO MUNOZ A J, et al. Rhabdomyosarcoma in adults: new perspectives on therapy. Curr treat options oncol, 2015, 16 (6): 27.

[38] SAENZ N C, GHAVIMI F, GERALD W, et al. Chest wall rhabdomyosarcoma. Cancer, 1997, 80 (8): 1513 – 1517.

[39] SIREGAR K B, AZRAH A. Pleomorphic rhabdomyosarcoma on the chest wall which infiltrated intercostal muscles: a case report. Int J surg case rep, 2020, 75: 380 – 384.

[40] DOUGLAS Y L, MEUZELAAR K J, VAN DER LEI B, et al. Osteosarcoma of the sternum. Eur J surg oncol, 1997, 23 (1): 90 – 91.

[41] RAD M P, FATTAHI-MASOUM S H, LAYEGH P, et al. Primary osteosarcoma of the sternum: a case report and review of the literature. Arch bone jt surg, 2014, 2 (4): 272 – 275.

[42] ZHANG X, GUAN Z. PET/CT in the diagnosis and prognosis of osteosarcoma. Front biosci (Landmark Ed), 2018, 23: 2157 – 2165.

[43] KUNDU Z S. Classification, imaging, biopsy and staging of osteosarcoma. Indian J orthop, 2014, 48 (3): 238 – 246.

[44] BRITO ÍM, TEIXEIRA S, PAUPÉRIO G, et al. Giant chondrosarcoma of the chest wall: a rare surgical challenge. Autops case rep, 2020, 10 (3): e2020166.

[45] LENZE U, ANGELINI A, POHLIG F, et al. Chondrosarcoma of the chest wall: a review of 53 cases from two institutions. Anticancer res, 2020, 40 (3): 1519 - 1526.

[46] 蒋智铭, 张惠箴. 软骨肉瘤的鉴别诊断和特殊组织学类型. 临床与实验病理学杂志, 2007, 23 (5): 517 - 519.

[47] 张东良, 邬冬强, 张志豪. 肋骨软骨肉瘤二例报告及文献复习. 浙江临床医学, 2019, 21 (4): 570 - 571.

[48] 薛金良, 张超, 靳超, 等. 肋骨高分化软骨肉瘤 1 例. 河南医学研究, 2020, 29 (5): 959 - 960.

[49] 田培林, 朱红洲, 江明强. 胸骨转移性肿瘤的 CT 及临床分析. 放射学实践, 2001, 16 (6): 419 - 421.

[50] PORSOK S, MEGO M, PIND'ÁK D, et al. The chest wall tumor as a rare clinical presentation of hepatocellular carcinoma metastasis. Klin onkol, 2017, 30 (4): 299 - 301.

[51] HYUN Y S, CHOI H S, BAE J H, et al. Chest wall metastasis from unknown primary site of hepatocellular carcinoma. World J gastroenterol, 2006, 12 (13): 2139 - 2142.

[52] DILEK O N, GÜR EÖ, ACAR T, et al. Chest wall metastasis of endometrial cancer: case report and review of the literature. Acta chir belg, 2019, 119 (4): 243 - 247.

[53] MCCAUGHAN B C, MARTINI N, BAINS M S, et al. Chest wall invasion in carcinoma of the lung. Therapeutic and prognostic implications. J thorac cardiovasc surg, 1985, 89 (6): 836 - 841.

[54] THOMAS-DE-MONTPRÉVILLE V, CHAPELIER A, FADEL E, et al. Chest wall resection for invasive lung carcinoma, soft tissue sarcoma, and other types of malignancy. Pathologic aspects in a series of 107 patients. Ann diagn pathol, 2004, 8 (4): 198 - 206.

[55] SEPESI B. Management of breast cancer invading chest wall. Thorac surg clin, 2017, 27 (2): 159 - 163.

[56] 任安民, 郑伟才. 腹膜后侵袭性纤维瘤病术后胸壁转移 1 例. 河北医药, 2011, 33 (7): 1113 - 1115.

第三节

胸壁肿瘤的手术原则

胸壁肿瘤是胸壁外科一种基本的疾病，既然是胸壁外科疾病，手术就应该遵循胸壁外科手术的基本原则，按照其最基本的要求实施手术。胸壁外科手术具有两种基本性质，一个是治病，一个是整形[1,2]。两种性质相互依存，但又彼此对立。治病要求彻底切除病灶，要达到此目的，不仅要将病灶自身切除干净，为了防止病灶残留，尚需要将病灶周围可疑的结构一并切除。病灶来自胸壁正常结构，其周围的结构更是胸壁正常结构的一部分。为了治病，当这些结构被切除后，胸壁的完整性必然遭受巨大破坏，这样的结果将给整形带来困难。所以说，最彻底的治病一定不利于整形。从反面讲，为了最大限度获得好的形状，客观上要求尽可能少地切除胸壁结构，这显然与治病的性质相对立。由此可见，治病与整形既相互依存，又相互对立。要想获得最好的效果，就必须在二者之间寻求平衡。对于一般的疾病来说，寻求平衡较容易。但是，对于胸壁肿瘤这种特殊的疾病来说，要想兼顾两种性质，有时会是一个艰难的选择。

对于良性肿瘤和极其严重的恶性肿瘤，处理二者的关系较为容易。此时面临的是两个极端。对于前者，由于病变危害不大，可以更多地考虑整形的性质；而对于后者，由于肿瘤的危害是最需要关心的内容，此时应该毫不犹豫地多考虑治病。当治疗的重点集中于一种性质时，另一种性质只能作出牺牲。

在上述两种极端的情况中，处理二者的关系较为容易。但在其他情况下，要想处理好二者的关系需要考虑一些具体的因素，有疾病自身的因素，有医生技术的因素，也有患者和家属其他方面的因素。当太多其他因素影响手术的性质时，最终决定因素依然在疾病本身。比如说，患者希望更多地考虑术后的美观问题，而如果术中病灶切除存在较大风险，且不得不以牺牲美观为代价时，治病必须是优先考虑的内容。要知道，即便良性肿瘤也不是一般的疾病，因此治病的性质需要优先考虑。

一、治病

对于胸壁肿瘤这种特殊的疾病来说，治病的手段只有一个，即肿瘤的切除[3]。按理说，病灶只要明确，就应该做彻底切除。但是，在临床中切除的操作并没有那么简单，需要考虑诸多现实问题。

第一，必须区分肿瘤的性质。肿瘤性质不同，切除的要求也不同。良性肿瘤只要求将肿瘤切除就可以达到治疗目的。恶性肿瘤的切除要求严格，除了肿瘤自身须切除外，还要将一定范围内的健康组织切除，这是切除的起码要求。

第二，需要考虑切除的可能性。对于胸壁肿瘤来说，最理想的切除是全部病灶的切除，也就是所谓的根除。但在一些特殊的情况下，彻底切除病灶并不现实，而只能做部分切除。这类情况包括：①侵犯了重要结构，不可能将重要结构切除。比如胸廓上口附近的肿瘤，可能侵犯锁骨下的神经或者血管，这些结构一旦受侵犯，就不可以完整切除。②侵犯了危险结构，不可能将危险结构切除。一些肿瘤离重要的血管较近，或者直接侵犯了这些血管，如果强行切除肿瘤，可能在术中出现意外。为了使手术本身能平稳完成，就不得不做部分切除。③病灶被重要结构所遮掩，无法显露，只能做部分切除。比如发生于肩胛骨深面的肿瘤，有时显露困难，无法彻底切除，此时同样只能做部分切除。④肿瘤侵犯范围过大，切除后无法使胸壁得到修复，此时不能做完整的切除。这样的情况可见于皮肤大面积受侵犯的肿瘤。如果没有足够的皮瓣做修复，就不能做完整切除。肿瘤无法完整切除，手术的效果将大打折扣。此时的手术被称为姑息手术。姑息手术不等于根治，但在一些特殊情况下不得不实施。这样的手术可以为最终的治疗赢得时间，因此同样必要，同样具有合理性。

第三，需要考虑切除肿瘤操作的风险。肿瘤周围结构可能影响手术的安全性，而肿瘤本身的某些性质也会影响安全性。比如某些巨大的血管瘤，切除过程中可能造成难以控制的大出血。在对这样的肿瘤实施切除时，必须充分评估手术自身的风险，根据需要选择手术方式，做出最合理的手术决策。

第四，需要考虑相关结构的功能问题。肿瘤侵犯的结构或者周围正常结构一般都有特定的功能，病灶切除或者对周围结构做切除时，必须对切除结构的功能做考虑，如果不考虑功能的问题，就可能导致严重后果。比如胸骨上端的恶性肿瘤，按照一般的要求，必须将附近的胸锁关节及部分锁骨一并切除。但是，如果考虑胸锁关节的特殊功能，此时的切除范围就要重新评估。再比如侵犯了肺部的胸壁肿瘤，如果不考虑肺功能，则需要尽可能多地切除肺组织。但是，如果肺功能本身存在问题的话，肺组织的切除范围就要格外谨慎，绝对不能切除过多的肺组织。

综上所述，胸壁肿瘤手术治病的属性虽然可以通过切除而展现出来，却有很多具体的限制。病灶切除本来是一个较为简单的操作，但当上述种种限制不得不考虑时，切除的操作有时会成为一个极具挑战性的操作。要彻底切除病灶，并切出恰如其分的效果，对技术有着极高的要求。

二、整形

整形手术的实质是改变机体局部的形状。广义的整形手术包括所有改变形状的手术，而临床上真正有意义的整形手术是能满足患者某种需求的手术。胸壁肿瘤手术需要将肿瘤连同局部的某些结构切除，由于这些结构具有某些功能，为了维持功能，需要做整形手术。此时的整形就是重建[4]。胸壁重建有两个基本目的：一个是重建胸壁结构，使胸壁完整性得以恢复；另一个是对相关结构进行操作，使胸壁外观尽可能正常或者美观。胸壁重建的两个目的其实就是重建手术的两个基本属性。如果能使整形手术具备这两个基本属性，就一定是完美的整形手术。

（一）结构的重建

重建是对相关结构进行的恢复。恢复的结果越接近原有结构，重建的效果就越令人满意。胸壁是一个复合性的结构，其中有骨性结构、软组织，还有其他特殊的结构。完美的结构重建应该包括两个内容：其一是成分的重建，其二是空间结构的重建。成分的重建指的是尽可能恢复结构的内容，空间结构的重建则需要使各结构具有特定的空间关系，以便发挥功能。完美的结构重建是按照胸壁的生理结构进行的重建，这种重建结果最为理想，但现实中几乎不可能实现这样的目标。临床中比较现实的重建是粗略的重建，即在完成骨性结构重建的基础上，对其他结构做相应重建，只要能满足某些生理功能就算重建成功。由这种重建的性质可以看出，临床上所谓的重建只能算是部分重建，不是胸壁结构的完全重建。

按照重建内容的不同，临床上将重建操作分为三部分：骨性结构的重建、软组织的重建以及皮肤的重建。

1. 骨性结构的重建

多数胸壁肿瘤都会侵犯胸壁的骨性结构。这些结构必须在手术中切除。切除后胸壁将留下骨性结构的缺损，因此在多数胸壁肿瘤手术中，骨性结构的重建都是主要的内容。重建的目的是恢复胸廓正常的形状。为了达到此目的，必须用特殊的材料进行重建。

骨性结构的重建手术并不是新手术，以往曾大量开展[5,6]。重建手术的关键不是技术问题，技术本身没有太大的难度，关键因素是材料。材料合适时，不仅操作简单，而且可以获得很好的效果，否则不仅会给手术带来麻烦，而且效果也不理想。以往曾有多种重建材料用于临床，如自体材料、同种异体材料、异种灭活材料、生物材料、合成材料、金属材料等[3-10]。材料五花八门，形状各不相同，效果不尽相同。在以往的文献中，有人对理想重建材料提出了基本的要求[8-10]，比如要有一定的硬度，有一定的可塑性，有良好的组织相容性，没有生物毒性，还要求具有 X 光检查的可能性等。这样的要求具有一定的合理性，以往临床上使用的材料几乎都可以满足这样的要求。但是，随着技术的不断进步，对材料的要求有所改变，比如对 X 光检查的要求，现在看起来显得并非必要。

从重建手术的实质来看，理想的重建手术必须使重建后的结构尽可能与原来结构相同，这是重建手术最一般的要求。就骨性结构来说，要想达到这种要求，需要使重建后局部的形状接近骨性结构的生理形状[8-10]。比如肋骨切除后，重建的结构应该具有肋骨基本的形状。胸骨重建也是如此。然而，以往所有的重建手术几乎都无法满足这样的要求。这些手术只是满足了胸壁的某些功能而已，比如有一定的硬度、能消除反常呼吸等，这样的重建其实离真正的重建要求相差甚远。但是，在早年的临床工作中，这种操作之所以能流行，一方面是因为没有科学理论的指导，另一方面是因为没有合适的材料，结果就只能在最低要求之下开展工作了。

按照骨性结构的形状制作重建材料，并将这样的材料用于重建手术，这是近年来胸壁重建手术中的一大进步。重建材料有三种基本类型：①以往已有的类型，比如各种钢板、膜、骨水泥等材料；②制式材料，指的是可在术中根据需要临时拼装的材料；③个性化设计材料。第一种材料以往在临床中大量使用，使用较为方便，但由于并非专门用于重建的材料，因此手术效果往往并不满意。制式材料是近年来出现的新材料。该材料针对胸壁不同结构设计成不同的构件，在手术中可以根据需要做临时的拼装，最大限度地满足手术的需要。目前临床上使用较多的制式材料是MatrixRIB。该材料可广泛用于胸壁重建手术中，并有很好的效果（图3-3-1）。个性化设计材料需要根据患者局部病变的信息临时加工，由于需要经过特定制作过程才能获得，因此不能随时使用，需要在术前临时制作后才能使用。目前临床中使用的个性化设计材料是所谓的数字材料，具体有两种类型，其一是3D打印材料[11]，其二是数字化定制材料[12]。从理论上讲，这两种材料可最大限度地接近原有结构，因此重建效果较为理想（图3-3-2）。

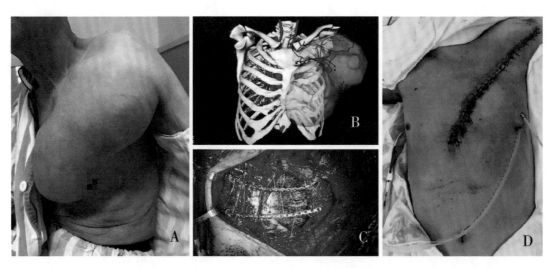

图3-3-1　制式材料（MatrixRIB）重建胸壁（A. 前胸壁巨大肿瘤；B. 三维重建图显示肿瘤的位置；C. 先切除肿瘤，然后以MatrixRIB重建胸壁；D. 术后的胸壁外观）

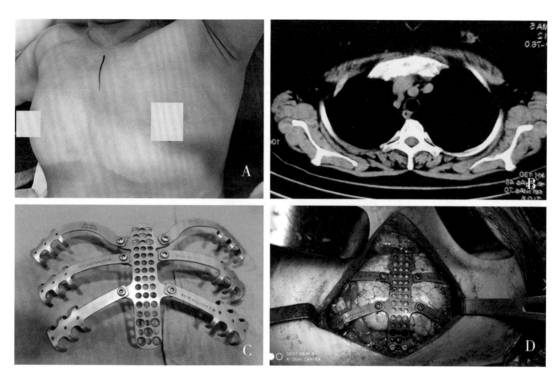

图 3-3-2　数字材料重建胸壁（A. 胸骨肿瘤患者；B. CT 显示胸骨肿瘤的信息；
C. 根据病灶局部信息设计的数字材料；D. 胸壁肿瘤切除后，将数字材料置于胸壁缺损内
做胸壁重建）

　　骨性结构重建的操作多不困难。主要的操作内容是将重建材料与缺损周围的骨性进行
固定。固定时需要对材料做适当的修整，使材料形状能够满足手术需要。理论上讲，个性
化设计材料是最容易固定的材料。但这需要一个前提，那便是真正实现设计的个性化。要
完成个性化设计材料的设计与加工，需要医生与工程师进行良好的配合与交流。如果交流
存在问题，最终的材料不一定能满足操作的需要，反而会增加操作的难度。

　　2. 软组织的重建

　　胸壁除了骨性结构外，还有很多的软组织。在胸壁肿瘤手术中，有大量软组织需要一
并切除。软组织的切除是导致胸壁缺损的重要原因。为了消除缺损，必须对软组织做重
建。软组织重建有三个基本的功能：其一，消除缺损，维持胸壁正常的生理功能。胸壁肿
瘤切除后，骨性结构重建是最基本的要求。但是，骨性结构并不是胸壁的全部。如果没有
软组织填充骨性结构的空隙，不仅无法完成正常的重建，而且连基本的胸腔密闭性都无法
保障。因此，软组织的重建可以看做是骨性结构重建的基本补充。其二，消除体表的凹陷
畸形，使胸壁维持较美观的形状。整形手术的目的不仅是获得完整的胸壁，而且需要有一
个较为正常或者美观的外表。骨性结构的重建不管多完美，其外观也只能是骨骼的形状，

这样的形状如果展现出来肯定不是正常的外观形状，因此必须有软组织进行"美化"，这是所有重建手术都必须有的内容。其三，遮盖重建材料，保证术后康复。重建手术的目的是获得好的形状和外观，但前提是切口必须完美愈合。如果骨性结构的重建材料直接暴露于皮下，必然会影响皮肤切口愈合。为了避免切口愈合的问题，需要用足够的软组织对人工材料进行包埋，这是任何一种整形手术都必须包含的基本操作。

由软组织重建的基本功能可以看出，对于胸壁肿瘤手术来说，对软组织的数量有较大的需求。但软组织不可能用人工材料替代，也无法从他人身上移植，其唯一的来源只有患者自身。而患者自身软组织的量都是有限的，因此在胸壁肿瘤手术中，必须非常珍惜软组织。为了保证软组织足够用于重建手术，在具体操作时首先要尽可能保护术野的软组织。如果术野的软组织不够用，则要优先考虑术野周围的软组织。如果这些软组织量依然不够用，需要从身体其他部位获取软组织，只有这样才能满足手术需要。

在人体众多组织中，大网膜是最常用的软组织[8]。该组织不仅有较大的体积和数量，更重要的是有强大的抗感染能力，因此经常用于其他部位缺损的填充。尤其当术野可能存在感染因素时，大网膜几乎是首选的软组织。在胸壁肿瘤手术中，由于大网膜距离创面普遍较远，且一般没有感染灶，因此使用的机会较少。如果软组织缺口较大，则主要靠各种类型的肌肉瓣来填充。这是最常用的软组织来源。

在胸壁肿瘤手术中，常用的肌肉瓣是胸大肌瓣，其次是背阔肌瓣。前胸壁下部的病灶可以考虑使用腹直肌瓣。肌肉瓣经常与皮瓣联合使用，成为胸骨肿瘤切除术中经常使用的重建结构。[8-10]

在软组织重建中，需要强调的是肋间结构的重建。在正常情况下，肋间是由肋间肌填充的。而在重建手术中，如果没有特殊的操作，肋间将由软组织填充。这样的填充并没有将软组织与骨性重建材料做固定，只是随意覆盖而已，此做法有可能导致胸腔内结构疝入重建材料间，引起一系列并发症。从本质上看，这样的操作实际上并没有对肋间结构进行重建。为了消除此弊端，一般在完成骨性结构的重建后，可以用各种纤维膜进行衬垫。衬垫一般位于重建材料的内侧面。为了获得更好的效果，在材料的外侧面可以再加一层衬垫。衬垫完成后，重建材料与胸腔内脏器彻底分开，相当于完成了肋间结构的重建，因此可以获得更完美的重建效果。

上述操作主要针对肋间结构进行重建，虽然纤维膜不是自体组织，也可以算做是软组织重建的内容。有人将其称为胸膜重建。这种说法并不妥当。胸膜壁层是一种非常薄的结构，要想重建这样的结构几乎没有可能。纤维膜无论从结构和功能上都与胸膜相差甚远，而且这种材料还可以在重建材料的外表面覆盖，因此不适合称为胸膜重建。

3. 皮肤的重建

胸壁肿瘤可以来源于胸壁的各种结构，这些肿瘤都可能侵犯皮肤。而有的胸壁肿瘤本身就来自皮肤，可以对皮肤造成直接损坏。皮肤一旦受到侵犯，在实施治疗时需要将皮肤一并切除。如果皮肤切除范围较小，可以直接缝合；如果切除范围较大，缝合将非常困难，此时需要用各种皮瓣进行重建[8]。用皮瓣进行重建的操作是整形外科的内容。如果胸壁外科医生不擅长此操作，需要与整形外科医生联手完成相关手术。

像软组织重建一样，人体的皮肤来源极其有限，因此在实施皮肤重建过程中，依然要严格按照相关要求进行操作，使皮肤得到最大限度的应用。

（二）外观的重建

外观的重建是针对胸壁外观进行的重建操作。这样的重建有三个不同层次的要求：①初级的重建。这样的重建只能保证手术顺利完成，术后没有明显症状，不出现明显的并发症。②中级的重建。这种重建可以保证胸壁外观尽可能正常，没有明显的外观畸形。③高级的重建。这种重建不仅要保证手术顺利完成，而且要使胸壁外观尽可能美观。外观的重建并不是独立的操作，而包含于各种结构重建的过程中，即在实施骨骼重建、软组织重建以及皮肤重建的过程中同时完成。要完成外观的重建，必须充分考虑胸壁整体外观的要求，对重建材料的形状和结构做认真的处理，对手术的操作细节做细致的设计，只有这样才能获得理想的外观效果。

完美的外观重建效果并不容易获得，需要在每一个环节做工作。首先，在实施骨性结构重建时，必须打好基础，使整个胸廓有一个完美的轮廓，这是胸壁的骨架，是整个重建工作的基础，因此必须保证满意完成；其次，在实施软组织重建时，必须使胸壁表面明显的畸形得到塑形，获得一个正常的胸壁外观；第三，在实施皮肤重建时，必须重点考虑切口的实施，避免疤痕对美观造成影响。

胸壁肿瘤手术破坏性极强，能获得初级或者中级重建的效果已经很了不起，而如果要获得高级的重建效果，除了使用一般的整形技术外，尚需要运用一些美容的技巧。这对操作本身提出了更高的要求。当然，也会让患者付出更大代价。从治疗肿瘤的角度看，很多人不会认可这样的操作。但是，如果以较小的代价就可以获得更美观的效果的话，会受到很多人的欢迎。这样的工作对胸壁外科医生提出了更高的要求。以往胸壁肿瘤手术的重点多集中于治病，这是一种十分无奈的选择，因为医生没有能力既治病又保证美观。可以设想，如果患者在治病的同时能获得一个非常美观的胸壁外观的话，患者必然会很乐意接受。由此可见，在胸壁外科医生的工作中，更加注重美容的要素，将是大家努力的方向，也是学科发展的方向之一。

参考文献

[1] 王文林. 胸壁外科手术的基本性质. 今日头条，2021 – 10 – 31.

[2] 王文林. 胸壁外科手术：塑形与重建. 今日头条，2021 – 10 – 31.

[3] FOROULIS C N, KLEONTAS A D, TAGARAKIS G, et al. Massive chest wall resection and reconstruction for malignant disease. Onco targets ther, 2016, 9: 2349 –2358.

[4] SANDLER G, HAYES-JORDAN A. Chest wall reconstruction after tumor resection. Semin pediatr surg, 2018, 27 (3): 200 –206.

[5] FERRARO P, CUGNO S, LIBERMAN M, et al. Principles of chest wall resection and reconstruction. Thorac surg clin, 2010, 20 (4): 465 –473.

[6] ROCCO G. Chest wall resection and reconstruction according to the principles of biomimesis. Semin thorac cardiovasc surg, 2011, 23 (4): 307 –313.

[7] SALO J T K, TUKIAINEN E J. Oncologic resection and reconstruction of the chest wall: a 19-year experience in a single center. Plast reconstr surg, 2018, 142 (2): 536 –547.

[8] SEDER C W, ROCCO G. Chest wall reconstruction after extended resection. J thorac dis, 2016, 8 (Suppl 11): S863 –S871.

[9] HARATI K, KOLBENSCHIAG J, BEHR B, et al. Thoracic wall reconstruction after tumor resection. Front oncol, 2015, 5: 247.

[10] SANNA S, BRANDOLINI J, PARDOLESI A, et al. Materials and techniques in chest wall reconstruction: a review. J vis surg, 2017, 3: 95.

[11] ARAGÓN J, MÉNDEZ I P. Dynamic 3D printed titanium copy prosthesis: a novel design for large chest wall resection and reconstruction. J thorac dis, 2016, 8 (6): E385 – E389.

[12] 王文林. 数字材料胸壁重建: 乳腺癌复发胸壁肿瘤切除 + 上腔静脉成形 + 胸壁重建手术. 胸廓畸形手术专家, 2020 – 05 – 11.

第四节

胸壁重建材料

　　胸壁是一个具有特定功能的有机整体，其功能的有效发挥需要结构保持完整性。在胸壁外科疾病的治疗过程中，很多情况下都需要将胸壁的部分结构切除[1]，而很多胸壁外科疾病本身就存在胸壁结构的缺陷[2]。这些因素使胸壁完整性受到破坏，胸壁的正常功能受到影响。正因为如此，凡是有胸壁缺损存在的情况，不管是原发性缺损，还是切除病灶后继发的缺损，都需要进行重建。

　　胸壁有三种基本结构，即骨性结构、软组织以及皮肤。要想使胸壁完整性得到恢复，需要针对这三种基本结构做重建。考虑到结构的特殊性，软组织和皮肤需要用自体组织进行重建，唯有骨性结构的重建较为特殊，重建材料可有多种选择。这些材料可以是自身的材料，可以是同种异体材料，也可以是异种材料，甚至可以是人工材料。各种材料来源不同，性质和特征都不同。要想使重建手术顺利完成，就需要对这些材料的性质进行深入研究。

一、皮肤和软组织重建材料

　　单纯的皮肤缺损可以考虑使用各种类型的皮瓣进行重建。皮瓣可以来自病灶周围，也可以来自身体其他部位；可以为带血管蒂的皮瓣，也可以为游离皮瓣。皮瓣可以为单纯皮瓣，也可以为带有软组织的复合型皮瓣。

　　软组织的重建材料可有多种选择。从组织来源看，可以为肌肉组织，也可以为脂肪组织。一般优先就近选择组织。病变周围的肌肉瓣或者其他软组织是常用的软组织重建材料[3]。大网膜是一种复合型的软组织重建材料，对于下胸壁的某些软组织缺损有良好的用途[4]。

　　皮肤和软组织需要同时进行重建时，可以使用各种类型的肌皮瓣[5-9]。胸大肌皮瓣和背阔肌皮瓣最常用，可以用于上胸壁和侧胸壁的大部分区域重建操作。下胸壁正中可以使用腹直肌皮瓣，这是一种非常有效的重建材料。除了这些材料外，如果缺损过大，或者因为种种原因不能使用以上材料，比如冠状动脉搭桥手术中胸廓内动脉不能提供血供时，可以考虑使用身体远处的材料。此时可以考虑各种带蒂的肌皮瓣，这是较为丰富的重建材料来源。

皮肤和软组织重建材料都是自身材料，这种材料最大的优势是没有排斥反应，组织相容性强。如果血运丰富，还具有良好的抗感染性。但是，由于必须从身体其他部位获取这些材料，因此又有很多天然的缺陷：①这种材料的数量有限，不可能无限制获取；②获取材料意味着新的损伤，可能对软组织供区功能造成影响；③获取材料需要经体表切口获取，对供区的外观将造成影响；④获取材料需要额外的操作，将增加手术操作的内容。

为了尽可能消除获取皮肤和软组织重建材料的弊端，需要注意以下的原则：①就近优先原则。如果缺损附近的皮肤或者软组织可以满足重建需要，则首先应该考虑这些材料。就近取材可以避免远处不必要的损伤，可以简化手术。②隐蔽处优先原则。缺损附近如果没有足够的组织材料，需要在远处获取，此时获取的部位如果位于较为暴露的部位，将对供区的外观造成严重影响，因此应该尽可能选择隐蔽的部位。③"无用处"优先原则。供区部位如果有重要的生理功能，组织的获取将使这些功能受到影响，因此不能在这样的区域获取，而应该在功能不重要的部位获取。④血运丰富处优先。组织材料发挥功能的前提是有良好的血供，如果血液供应无法保证，重建将没有太大的意义，因此必须首先选择可以保证血供的材料。⑤材料最少化原则。要在满足重建操作的前提下，尽可能少地获取重建材料，这样可以保证对材料供区造成最小的损伤。

皮肤和软组织材料是胸壁重建必不可少的材料，尽管缺损较小时没必要从身体其他部位特意获取，但不可否认的事实是，只要有缺损，且经历了软组织和切口的缝合，就必然涉及软组织和皮肤的重建，只不过很多时候这样的操作是不自觉地被完成罢了。这就是说，在很多重建手术中，皮肤和软组织重建的操作被忽视了。既然操作被忽视，重建材料也不会得到重视。从相反的角度讲，如果能对这样的材料和操作更重视，重建的效果必然更加理想。

二、骨性结构重建材料

骨性结构重建材料替代的目标结构是胸壁的各种骨骼，其目的是承担起骨骼的功能，因此所有材料都应该具有类似骨骼的性能。考虑到这些材料需要永久植入人体，这对材料提出了更高的要求。理想的材料应该具有以下基本属性[3-9]：①组织相容性。材料永久存在于体内，首先必须能被人体接纳，不能被当做异物识别进而发生强烈的排斥反应。如果没有好的组织相容性，就失去了作为植入材料最起码的要求。②抗感染性。重建材料植入人体后，需要与周围结构融合并长期存留。保证创面愈合是材料存留的第一步。如果材料本身具有强大的抗感染性，则有助于防止切口和创面的感染，为存留奠定良好基础。如果没有这样的性能，病原体就很容易在材料表面存留并繁殖，导致感染发生，最终使手术失败。③好的机械强度。骨性重建材料是用来替代骨骼的，因此必须具有良好的机械强度。这是替代骨骼最起码的要求。如果强度不能满足要求，则根本不适合当重建材料。④必要的可塑性。重建材料最终的用途是在重建手术中使用的。具体操作时，由于必须适应缺损的形状要求，为了保证重建成功，需要对材料形状以及其他物理参数做调整，这要求材料必须具有一定的可塑性。这种性能是顺利完成操作的必要条件。另外，由于正常的胸廓具有一定的柔韧性，客观上要求材料植入人体后同样具有一定的柔韧性。这种需求也要求材料不能过于坚硬，而应该具有一定的可塑性。⑤无毒性。人工合成材料有时会因为加工的原因具有潜在的毒性。如果这样的毒性长期作用于人体，将对人体造成特定的伤害，因此材料不能有毒性，否则不能用于重建手术。⑥无致癌风险。有的材料虽然不具有一般的毒性，却可能有致癌作用。这样的材料更不适合做重建材料。关于重建材料的基本属性，不同的作者有不同的表述，但基本的内容大致相同。这说明对材料的要求已达成最基本的共识。如果某种材料不能满足这些基本的要求，则不适合用于重建手术。

（一）自体骨性材料

自体骨性材料主要来自患者自身的骨性结构[3]，常用的结构有两种：其一是自体肋骨，其二是自体髂骨。这两种结构均可用于较大胸壁缺损的重建。

肋骨本身是胸壁的骨性结构，将这样的结构用于胸壁的重建本身似乎就是个矛盾，但也有其合理性，如果重建的目标具有更重要的作用，这种"拆东墙补西墙"的做法也具有合理性。比如当胸骨存在缺损时，有时会用自体的肋骨做重建。胸骨是前胸壁重要的承重结构，也是重要的稳定结构，其意义明显要比肋骨重要。为了保证胸廓稳定，牺牲局部的肋骨很有必要。这种结构来自患者自身，且都在胸壁，取材方便，不会有排异反应，不需要带血管蒂便可以存活，因此有其他材料不具备的优越性。但是，像其他自身材料一样，自体肋骨有明显的缺陷：其一，自体肋骨切除后，会在局部留下新的缺损，这样的缺损虽可以不做重建，却同样是明显的缺陷。按照严格的重建原则进行审视，这样的操作本身并不合理。而在没有更好的材料进行替代的前提下，以较小的缺损为代价换取大缺损的修复，也有合理的一面。其二，自体肋骨数量有限，不能大量切取使用。一般可供切取的肋骨多为单条肋骨，如果超出了这样的范围，需要在双侧胸壁做切除。但总的切取数量有限。如果目标缺损面积过大，自体肋骨将不能满足手术需要。其三，自体肋骨形状固定，可塑性差，无法临时改变形状，因此重建的外观不一定理想。总的来说，自体肋骨虽然有明确的优点，却同样有不少缺陷。如果有其他材料可以替代，最好使用其他材料。

自体髂骨也是使用较广的自体重建材料，可以用来重建胸骨缺损。自体髂骨需要在较远的部位切取，具有与自体肋骨相似的优点，也有相似的缺点。如果有其他材料可以替代，同样不应该考虑。

（二）同种异体骨性材料

同种异体骨性材料是一类特殊的材料，其物理特性可以非常接近重建目标部位的特性[3]。但是，这种材料也有明显的缺陷：①材料来源有限制，无法大量获取；②组织相容性会存在问题，有可能出现排斥反应；③伦理上存在限制。正因为这些缺陷的存在，临床上很难大面积使用这类材料。

（三）异种骨性材料

异种骨性材料是经过特殊处理后的动物骨性材料，与自体或者同种异体材料相比，这种材料获取更为容易，但会有更多的问题，其中组织相容性问题是制约其广泛应用的关键问题，而这种问题解决起来极其困难。

（四）异种膜状材料

异种膜状材料主要包括经过特殊工艺处理的牛心包、猪心包、硬脑膜之类的材料[10]。理论上讲，对于骨性材料的修复需要用硬质的材料做重建。但是，临床上经常会有医生采用此类膜状材料实施重建手术，其根本的理由是这些膜状结构有足够的机械强度，当牢固固定于缺损周围的骨性结构时，可以起到胸壁应有的部分功能。这些功能虽然并不完全，却能满足基本的生理需求。临床上这样的材料偶尔会被用于重建手术，效果较为满意。

异种膜状材料有诸多的优点，其获取较为容易，操作也比较简单，但同样面临生物相容性等问题。另外，作为针对骨性结构缺损的重建材料，膜状材料很难满足所有技术指标的要求。

（五）人工材料

按照材料设计的不同，人工材料可以分成三种类型：①一般材料；②制式材料；③个性化设计材料。一般材料并非专门用于胸壁重建的材料，多临时用于重建手术。制式材料是按照重建手术要求将胸壁重建的重要结构设计成不同的构件，在具体操作时根据手术需要进行临时拼装，以满足手术的需要。个性化设计材料主要是根据不同病人具体手术需求临时设计的重建材料，理论上讲，此材料可以最大限度满足手术需要。

1. 一般材料

（1）金属材料。

金属材料是临床上使用较广的重建材料，有不锈钢、钛合金，还有其他种类的金属材料[3]。金属材料可以按照重建的要求进行加工和设计，使物理性能尽可能满足手术的需求，因此具有一定的优点。

目前临床上使用较多的是钛合金，可以为板或者网，其中钛网使用较为广泛。钛合金重量轻，惰性强，生物相容性好，是目前使用最多的重建材料。钛网的使用较为普遍，此材料可以根据缺损的尺寸裁剪合适的大小，然后固定于缺损周围。钛网有足够的硬度，可以有效恢复胸壁的完整性。但是，这种材料缺乏弹性，无法使胸壁具有良好的生理功能，术后会有各种不适甚至并发症，因此并不是理想的材料。

其他金属材料包括不锈钢材料、克氏针、医用钢丝等，这些材料都不是专门针对胸壁骨性结构设计的重建材料，虽然可以满足某些重建手术的要求，却不一定能达到最满意的效果。克氏针的使用完全是无奈之举，是对手术毫无准备的表现。有人使用钢丝直接在缺损中间来回织网，这种网显然不能和钛网相提并论，同样是不合理的做法。

MatrixRIB 是一种特殊的金属材料，这种材料设计的初衷是为了固定骨折的肋骨，其外观类似肋骨形状，长度可以根据需要选择，弧度可临时改变。在肋骨骨折手术中，这种材料可以较为方便地使用。近年来，这种材料被逐渐用于胸壁的重建手术中。该材料不仅被用于肋骨的重建手术，还被用在其他骨性结构的重建中[11]。由于该材料不需要临时加工，可以灵活满足手术的各种需求，因此是一种较为理想的重建材料。

（2）合成材料。

临床上曾有很多合成材料被用于骨性结构的重建手术。这些材料来源充足，但由于存在诸多技术限制，很难完全满足手术的需求。临床上曾使用的合成材料包括有机玻璃、骨水泥、各种合成膜以及其他合成材料。

有机玻璃具有可裁剪可塑形的特性，如果术前准备充分，可以获得好的形状，可满足手术的需要。但是，这种材料的诸多物理、化学和生物特性并不能满足重建材料的要求，因此并不是理想的重建材料，近年来已经很少使用[10]。

骨水泥是较为常用的重建材料，但并不单独使用，而是夹在双层聚丙烯补片中间以"三明治"的形式被使用[12,13]。骨水泥本身不是独立的材料，可以为聚甲基丙烯酸甲酯、磷酸钙骨水泥和磷酸镁骨水泥等材料。骨水泥较为坚固，塑形容易，操作简单，可以获得完美的外形。但是，骨水泥同样有诸多的缺陷：其一，很难与人体骨形成牢固的骨性结合，容易松动；其二，组织相容性较差，始终为人体内的异物；其三，具有致敏性、致肿瘤性，长期使用不安全；其四，过于坚硬，缺乏弹性，不符合生理要求；其五，用于重建手术时，一般都制成板状，这样的形状与胸壁骨性结构的形状相差甚远，不仅影响功能，而且会有术后的不适。

除了上述的合成材料外，临床上还有一种合成膜状材料被用于胸壁的重建，像异种的膜状材料一样，这种材料同样为膜状材料。当被用做骨性重建材料时，其本身存在天然的缺陷。但是，在无法获取其他材料的情况下，这些材料的使用具有一定的合理性，可以当做一种权宜的替代物。目前临床上使用的合成膜材料有聚四氟乙烯、聚酯类、聚丙烯、涤纶、Gore–Tex 等合成膜[3,4,10,13]。在重建缺损的过程中，当这些材料被固定于缺损正中并被拉紧后，局部的材料将具有基本的机械强度，这有助于消除缺损局部的反常呼吸，恢复胸廓部分的完整性。但是，这样的材料显然与骨性结构的重建要求有很大距离，因此并不是理想的重建材料。

以上所有的材料都是非降解的合成材料。长期以来，一直有人希望用可降解的材料替代非降解材料。其基本的设想是，术后早期这些材料可以起到基本的重建作用，等自体结构逐渐生长完后，这些材料被吸收，最终使作为异物的合成材料被彻底消除。这样的想法有一定的合理性，但对于骨性材料这种特殊的结构来说似乎并不现实，因为人体的骨性结构是很难再生的。一旦重建材料被降解，而自身的骨性结构又没有再生的话，胸壁的形状和结构就会出现问题，所以这类材料并不适合作为骨性结构的重建材料被使用。

目前研究最多的可降解材料是聚对二氧环己酮，此材料具有良好的可降解性，基础研究显示可用于人体结构的重建，但恰好是因为具有可降解性而限制了其在胸壁骨性结构重建手术中的使用[13]。

2. 制式材料

制式材料是一种特殊的重建材料。为了满足不同部位重建的需要，该材料将胸壁主要结构设计成不同的构件，在手术中可以根据需要做临时的拼装，以满足不同重建目的需要。严格说来，MatrixRIB 是一种制式材料。可以在术中根据不同的需要做修剪、拼装、塑形，以满足手术的需要。临床中还有其他的制式材料。这类材料包括胸骨、肋骨的不同构件，术中可以根据需要临时拼装。设计制式材料是为了更加灵活地满足重建需求，尽可能接近个性化要求。如果各构件设计合理，这种材料将非常实用。

3. 个性化设计材料

个性化设计材料也就是近年来我们提出的数字材料，这是一个全新的材料概念，并不是指某一种材料，而是指一类特殊的材料。之所以用"数字"来限定这种材料，是为了强调材料加工过程的数字化特性[14,15]。而数字化反映的恰好是更为精准的个性化设计。

数字材料指的是通过一系列数字化处理，针对病灶特征加工出来的个性化重建材料。数字化与个性化是此类材料最鲜明的特征。

数字材料的制作需要一系列特定流程[15]。第一步是病人原始数据的获取，多通过 CT 检查获取相关数据，主要是 Dicom 格式的数据。第二步是根据原始数据构建胸壁完整的三维图像。此图像不仅包括病灶的三维立体图像，同时包括了整个胸壁和胸部其他结构的图像。第三步是在三维图像上模拟手术切除的范围，并据此设计出重建材料的形状。第四步是根据重建材料设计的方案加工出合格的材料。

在上述过程中，该材料每一个步骤和环节都紧紧围绕患者病灶的数据展开，完全实现数字化操作，因此被称为数字材料。材料最终加工的工艺有不同的选择，可以用数控机床实施材料的加工，也可以用近年来广受关注的 3D 打印机直接打印，后者打印出来的材料被称为 3D 打印材料，其实质依然属于数字材料的范畴[16,17]。

数字材料具有鲜明的个性化特征，这种特征可以表现在三个层面：①针对特定的病人；②针对特定的病灶；③针对特定的手术操作。正因为其个性化鲜明，被认为可以最大限度满足手术需要，因此是理论上最理想的重建材料。

但是，这种数字材料同样有很多具体的问题。首先，个性化的特征是设计者美好的愿望，如果这样的愿望能完全实现，自然是最好的材料，但材料的加工过程需要手术医生和材料加工的工程师非常密切地配合与沟通。如果二者之间缺乏充分的交流与理解的话，做出的材料会偏离个性化的初衷，不可能成为理想的材料。在实际应用过程中，这种情况其实并不少见，甚至会经常发生，这使得个性化的优势大打折扣。其次，设计与加工过程需要手术医生全程参与，这将牵扯医生太多的精力，最终影响临床工作。第三，加工过程漫长且烦琐，病人需要等待很长的时间才能接受手术。第四，过度个性化的设计可能给手术带来困难，不仅不利于操作，反而会约束操作的灵活发挥。比如胸骨与第 1 肋骨的缺损，在对此缺损实施重建时，如果一味地追求个性化设计，一定要对第 1 肋骨同时做重建的话，数字材料的设计将给手术带来巨大的困难和风险，最终甚至可能直接导致手术失败。由此可见，数字材料虽然有诸多的优点，却也不是十全十美，在使用过程中必须对各种具体因素进行综合权衡，才能使之得到最好的应用。

考虑到胸骨及周围结构重建的复杂性，此部位的重建可以优先考虑数字材料。而对于单纯的侧胸壁重建手术，由于主要是针对肋骨进行的重建，此时的数字材料毫无优势可言，相比之下，MatrixRIB 更具合理性[11]。考虑到 MatrixRIB 的种种优越性，如果没有更理想的重建材料可供选择，这种材料几乎是万能的也是最完美的重建材料，即便对于胸骨的重建，也可以有很好的效果。

综上所述，胸壁重建材料有多种，各种材料都有自己的特性，这些特性可以从不同角度和层面满足重建手术的要求。在实际操作过程中，需要根据手术的特征选择合适的材料，只有这样才能保证手术成功，否则会严重影响手术效果。

参考文献

［1］FOROULIS C N，KLEONTAS A D，TAGARAKIS G，et al. Massive chest wall resection and reconstruction for malignant disease. Onco targets ther，2016，9：2349 –2358.

［2］RAZ D J，CLANCY S L，et al. Surgical management of the radiated chest wall and its complications. Thorac surg clin，2017，27（2）：171 –179.

［3］SANNA S，BRANDOLINI J，PARDOLESI A，et al. Materials and techniques in chest wall reconstruction：a review. J vis surg，2017，3：95.

［4］SEDER C W，ROCCO G. Chest wall reconstruction after extended resection. J thorac dis，2016，8（Suppl 11）：S863 –S871.

［5］SANDLER G，HAYES-JORDAN A. Chest wall reconstruction after tumor resection. Semin pediatr surg，2018，27（3）：200 –206.

［6］FERRARO P，CUGNO S，LIBERMAN M，et al. Principles of chest wall resection and reconstruction. Thorac surg clin, 2010, 20 (4): 465 – 473.

[7] ROCCO G. Chest wall resection and reconstruction according to the principles of biomimesis. Semin thorac cardiovasc surg, 2011, 23 (4): 307 – 313.

[8] SALO J T K, TUKIAINEN E J. Oncologic resection and reconstruction of the chest wall: a 19-year experience in a single center. Plast reconstr surg, 2018, 142 (2): 536 – 547.

[9] HARATI K, KOLBENSCHLAG J, BEHR B, et al. Thoracic wall reconstruction after tumor resection. Front oncol, 2015, 5: 247.

[10] 茅乃权, 左传田, 周元明, 等. 胸壁肿瘤的外科治疗. 中国胸心血管外科临床杂志, 2005, 12 (4): 299 – 300.

[11] 王文林. MatrixRIB 修复材料在复杂胸壁手术中的应用. 胸廓畸形手术专家, 2018 – 04 – 17.

[12] AGHAJANZADEH M, ALAVI A, AGHAJANZADEH G, et al. Reconstruction of chest wall using a two-layer prolene mesh and bonecement sandwich. Indian J surg, 2015, 77 (1): 39 – 43.

[13] 杜荣旭, 俞楠泽, 龙笑, 等. 胸壁重建材料的应用进展. 中国医学科学院学报, 2018, 40 (2): 289 – 293.

[14] 王文林. 广义与狭义的数字材料. 胸廓畸形手术专家, 2019 – 11 – 23.

[15] 王文林. 数字材料的个性化特性. 胸廓畸形手术专家, 2019 – 11 – 24.

[16] SMELT J, PONTIKI A, JAHANGIRI M, et al. Three-dimensional printing for chest wall reconstruction in thoracic surgery: building on experience. Thorac cardiovasc surg, 2020, 68 (4): 352 – 356.

[17] ARAGÓN J, MÉNDEZ I P. Dynamic 3D printed titanium copy prosthesis: a novel design for large chest wall resection and reconstruction. J thorac dis, 2016, 8 (6): E385 – E389.

第五节

胸骨肿瘤

　　胸骨肿瘤是较为少见的肿瘤，发病率低，仅占胸壁肿瘤的15%左右，占全部骨肿瘤的不到1%[1]。胸骨肿瘤可累及胸骨的每一个部位。可原发于胸骨，也可以由其他部位转移而至。胸骨肿瘤一旦发生，对胸骨本身、胸壁甚至整个胸腔都将产生不利影响，因此必须妥善治疗。

　　胸骨血供极其丰富，这种特性使胸骨成为转移瘤的好发部位[2,3]。另外，骨髓瘤及软骨源性的肿瘤也容易发生于胸骨。关于胸骨肿瘤的发病情况，不同作者的观点不同，有人认为多为恶性，其中尤以转移瘤和骨髓瘤多见，也有人认为良性肿瘤多见。常见的良性肿瘤有软骨瘤、骨软骨瘤、硬纤维瘤和骨纤维异常增殖症等，常见的恶性肿瘤有横纹肌肉瘤、淋巴瘤、骨肉瘤以及软骨肉瘤等，其中软骨肉瘤最多见[1,4]。

　　胸骨是人体重要的结构，其功能有五方面的内容：其一，胸骨是胸部主要的承重结构。胸骨位于躯干的正前方，是躯干正前方唯一的骨性结构。胸骨与胸椎一起承担躯干所有结构的重量，这些结构不仅包括胸部的结构，甚至还包括腹部的结构。在人体直立时，躯干的重量会加载于胸骨和脊柱。其二，胸骨是人体重要的平衡结构。人体最重要的支撑结构位于身体的背侧，腹壁前方正中没有骨性结构，胸骨位于胸壁正中，与胸椎先后呼应，对维持身体的平衡起到重要作用。其三，胸骨是胸廓的稳定结构。胸廓的主要结构都直接或者间接附着于胸骨，胸骨起到支撑固定肋骨、肋软骨的作用，因为胸骨的存在，整个胸廓成为一个有机的稳定的整体。其四，胸骨是胸腔内脏器的保护结构。胸骨是前胸壁最强大的骨性结构。由于本身面积大，骨质坚硬，因此可以对胸腔内结构起到直接的保护作用。其五，胸骨是胸壁正常外观的维护结构。胸壁外观的维持需要各骨性结构位于同一个平面，处于适当的位置。胸骨本身为各骨性结构提供了合适的附着点，因为胸骨的存在，使所有结构都按照正常形状排列，胸壁才有了正常的外观，因此胸壁外观的维持离不开胸骨。

　　胸骨是胸廓重要的组成部分，有极其重要的生理功能。胸骨肿瘤发生时，胸骨结构遭到破坏，生理功能受到影响，这种影响关系到人体的方方面面，危害极其严重。胸骨肿瘤的危害可以概括为两个方面：其一是生理性危害，其二是心理性危害。生理性危害包括三方面的内容：其一是胸骨自身功能的损坏或者丧失，其二是对胸廓功能的影响，其三是对全身的影响。胸骨肿瘤直接破坏胸骨的结构，必然对其生理功能造成影响。以上提及的五种基本功能都会受到影响。胸骨是胸廓的重要组成成分，胸骨自身发生病变时，胸廓必然受到影响，因此其功能也会出现问题。从全身的角度看，胸骨肿瘤作为人体肿瘤的一个种类，必然对全身健康状况产生影响。由此可见，胸骨肿瘤的生理性危害不容忽视。除了生理性危害外，这种肿瘤同样会对患者的心理造成危害。这样的危害除了来自胸壁外观的影响外，更多的是来自对肿瘤的恐惧。心理性危害不一定直接表现为生理功能的异常，却可能更危险。

胸骨肿瘤的危害可以使患者表现出不同的临床症状，最多见的症状是疼痛。疼痛多较局限，有明确的定位，一般位于病灶附近，多为钝痛，很少有刺痛出现。如果侵犯到周围结构，疼痛范围可能较广，性质也可能发生变化。肿瘤局限于胸骨时，一般不会有呼吸系统症状。如果瘤体过大向胸腔内生长，则可出现相关症状。可表现为呼吸不适、咳嗽等症状。如果心脏或者大血管受压，则可能出现循环系统症状，表现为胸闷、心慌、气短等症状。胸骨肿瘤有远处转移或者本身为远处病灶的转移灶时，可有身体其他部位的症状，也可以出现明显的全身症状。

胸骨位置表浅，发生肿瘤时很容易被发现。最明显的体征是局部的包块，包块可位于胸骨任何一个部分，其中以胸骨体和胸骨柄多见，偶有关于剑突发生肿瘤的报道。肿瘤可向两侧浸润，累及肋软骨甚至肋骨。也可以向浅层和深层发展，浅层可以侵袭皮肤，使皮肤出现相关体征；深层可侵袭纵隔，影响纵隔各结构。情况严重可出现胸腔内部的侵袭，可使肺部、心包或者膈肌受到侵犯，患者会表现出相应的体征。

多数情况下，体格检查可以发现胸骨肿瘤，但必须利用影像学检查为临床工作提供依据。X线检查可提供最简单的信息，肿瘤的详细信息需要借助CT检查获取。CT检查可以明确肿瘤的位置、大小、内在结构、侵犯范围以及与周围结构的关系[5]。最理想的检查是三维重建检查，可以提供肿瘤与胸廓甚至胸部所有必要的信息。

胸骨肿瘤的诊断较为简单，依据临床表现与检查结果可以明确诊断。鉴别诊断需要与发生于胸骨的其他占位性病变相鉴别。考虑到所有占位性病变的处理原则基本相同，如果鉴别诊断不容易完成，则需要果断实施手术。

胸骨肿瘤一旦确诊，多需要手术治疗。禁忌证主要包括：①全身广泛转移的胸骨肿瘤；②合并有身体其他部位转移灶的胸骨转移瘤；③全身状况不允许手术的胸骨肿瘤。胸骨肿瘤的手术主要涉及两个内容，其一是切除肿瘤，其二是胸壁重建。

一、胸骨肿瘤切除

胸骨本身位置特殊，深面有纵隔结构，两侧有胸廓内动脉，上方两侧有特殊结构，因此胸骨肿瘤的切除需要一定技巧，否则会存在风险[6,7]。与手术操作相关的重要问题之一是切除的范围。文献中关于此问题有不同的说法，有人认为应该超越肿瘤2cm，有人认为应超越 3cm。不同人说法不同，可信度也不一。理论上讲切除范围越大越理想，但胸骨长度有限，且周围可能有重要结构。如果一味要求切除某个长度的正常结构，可能会造成不必要的损伤。另外，在谈及这样的数据时，提出数据的人士往往忽略了几个重要的问题：其一是患者身材的高矮，其二是肿瘤自身的大小，其三是肿瘤的恶性程度。如果抛开这些信息而只谈某个固定数据的话，本身就缺乏科学性，因此没有任何价值。正确的做法是，必须根据术中的具体情况做决定，在条件允许的情况下尽可能多地做切除，这才是理性的做法。

（一）胸骨下段肿瘤的切除

胸骨下段肿瘤切除时，需要切断肋弓、两侧的肋软骨或者肋骨，然后将胸骨横断。一般采用正中切口，向两侧游离，尽量保留软组织。先显露剑突，向两侧显露肋弓，切断肋弓后，向上依次切断肋软骨和肋骨。超越肿瘤上极，横断胸骨，将肿瘤连同两侧必要的结构一并切除。

（二）胸骨中段肿瘤的切除

胸骨肿瘤如果位于胸骨中段，可做胸骨中段的切除。切口依然是正中切口，先于一侧肋间进入胸腔，手指探查肿瘤深面的范围，于两侧胸壁切断相应的肋软骨和肋骨，从肿瘤上、下极稍远处横断胸骨。由于胸骨本身长度有限，发生于此部位的肿瘤要想完整切除，胸骨上、下残余部分将非常有限，此时不能为了保留胸骨而限制切除范围。如果残余的部分不太长，可以将所有残余的胸骨结构一并切除。

（三）胸骨上段肿瘤的切除

胸骨上段深面有大血管，上方两侧有胸锁关节，相对来说手术较为复杂。切口仍为正中切口，先于两侧肋间进入胸腔，分别向上、下方向切断肋软骨或者肋骨，于肿瘤下方合适的部位横断胸骨。将上半胸骨连同肿瘤一并掀起，游离肿瘤背侧与纵隔结构间的粘连，切开胸锁关节，将所有的肿瘤结构连同上半胸骨及相连的其他结构一并切除。

胸骨上段肿瘤经常需要切除胸骨柄，一些人担心破坏胸锁关节而极其保守，有时甚至连基本的切除范围都可能不足。这显然与肿瘤切除的基本要求不符。胸锁关节是一个半活动关节，这个关节的保留对锁骨的运动有一定的好处。这样的运动被认为关系到上肢的活动。其实这个关节的作用是有限的。即便闭合了这个关节，上肢活动也不会受到太大影响。考虑到恶性肿瘤的危害，如果需要付出上肢活动受限代价的话，也完全有必要。在具体切除过程中，如果有必要，可以毫不犹豫地破坏胸锁关节，这是最合理的处理方法。

胸骨上段的肿瘤还可能涉及另外两个特殊结构，一个是锁骨，一个是第 1 肋骨。如果肿瘤侵犯胸锁关节，或者直接侵犯了锁骨，则必须将受侵犯的锁骨内侧部分切除。这是肿瘤切除的基本要求。但是，锁骨切除是一个较为危险的操作，因为锁骨与第1肋骨之间有大量血管和神经通过。实施此操作时，可以于内侧将锁骨彻底掀起，然后对其背侧做游离，这样可以在直视下完成操作，使手术较为安全地完成。第1肋骨与锁骨并非平行关系，二者存在空间上的交叉，其中有锁骨下血管和神经经过。如果需要直接切除第1肋骨，操作同样具有较大风险。操作没有太大把握时，宁愿不做切除。

（四）全胸骨切除

当胸骨肿瘤范围广，侵犯胸骨全长，或者切除肿瘤后残余胸骨结构较少时，可考虑全胸骨切除[8]。具体操作方法是，先做正中切口，将肿瘤和胸骨全程都显露清楚，根据切除范围要求向两侧胸壁显露。显露完毕后，先从较容易实施操作的部位入手，依次切除相应的结构，最终将整个胸骨和肿瘤切除。

二、胸壁重建

胸骨肿瘤切除后，胸骨不再完整，连同切除的结构还包括两侧的部分肋软骨甚至肋骨，此时需要对这些结构做重建[9,10]。以往重建的方法五花八门，多将缺损视作一个整体进行重建，不考虑胸骨和肋软骨等具体结构的形状。这样的方法较为简单，可以保证胸骨和胸廓的部分功能得到恢复。如果仔细设计操作细节，可以获得满意的效果。

近年的一些操作将胸骨和肋骨分开进行重建，这样的操作无疑具有明显的优点。但是，这种方法需要特殊的材料。MatrixRIB是一种较为理想的材料，可以非常方便地用于前胸壁的重建（图3-5-1、图3-5-2）。近年来较受关注的材料是个性化设计材料，也就是所谓的数字材料[7,11]。这种材料依据切除后的胸壁缺损做个性化设计，不仅考虑了缺损的重建，还考虑了胸骨和肋软骨、肋骨的细节结构。这样的材料如果设计满意，基本可以恢复正常的胸壁结构，因此是相对满意的材料（图3-5-3）。

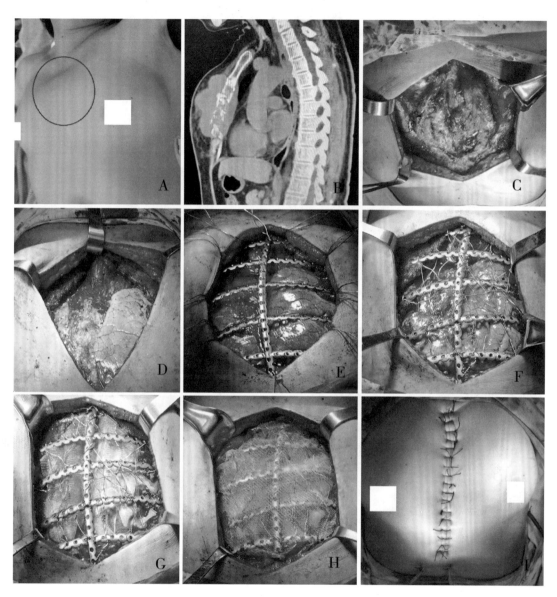

图 3-5-1　胸骨肿瘤切除后以 MatrixRIB 重建胸壁（A. 胸骨肿瘤体表的位置；
B. CT 检查显示胸骨肿瘤位置；C. 于前胸壁正中做切口，显露胸骨肿瘤；D. 切除肿瘤及
周围足够的骨性结构；E. 以 MatrixRIB 重建骨性结构，包括肋软骨、肋骨和胸骨；F. 以钢
丝于缝隙之间织网，使空隙缩小；G、H. 于 MatrixRIB 内外两侧衬垫纤维膜；I. 术后的胸
壁外观）

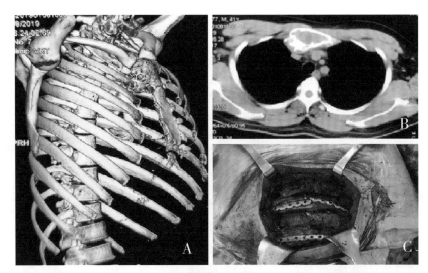

图 3-5-2　胸骨肿瘤切除后以自体肋骨和 MatrixRIB 重建胸壁（A. 三维重建图显示胸骨肿瘤位于胸骨柄；B. CT 截面图显示肿瘤位置；C. 肿瘤切除后，自右侧胸壁取一条肋骨，将肋骨分成两段横向放置于缺损正中，然后用 MatrixRIB 做固定，完成胸壁骨性结构重建）

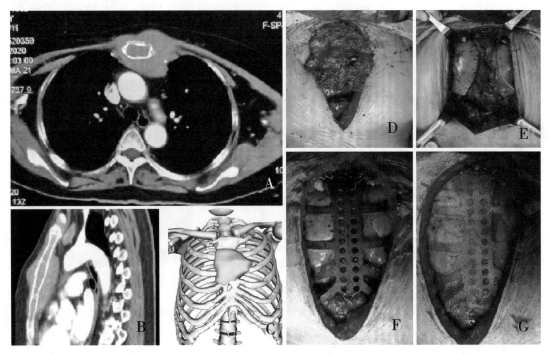

图 3-5-3　胸骨肿瘤切除后以数字材料实施胸壁重建（A. 胸骨肿瘤的 CT 截面图；B. CT 矢状面图显示胸骨肿瘤的位置；C. 胸廓的三维重建图，显示胸骨肿瘤的位置以及与周围结构的关系；D. 于胸壁前正中做切口，显露胸骨肿瘤；E. 切除胸骨肿瘤及周围足够的骨性结构；F. 用数字材料重建胸壁骨性结构；G. 纤维膜覆盖数字材料，关闭切口，手术完成）

　　在重建过程中，需要注意以下问题：①胸锁关节的处理。胸锁关节切除后，人工材料需要固定于锁骨之上，为了照顾锁骨的运动，有的材料会设计一个活动的关节，以替代胸锁关节的作用。这样的设计有一定的益处，但不一定有必要。如果没有设计活动关节，可以直接将材料固定于锁骨之上，一般不会明显影响上肢的运动。②锁骨的处理。当胸锁关节被切除，或者锁骨被部分切除后，将人工材料与锁骨直接固定被认为是较为合理的做法。但是，固定锁骨的操作有时会非常困难，尤其考虑到锁骨中部下方存在的血管和神经时，固定锁骨不仅困难而且有风险。此时可以考虑旷置锁骨游离端，不做任何处理。这样的做法表面上看似乎很不合理，事实上却是一种相当合理的做法。③第1肋的处理。第1肋位置隐蔽，尤其当其肋软骨被切除后，剩余的肋骨恰好位于锁骨下方，紧邻锁骨下血管与神经。如果要对第1肋切除的部分实施重建，不仅操作困难而且有很大风险，因此可以考虑旷置第1肋残端，任其游离，不做任何处理。④材料的固定。在材料的设计中，一般都充分考虑了固定的方法。多数材料都会设计成用螺丝或者钉子固定。这样的设计往往过于理想化，因为在很多实际的操作中，骨骼的结构根本不适合做这样的固定，此时必须考虑应变措施。理想的选择是用钢丝做固定，会获得很好的效果。⑤肋间缝隙的处理。一般的人工材料设计只是考虑了胸骨和肋软骨、肋骨的结构，却不曾考虑到肋间的结构。肋间结构是肋间肌，在实施骨性结构重建时，这样的结构一般不被考虑。而即便在实施软组织重建时，也没有人对肋间肌的重建问题做考虑。由于一些材料的肋间隙相当宽，而中间没有其他结构，这其实依然相当于胸壁的缺损。这样的缺损如果不做处理，术后也会出现相应的问题。为了避免这样的问题发生，可以在术中对这些过宽的间隙再次重建，利用钢丝在其中织网使间隙变窄，这将更符合生理需求。⑥衬垫问题。人工材料固定后，材料深面为纵隔和肺组织。如果直接使材料接触深部组织，可能会引起不良反应，因此普遍的做法是用一层纤维膜衬垫于材料深层，将材料与深部组织隔开。纤维膜除了防止不良反应外，尚可防止深部组织疝入材料的缝隙中，因此被认为是一种必不可少的操作。当纤维膜位于肋间时，起到了肋间肌的部分作用，使材料的间隙不至于过分空旷，这将有助于改善重建效果。

　　以上的重建操作完全是骨性结构的重建，接下来的操作应该是软组织的重建。对于胸骨肿瘤的切除手术来说，软组织最好的来源是胸大肌，所以在切除的过程中一定要对其进行保护。但是，有的胸骨肿瘤会侵犯胸大肌，在实施肿瘤切除的过程中，不得不将受侵犯的胸大肌切除。这将使软组织的重建更具现实意义。在通常的操作中，需要将胸大肌尽可能游离，然后对重建材料进行覆盖。如果游离后的胸大肌依然不能满足手术的要求，则需要考虑用其他的软组织材料做覆盖。

　　胸壁重建的另一个内容是皮肤的重建。胸骨肿瘤如果侵犯皮肤范围过大，需要对皮肤做重建，具体方法是使用各种皮瓣。只要皮瓣设计合理，一般都能满足手术的需要。

　　在整个重建过程中，每一步都涉及美观的问题。如果相关操作能做仔细设计，最终的效果不仅能满足治病的要求，也可以满足美观方面的要求，这将是手术的最高境界。但是，在实际的操作中往往很难同时兼顾两种要求。由于病灶为肿瘤性病变，治病必须是第一位的目的。在此基础上，如果能获得尽可能美观的效果，将是最好的结果。如果为了美观而影响肿瘤的切除的话，将带来非常不利的影响，患者也会为此付出惨痛代价。

参考文献

［1］唐恋莎，何文博，陈楠，等. 原发性胸骨肿瘤的临床诊治进展. 中国肿瘤外科杂志，2021，13（2）：200-205.

［2］SPONHOLZ S，BALDES N，SCHIRREN M，et al. Sternal resection for breast cancer metastases. Thorac cardiovasc surg，2018，66（2）：164-169.

［3］HARAGUCHI S，YAMASHITA Y，YAMASHITA K，et al. Sternal resection for metastasis from thyroid carcinoma and reconstruction with the sandwiched Marlex and stainless steel mesh. Jpn J thorac cardiovasc surg，2004，52（4）：209-212.

［4］CHAPELIER A. Resection and reconstruction for primary sternal tumors. Thorac surg clin，2010，20（4）：529-534.

［5］陈韵彬，卢涛，蔡林峰. 胸骨肿瘤的 CT 诊断. 放射学实践，2005，20（6）：511-513.

［6］张岩，李甲振，镐英杰，等. 胸骨肿瘤切除钛网重建的初步研究. 中华骨科杂志，2014，34（11）：1145-1150.

［7］DZIAN A，ŽIVCÁK J，PENCIAK R，et al. Implantation of a 3D-printed titanium sternum in a patient with a sternaltumor. World J surg oncol，2018，16（1）：7.

［8］王文林. 全胸骨切除+MatrixRIB 胸壁重建. 胸廓畸形手术专家，2021-10-09.

［9］DRINNON K D，SHERALI S，COX C T，et al. Sternal tumor resection and reconstruction using Iliac crest autograft. Plast reconstr surg glob open，2020，8（8）：e3002.

［10］SANDRI A，DONATI G，BLANC C D，et al. Anterior chest wall resection and sternal body wedge for primary chest wall tumour：reconstruction technique with biological meshes and titanium plates. J thorac dis，2020，12（1）：17-21.

［11］王文林. 数字材料的个性化特性. 胸廓畸形手术专家，2019-11-24.

肋骨肿瘤

肋骨肿瘤是胸壁肿瘤主要的研究对象之一，指的是起源于肋骨的肿瘤，广义的肋骨肿瘤也包括起源于肋软骨的肿瘤。肿瘤早期发生于一条肋骨，随肿瘤的不断生长，可累及多条肋骨，也可累及周围的其他结构。肋骨良性肿瘤多见，而恶性肿瘤以转移瘤和多发性骨髓瘤多见[1]。肿瘤的生物学特性不同，对人的危害也不同，这些特性决定了肿瘤的诊断、治疗与预后。

一、基本概念

肋骨肿瘤可以为良性，也可以为恶性。良性肿瘤一般较为局限，周围有包膜，与其他结构有较明显的界限。恶性肿瘤呈侵袭性生长，界限不清。肋骨肿瘤可发生于所有的肋骨以及肋软骨，肿瘤早期较局限[2]，可位于单条肋骨的某个局部，随着肿瘤的生长，肿瘤可向周围全方位生长，首先是沿着肋骨纵向生长，其次是向周围的肋骨横向生长，还可以向深层和表面立体生长。肿瘤可能侵犯的结构包括胸骨、脊柱、肩胛骨、锁骨、肺、纵隔等，低位的肋骨肿瘤还可以侵犯膈肌，并向腹壁和腹腔生长。

肋骨肿瘤的危害主要有两方面：其一是局部危害，其二是全身危害。局部危害主要来自肿瘤局部的压迫、浸润性生长等因素，全身性危害主要与肿瘤的某些全身影响有关。多数肋骨肿瘤影响较为局限，不会出现全身危害。但是，如果肿瘤病变严重，影响了心肺等脏器的功能，或者自身分泌一些特殊分泌物的话，可能对全身造成严重影响。

肋骨肿瘤主要的临床表现为疼痛，多为局部疼痛。肿瘤侵犯胸腔脏器时可出现呼吸或者循环系统症状。肋骨肿瘤主要的体征是局部的肿块，可位于前胸壁和侧胸壁，固定于某根或者几根肋骨。肿块活动性差，可伴有局部皮肤的病变。

肋骨肿瘤的检查可以靠基本的体格检查和影像学检查，体格检查可以了解肿瘤的大致信息，详细信息的获取需要做影像学检查。X线检查是最初级的检查，CT检查是最基本的检查。CT检查可以明确肿瘤的位置、大小、内部结构以及与周围结构的关系[3]。三维重建检查可以提供更翔实的信息，包括肿瘤自身、胸壁以及胸腔内的信息。这些信息对肋骨肿瘤的诊断和治疗都有重要的作用。

肋骨肿瘤的诊断较为简单，需要鉴别的疾病主要是胸骨肿瘤以及来自胸腔内肿瘤的转移瘤。胸骨肿瘤首先起自胸骨，然后才可能向肋软骨和肋骨方向生长。胸腔内肿瘤转移至肋骨的肿瘤首先起自胸腔内，从病史上可以大致做区分。如果区分有困难可以不做区分，因为即便起源不同，也不会影响手术的实施。

肋骨肿瘤的性质需要经细胞学检查才能明确。术前获取这样的信息比较容易，但并非必要。过分强调细胞学检查可能增加患者痛苦，增加经济负担，还可能延误手术，所以不能做硬性规定。

肋骨肿瘤多位于体表，由于有明显的症状和体征，比较容易发现。一旦诊断明确，需要尽早手术。

二、肋骨肿瘤的手术

肋骨肿瘤的手术同样有两种基本的属性，首先是治病，其次是整形。治病要求完整地切除肿瘤以及周围受侵犯的结构，而整形则是对肿瘤切除后留下胸壁缺损的重建。

（一）切除手术

肋骨肿瘤的切除手术是治病属性的直接体现。切除的范围可根据实际情况进行确定。文献中多数人认为需要超越病灶3cm，这种说法没有可靠的依据，不能机械地执行。切除的周围结构包括病变周围的肋骨、肋软骨、软组织[4,5]。如果侵犯了胸骨或者胸腔内脏器，则需要一并做相应的切除。切除的基本原则只有一个，那便是尽可能彻底。但是，由于胸壁周围有众多重要结构，当这些结构受到侵犯时，有时不允许彻底切除，此时应该尽可能做大范围的切除。这样的切除不属于根治的范畴，是姑息手术。姑息手术虽然并不彻底，却同样有重要意义，首先可以缓解病情，为彻底治疗争取时间；其次可以部分消除病灶，起到部分治疗作用。

在实施手术时，先要根据病灶的位置选取合适的切口。一般的手术都可以采用标准的胸部切口，也就是后外侧切口。这种切口可以满足绝大多数肋骨肿瘤切除的需要。如果肿瘤发生于前胸壁尤其是前胸壁的上部，可以考虑前胸壁切口，切口可以直接位于肿瘤表面。肿瘤较小、体表突出不严重且没有皮肤损伤时，可以直接在肿瘤表面做切口。如果肿瘤大块突出皮肤表面，或者表面有明显侵犯或者破溃时，需要做梭形切口，但要在彻底清除病灶的同时尽可能多保留皮肤，否则会影响切口的缝合。

皮肤切口完成后，需要对肿瘤做游离。肿瘤包膜完整时，可以沿包膜做切除。如果与周围界限不清，需要尽可能切除可疑组织。对肿瘤做游离的重要内容之一是显露骨性结构表面的位置，此操作可以为进入胸腔完成接下来的切除做准备。肿瘤外表部分完全游离后，从正常的肋间入胸，用手指探查肿瘤胸腔面的位置，游离肿瘤周边的健康肋骨，依次用肋骨剪将肋骨剪断，将肿瘤连同病变肋骨以及周围结构一并切除。肿瘤切除后胸壁出现相应的缺损，需要根据需要做整形，也就是胸壁的重建。

（二）重建手术

关于胸壁重建的指征，文献中有多种说法。有人认为只有切除三条肋骨才需要重建，有人对缺损的面积做了要求，认为超过 6cm×6cm 才适合做重建。还有人依据切除的部位做决定，肋骨切除部位不同，手术的要求也不同。其实，肋骨不管切取多少，都是对肋骨本身的破坏，都会对胸廓的完整性造成影响。因此，只要条件允许，只要有合适的材料，不管切除多少肋骨都应该做重建。当然，如果条件不允许，没有基本的重建材料的话，可以另当别论。但不可否认的事实是，当肋骨出现缺损时，胸壁局部会有明显的软化，即便没有生理功能的影响患者也会极不舒服。因此只要有缺损，就要尽可能做重建。

像其他部位的胸壁缺损一样，肋骨肿瘤切除术后的重建依然包括三个内容，即骨性结构重建、软组织重建和皮肤重建。骨性结构的重建重点在于材料的选择。以往有多种材料用于临床，这些材料有板状结构、条状结构、膜状结构，还有的人直接采用钢丝进行织网重建。材料不同，获得的重建效果也不同。理想的重建效果需要满足两方面的要求：其一是结构的恢复，其二是空间关系的恢复。对于肋骨来说，两方面的要求都重要，因为只有同时满足两种要求才能使重建后的胸壁具有良好的功能。目前临床上最理想的材料是 MatrixRIB[6]。该材料形状为正常肋骨的形状，具有足够的强度，有良好的弹性，有不同规格的产品可供选择，不仅可以随取随用，还可以根据术中需要做剪裁和塑形（图 3 – 6 – 1）。这些优点使其成为肋骨重建的首选材料。近年来有人尝试使用所谓的 3D 打印材料[7]，其最大的卖点是个性化设计。这种特点似乎比一般的材料更具优越性。但是，如果与 MatrixRIB 相比则没有任何优势，因为 MatrixRIB 本身就拥有肋骨的形状，且可以轻易满足手术的所有要求。这些特性是 3D 打印材料不具备的优势。如果考虑到加工的诸多问题的话，3D 打印材料就更没有优势可言。

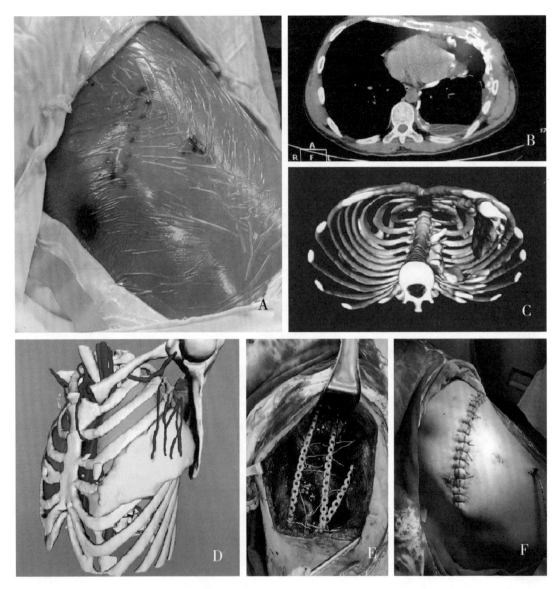

图 3-6-1　肋骨肿瘤切除并重建（A. 肋骨肿瘤患者的胸壁外观；B. CT 截面图显示肋骨肿瘤的位置；C、D. 三维重建图显示肋骨肿瘤的位置；E. 以 MatrixRIB 重建胸壁骨性结构；F. 术后胸壁外观)

　　在使用 MatrixRIB 时，先根据缺损的大小确定 MatrixRIB 的长度。长度确定后，根据目标肋骨的弧度对 MatrixRIB 进行塑形，然后依次进行固定。固定方法有两种，可以选用原装配置螺丝钉，也可以直接用钢丝将 MatrixRIB 与肋骨捆绑固定。在做固定时，一些特殊的技巧要牢记：①不能拘泥于肋骨走行的固有方向。最理想的重建是用 MatrixRIB 替代每一条肋骨，并完全按照原有肋骨的走行方向以及位置特征进行重建。但现实操作中，由于病变对肋骨的影响以及切除的不同结果，这种理想化的重建有时不大可能实施。既然理想化的重建不能实施，就要进行合理的变通。此时 MatrixRIB 的一端可以固定在肋骨残端，另一端可以固定在胸骨、肋骨甚至其他较为坚实的部位。这样的操作都是合理的操作，不仅没有原则性错误，还可以保证在极端的情况下使手术圆满完成。②如果长度不够，可以用两条板接在一起使用。MatrixRIB 有不同的长度和规格，一般均能满足不同大小缺损重建的需要。但是，当缺损面积较大时，MatrixRIB 的长度可能无法满足手术的需要。此时可以将两个 MatrixRIB 板对接起来，中间只需要将两个孔绑扎固定就可以获得很好的对接效果。如此处理后，可以满足几乎所有大小缺损重建的需求。③可以根据需要灵活搭建 MatrixRIB。在切除肿瘤的过程中，骨性结构的切除只能根据病情的需要进行，切除后残留的肋骨不一定恰好有两个残端可以使用。此时重建不能过于死板，MatrixRIB 的固定部位可以灵活选择。如果有必要，MatrixRIB 的两端甚至可以固定在另外的 MatrixRIB 之上。④要用钢丝在 MatrixRIB 之间织网。MatrixRIB 重建完成后，由于其间有较大的间隙，需要对这些间隙进一步做重建。具体的方法是用钢丝在其间织网。织网直接的作用是消除过大的间隙，间接的作用是对 MatrixRIB 做进一步的固定。这样的操作不仅使所有的 MatrixRIB 成为一个有机的整体，也使这些结构与周围的胸壁结构进一步牢固地结合在一起。这对稳固的重建具有重要意义。另外，织网还可以起到肋间结构重建的作用。这与 MatrixRIB 内侧面衬垫纤维膜有互补的作用。

MatrixRIB 的重建操作属于骨性结构的重建。此部分操作完成后，接下来要做软组织的重建。一个重要操作是材料胸腔面纤维膜的衬垫。如上所述，这部分操作可以看做是肋间肌重建的内容。虽然纤维膜不是软组织，却可以看做是肋间肌的替代品，因此也可以看做是软组织重建的内容。

纤维膜重建可以于 MatrixRIB 固定前完成，但可能会影响肋骨固定端的显露。由于 MatrixRIB 重建结束后中间依然有大量的缝隙，可以通过缝隙将纤维膜放入胸腔面再进行缝合固定。这样的操作很容易完成，只要能将 MatrixRIB 与肺组织隔开就能达到目的。

真正的软组织重建是用相关的组织结构对骨性重建材料进行覆盖，不仅有利于切口的愈合，也有利于获得较为美观的外表。一般来说，软组织的来源主要是各种肌肉组织。如果皮下脂肪较为丰富，可以将皮下脂肪作为软组织进行覆盖。女性患者还可以充分考虑乳腺组织的作用，但必须以乳腺组织不受损坏为前提。

缺损较小时，切口周围的胸壁软组织可以满足手术的需要。如果缺损过大，则需要用较远的软组织进行重建。较多用的是胸大肌瓣或者背阔肌瓣。如果这些肌肉瓣依然不能满足手术需要，则需要从更远的区域用游离带蒂组织瓣进行重建。

在多数情况下，软组织缺损的情况与皮肤缺损的情况基本一致。如果皮肤没有巨大缺损，那么软组织也基本上能满足需要。但是，在一些极端情况下，皮肤附着的软组织较少。如果用这样的结构直接覆盖重建材料的话，即便不影响切口愈合，也会影响术后的外观以及患者的主观感受，此时软组织的重建一定不能随便省略。

皮肤的重建主要是为了保证切口能满意缝合。如果缺损过大，需要做皮瓣重建。皮瓣首选周围的皮瓣，要与肌肉瓣一同选择。这样不仅能保证充足的血供，而且会有更好的外观，当然，还可以满足软组织重建的需求。首选的皮瓣依然是周围的肌皮瓣，比如胸大肌或者背阔肌皮瓣。如果这样的皮瓣不能满足手术需要，则需要从远处获取皮瓣。

(三) 特殊部位肋骨肿瘤手术

肋骨占据了胸壁的大部分区域，每一个部位的肋骨都可能发生肿瘤。发生于肋骨中部的肿瘤，其周围健康的结构可能是其他健康的肋骨。这样的肿瘤切除容易，重建也容易。但是，在肋骨边缘区域的肿瘤会与周围的其他结构发生关系。当这些周围的结构受到侵犯时，手术就会相对麻烦。此时考虑的内容就不仅是肿瘤和肋骨的问题了，尚需要考虑其他很多现实的问题。

1. 第 1 肋骨肿瘤手术

第 1 肋骨肿瘤是一个特殊部位的肿瘤，由于涉及的问题众多，因此单独做介绍。第 1 肋骨上方紧邻锁骨，锁骨与第 1 肋骨中间部位交叉，其交叉部位有锁骨下的血管和神经经过。广义上讲，此部分的肿瘤如果较为局限，则是明确的第 1 肋骨肿瘤[8-10]。如果瘤体大，且向深部肺尖部浸润，则与肺上沟癌临床表现一致[11]。此处的手术一直是传统胸外科最高难度的手术 (图 3 - 6 - 2)。手术之所以困难，最根本的原因有两方面：其一是周围重要结构多，手术风险极高；其二是局部显露困难，操作难度甚大。

考虑到手术的风险和难度，手术的实施要谨慎，最重要的问题是对锁骨下结构的保护 (图 3 - 6 - 3)。如果瘤体过大，与周围关系不清，可以放弃手术直接做放化疗。也可以先做放化疗，等瘤体缩小再做手术。手术时依然要尽可能切除瘤体，当然也要包括周围可疑的结构。如果瘤体距离血管和神经较近或者已经侵犯，则不能强行切除。在具体操作中，可以根据需要做局部的处理。如果锁骨受侵犯，可以对锁骨做部分切除。

第 1 肋切除后，由于位置较深，针对此肋骨的重建非常困难。考虑到其前方有锁骨遮盖，即便不做重建也不会有明显的功能损害，因此可以不做肋骨的重建。在其他手术中，比如胸骨上半肿瘤的切除手术中，如果第 1 肋软骨或者第 1 肋部分切除，同样不需要对此肋骨做重建。如果肿瘤范围较大，切除范围广，骨性结构的重建可以从第 2 肋开始。

第 1 肋前方有胸大肌经过，其本身也是胸大肌的附着点，如果病变没有侵犯胸大肌，此处一般不会缺乏软组织覆盖。如果能顺利切除肿瘤，一般直接关闭切口就可以较好完成手术。如果软组织和皮肤受到侵犯，术中要根据实际情况做处理。

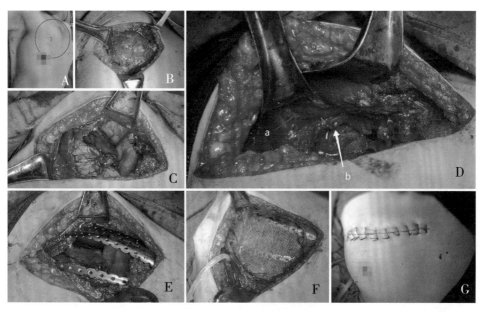

图 3-6-2 累及第 1 肋的胸壁肿瘤切除与胸壁重建手术患者右侧第 1、2、3 肋软骨与肋骨受累，瘤体向胸腔内生长，侵犯右上肺叶。切除肿瘤后，用 MatrixRIB 进行重建。（A. 肿瘤的位置；B. 显露肿瘤；C. 瘤体切除后的术野；D. 第 1 肋残端与锁骨下静脉的关系，其中 a 为锁骨下静脉，b 为第 1 肋残端；E. 以 MatrixRIB 重建三条肋骨；F. 纤维膜覆盖 MatrixRIB；G. 术后的胸壁外观）

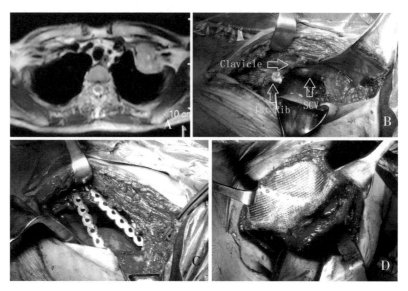

图 3-6-3 第 1 肋肿瘤切除与胸壁重建手术（A. CT 截面图显示左侧第 1 肋肿瘤；B. 切除第 1 肋肿瘤后的术野，图中可见锁骨下静脉和第 1 肋残端；C. 以 MatrixRIB 重建胸壁；D. 以纤维膜覆盖 MatrixRIB，关闭切口）

2. 累及胸骨的肋骨肿瘤

有些肿瘤可以同时累及肋骨和胸骨，这样的情况其实并不少见，肿瘤可以首先来自肋骨，也可以首先来自胸骨。对于这样的肿瘤，需要将肋骨与胸骨病灶一并切除。在实施重建时，同样要对两种结构同时重建。由于胸骨是前胸壁重要的承重结构，因此胸骨的重建尤显重要。涉及胸骨的重建可以使用数字材料，也可以使用其他材料，比如 MatrixRIB，只要设计合理，都能获得满意效果（图 3 – 6 – 4）。

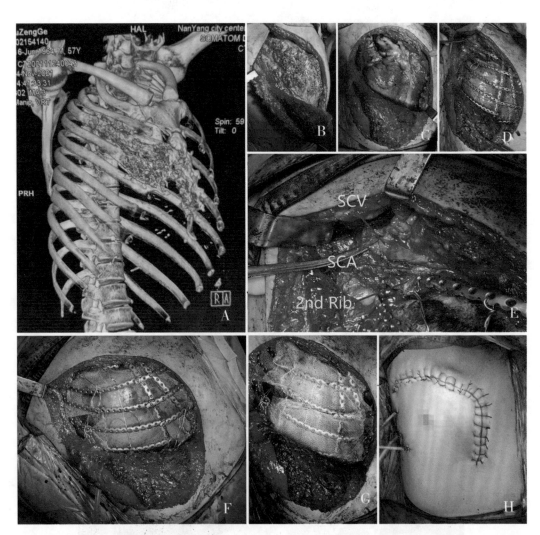

图 3 – 6 – 4　肋骨与胸骨肿瘤的切除与胸壁重建手术。患者右侧第 2、3、4、5 肋骨及胸骨大半受累。切除瘤体后，以 MatrixRIB 实施重建（A. 胸壁的三维重建图；B. 显露胸壁肿瘤部位；C. 将肿瘤完整切除；D. 以 MatrixRIB 重建肋骨和胸骨；E. 第 2 肋与锁骨下静脉（SCV）、锁骨下动脉（SCA）的关系；F、G. 以纤维膜在 MatrixRIB 内外两面做衬垫；H. 关闭切口后的胸壁外观）

3. 靠近胸椎的肋骨肿瘤

肋骨肿瘤如果发生于靠近胸椎的部位，可能直接侵犯胸椎（图3-6-5）[12]，对肿瘤进行切除时必须同时对胸椎受侵犯的部位做切除。但是，胸椎的切除要适度，既不能影响胸椎的稳定性，也不能破坏脊髓。在实施重建时，如果胸椎有合适的部位用于固定，将有利于重建手术的实施（图3-6-6）。如果缺乏适合固定的部位，可将重建材料纵向固定，也就是固定于上、下健康的肋骨上。这种方法同样可以获得满意的效果。

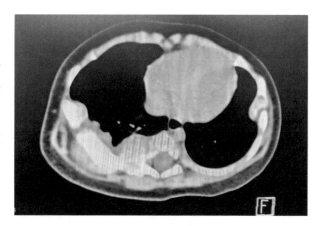

图3-6-5　肋骨肿瘤侵犯脊柱

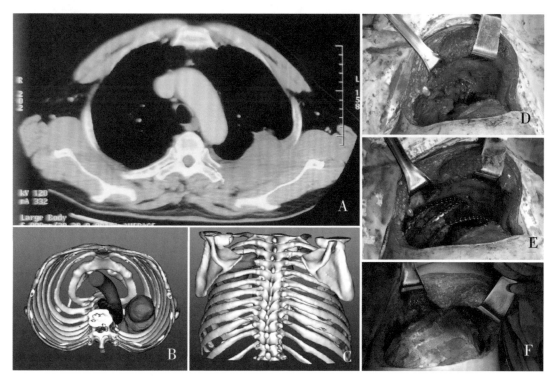

图3-6-6　肋骨肿瘤邻近脊柱的手术（A. CT截面图显示肋骨肿瘤的位置；B、C. 三维重建图显示肋骨肿瘤的位置；D. 切除肋骨肿瘤；E. 以MatrixRIB做胸壁重建；F. 以纤维膜覆盖MatrixRIB，关闭切口）

4. 肩胛骨深面的肋骨肿瘤

　　肩胛骨位置固定，当肋骨肿瘤发生于其深面时，显露往往较为困难[1,13]。此时手术的难点在于显露。要获得满意的显露效果，可通过两种途径实现：其一是足够大的切口，其二是切口合理的牵拉。切口可以采用弧形的切口，切口下部环绕肩胛下角，这样可以使肩胛骨有较大的活动度。牵拉切口的要点在于对肩胛骨的牵拉，尽量向背侧牵拉时，往往有更满意的显露效果（图 3 – 6 – 7、图 3 – 6 – 8）。

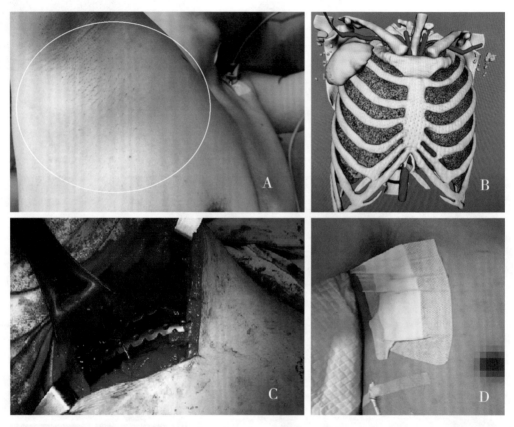

图 3 – 6 – 7　肩胛骨深面的肋骨肿瘤（A. 肿瘤位于肩胛下方，于腋下可触及；B. 三维重建图显示肿瘤的位置；C. 肿瘤切除后，以 MatrixRIB 重建胸壁；D. 术后的胸壁外观）

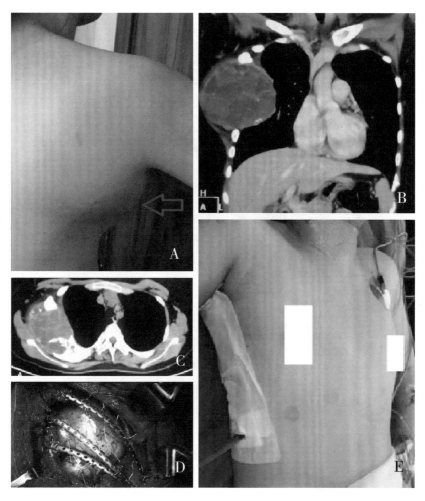

图 3-6-8 肩胛骨深面的肋骨肿瘤（A. 胸壁肿瘤的体表位置；B、C. CT 显示胸壁肿瘤的位置；D. 先切除胸壁肿瘤，然后以 MatrixRIB 重建胸壁；E. 术后的胸壁外观）

一些严重的肋骨肿瘤可能侵犯到肩胛骨。此时的显露更加困难，但依然可以通过上述两种途径完成显露。显露完成后，可先实施肋骨肿瘤切除，然后对肩胛骨深面侵犯的肿瘤部分进行清除。清除要尽可能彻底。如果有必要，甚至可以将骨膜或骨皮质清除。

5. 位于乳腺深面的肋骨肿瘤

对于女性患者而言，如果前胸壁的肋骨肿瘤前方有乳腺存在，由于无法直接在肿瘤表面做切口，将为肿瘤的切除带来麻烦。此时往往需要在侧胸壁或者乳腺下方做较大的切口才能完成肿瘤的显露和操作（图 3-6-9）。

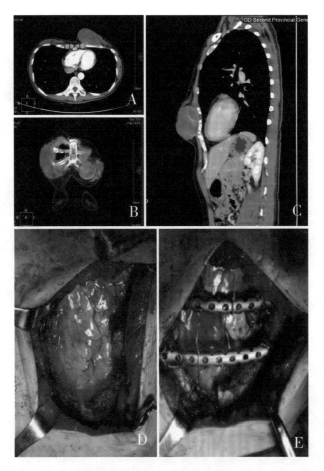

图 3-6-9　乳腺深面的肋骨肿瘤切除与胸壁重建手术（A、B、C. CT 检查显示胸壁
肿瘤位于左侧乳腺深面；D. 绕乳腺组织做切口，显露肿瘤，将肿瘤连同周围足够的骨性
结构一并切除；E. 以 MatrixRIB 重建胸壁）

三、手术的效果

肋骨肿瘤手术的效果由手术的性质决定，也就是说，手术的效果要看两方面的效果：
其一是治病的效果，其二是整形的效果。由于二者之间没有统一的标准衡量，因此需要综
合做判断。对于良性肿瘤来说，整形的效果是需要尤其强调的内容。但对于恶性肿瘤来
说，治病的效果则几乎是衡量手术效果的唯一标准。不管是哪一种肋骨肿瘤，只要切除彻
底，都可以有较好的治病效果。但是，恶性肿瘤即便切除很彻底也不能保证有好效果，这
种肿瘤需要在术后实施进一步的后续治疗。只有当肿瘤得到根治时，才能说手术有了最好
的疗效。

参考文献

[1] 于宏伟, 陈小兵, 郭杨. 肩胛深方高位肋骨肿瘤微创切除的探讨. 实用肿瘤学杂志, 2014, 28 (2): 154-156.

[2] MANJUNATHA H K, RAMASWAMY A S, KUMAR B S. Aggressive giant cell tumor of the anterior arc of the rib. J cytol, 2012, 29 (1): 51-53.

[3] 范国华, 钱铭辉, 龚建平, 等. 肋骨肿瘤的 CT 分析. 临床放射学杂志, 2005, 24 (3): 246-248.

[4] SHAH A, MA H, SUN X, et al. Primary parosteal osteosarcoma of the rib. Interact cardiovasc thorac surg, 2012, 15 (1): 169-170.

[5] KRISHNAMURTHY A, ARULMOLICHELVAN A. The management challenges in an unusual case of primary osteosarcoma of the rib in an adult patient. Indian J surg, 2017, 79 (4): 363-366.

[6] 王文林. Matrix-RIB 重建手术 (14 岁女孩): 胸壁肿瘤切除 + 胸壁重建. 胸廓畸形手术专家, 2021-02-08.

[7] HOANG D, PERRAULT D, STEVANOVIC M, et al. Surgical applications of three – dimensional printing: a review of the current literature & how to get started. Ann transl med, 2016, 4 (23): 456.

[8] 黄泽龙, 李月明, 姚鹏. 腋下径路第一肋骨肿瘤切除术的诊治体会. 安徽医学, 2006, 27 (4): 320-321.

[9] 张丹杰, 姜建涛, 张晋. 第一肋骨巨大动脉瘤样骨囊肿手术方式探讨. 现代肿瘤医学, 2016, 24 (23): 3823-3825.

[10] MATSUNOBU T, MAEKAWA A, NABESHIMA A, et al. Giant cell tumor of bone of the first rib successfully treated with combined preoperative denosumab therapy and surgery via a transmanubrial approach. Am J case rep, 2021, 22: e931796-1-e931796-6.

[11] PALUMBO V D, FAZZOTTA S, FATICA F, et al. Pancoast tumour: current therapeutic options. Clin ter, 2019, 170 (4): e291-e294.

[12] 许楠健, 徐荣明, 马维虎, 等. 朗格汉斯细胞组织细胞增生症导致 T3、T4 病理性骨折伴不完全瘫 1 例. 中国骨伤, 2011, 24 (10): 848-850.

[13] 王文林. 肩胛骨深面巨大胸壁肿瘤: 切除 + MatrixRIB 重建. 胸廓畸形手术专家, 2021-09-06.

软组织肿瘤和皮肤肿瘤

　　胸壁由三种基本结构组成，即骨性结构、软组织和皮肤。前文重点介绍了骨性结构肿瘤，本节将对软组织和皮肤肿瘤做介绍。这两种肿瘤都是胸壁肿瘤中常见的类型，早期的肿瘤不侵犯深层结构，是相对独立的肿瘤。如果侵犯了深层结构，尤其当骨性结构受侵犯时，则又回到了前文讨论的内容。这说明一个道理，胸壁是一个有机的整体，任何一种结构的病变都不可能独立存在，随着时间的推移都将向其他结构扩散，最终导致相同的结局，即胸壁全层的病变。从这个角度看，对某种结构孤立地进行研究似乎没有必要。但必须明确的是，病变的发展是一个渐进的过程，不可能每一个病人都发展到最终阶段才来就诊。在疾病的早期，病变会带有组织来源的烙印，此时的诊疗肯定存在巨大的差异，这使针对不同组织来源病变的研究有了特殊的意义。本节对软组织和皮肤肿瘤进行独立的研究，恰好体现了这种研究的意义。

一、软组织肿瘤

　　胸壁软组织遍布胸壁各处，充斥于每一个角落。软组织肿瘤发生时，可以存在于胸壁的每一个位置。从起源来讲，软组织肿瘤可以发生于构成胸壁的每一种组织，包括肌肉、脂肪、神经、血管、胸膜等组织。每一种组织由不同细胞组成，这些细胞又可以成为肿瘤更加细致的来源[1-3]。肿瘤来源不同，肿瘤的基本性质会有明显差别。比如来源于肌肉或者神经组织的肿瘤，会在多个层面表现出组织来源的特性。这样的特性对认识和治疗肿瘤具有重要的意义。

　　软组织肿瘤有良恶性之分。胸壁所有的肿瘤中，恶性肿瘤占 50% ~ 80%，其中大约 45% 是软组织恶性肿瘤。在一些地区的人口中，胸壁软组织肿瘤的发病率为 2.2/100 000[4]。

　　良性肿瘤具备一般良性肿瘤所有的特性，呈局限性生长，有完整包膜，生长速度缓慢，无远处转移，无周围浸润，不会侵犯骨性结构，也不会侵犯皮肤。恶性肿瘤完全相反，多呈浸润性生长，界限不清，生长迅速，可侵犯骨性结构，侵犯皮肤，还可有远处转移。

　　软组织肿瘤可以为原发性肿瘤，也可以由其他部位转移而至，转移瘤一般均为恶性肿瘤。

良性软组织肿瘤症状可不明显，偶有疼痛，但多较轻微，可为隐痛或者钝痛，少有刺痛。最主要的体征是局部肿块。早期肿块不明显，多在无意中发现。恶性软组织肿瘤可有明显疼痛，局部体征同样是肿块，肿块可能在短期内增大。肿瘤侵犯皮肤时，局部可有皮肤的异常，严重时可有破口。局部静脉回流受肿瘤压迫受阻时，可见皮肤静脉曲张。

对软组织肿瘤的检查首先要做体格检查，一般可以获得最基本的信息。软组织肿瘤可位于胸壁深层或一些特殊结构深面，这些部位的肿瘤不容易被发现，体格检查很难获得有效信息。要想对肿瘤有更多的了解，需要做影像学检查。X 线检查是最初级的检查，可以大致明确肿瘤的位置及与周围结构的关系，但因为软组织在 X 线检查中显影较差，因此获得的信息有限。最有价值的检查是 CT，不仅可以明确肿瘤的位置、大小、内部结构，还可以明确肿瘤与周围结构的关系，因此 CT 是软组织肿瘤必须实施的检查。此外还可以做核磁共振检查和超声检查。核磁共振检查的作用类似 CT 检查，对某些类型的肿瘤可能有更好的检查效果。超声检查被认为是一种有特殊作用的检查，不仅可以明确肿瘤的位置、大小、比邻关系，还可以了解血运情况，甚至可以大致判断出肿瘤的性质。除了如上检查外，还可以做细胞学检查，该检查可以在术前进行，以了解肿瘤的性质。由于多数肿瘤位置表浅，细胞学检查较容易完成。可以做简单的穿刺，也可以直接切除部分组织做活检。

位置表浅的胸壁软组织肿瘤诊断容易。但是，位于一些特殊部位的肿瘤因为浅表结构的阻挡而不容易被发现。比如位于背部的软组织肿瘤尤其是肩胛骨深面的肿瘤，由于发现不易，只有当症状明显或者肿瘤较大时才能被发现。前胸壁的软组织肿瘤如果位于女性乳腺的深面，同样也不容易被发现。这些部位的肿瘤诊断都有一定难度。但是，如果能借助影像学检查，诊断将变得简单。

胸壁软组织肿瘤的鉴别诊断主要是与胸壁的良性病变进行鉴别，其中胸壁的慢性感染性病变尤其需要鉴别。慢性感染性病变可以为局部脓肿，也可以为局部的骨髓炎，严重者可有皮肤破口，此时应该与恶性软组织肿瘤侵犯皮肤相鉴别。前者多有局部感染病史，有明显的局部症状，后者则先有肿块然后才出现皮肤病变。慢性感染中的结核性脓肿可缺少局部症状，但可有结核病史，伴有全身症状，胸壁软组织肿瘤局部症状较明显，但一般不会有全身症状。

前胸壁乳腺深层的软组织肿瘤还要与乳腺肿瘤相鉴别。后者位置表浅，活动度大。如果乳腺肿瘤位置深，且侵犯到深层结构的话，二者难以鉴别，此时可以借助影像学检查做鉴别。

软组织肿瘤确诊后，如果没有明显的禁忌证，一般都需要尽早实施手术治疗。禁忌证包括：①远处转移的肿瘤。软组织肿瘤如果发生远处转移，一般不考虑手术。但是，如果远处转移灶孤立，可以根据情况同时实施原发病灶和转移灶的切除。②身体多部位多发性肿瘤。有的肿瘤可在身体多处发病，比如神经纤维瘤，这类肿瘤胸壁的病变只是全身病变的一部分，切除意义不大，一般不主张手术。但是，在一些特殊的情况下，如果胸壁肿瘤造成了严重的局部影响，也可能有手术的合理性（图3-7-1）。③身体其他部位同时存在转移瘤的情况。如果软组织肿瘤来自身体其他部位的原发病灶，但此病灶向多部位转移，此时的胸壁肿瘤不适合手术。④肿瘤侵犯范围过大，切除后无法实施重建的肿瘤。这种情况不能说肿瘤本身限制了手术，而是技术的缺陷限制了手术。比如肿瘤切除术后皮肤缺损过大的情况，或者大面积侵犯骨性结构的情况，由于术后重建极其困难，不能轻易实施手术。⑤全身状况极差的肿瘤患者。如果患者全身状况不允许手术，这样的手术就无法实施。

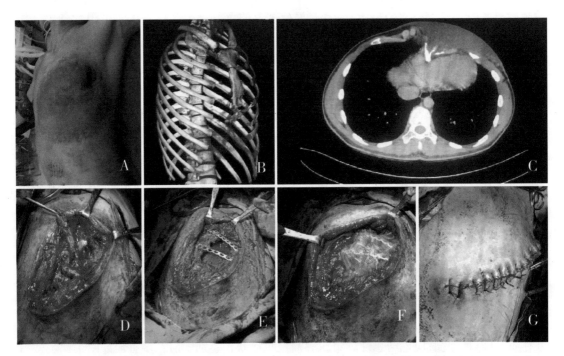

图3-7-1 胸壁神经纤维瘤的切除与胸壁重建手术（A. 胸壁大面积受侵犯，肿瘤主要位于左前胸壁；B. 三维重建图可见左侧胸壁骨性结构受侵犯，正常结构消失；C. 心前区胸壁凹陷，骨性结构破坏，骨性结构刺向心脏，使心脏功能受到明显影响，患者因此而出现症状；D. 切除肿瘤；E. 采用修复材料重建骨性结构；F. 衬垫纤维膜；G. 关闭切口）

胸壁软组织肿瘤手术的具体操作细节需要根据肿瘤性质确定。如果肿瘤较为局限，尤其术前诊断为良性肿瘤的患者，可以只做肿瘤的切除。如果为恶性肿瘤，需要做扩大切除。除了切除肿瘤本身外，尚需要将周围一定范围的可疑结构一并切除。切除范围包括两个方向：首先是横向的切除，要超越肿瘤一定范围，将一定距离内的结构均切除；其次是纵向切除，即向深层和浅层两个方向切除。如果浸润范围广，甚至要将深层的骨性结构和表面的皮肤一并切除。孤立或者局限性肿瘤切除后，一般不会有明显的缺损，可直接将术野和皮肤缝合，不需要软组织和皮肤的重建。但是，对于切除范围广的患者，需要像骨性结构肿瘤切除手术的操作一样做重建。重建内容同样包括三部分，即骨性结构、软组织和皮肤的重建。从本质上讲，此时的手术性质几乎完全一样，因此具体的操作方法也与骨性结构重建的方法完全相同。

由于位置表浅，软组织恶性肿瘤侵犯的范围可能较骨性结构恶性肿瘤侵犯的范围更广，且更容易有皮肤的破坏，软组织本身的破坏也可能更加严重，因此手术不仅需要做皮肤的重建，同样需要做软组织的重建[5-7]。此时理想的方法是使用肌皮瓣，可优先选用周围的结构，一般能满足需要。如果缺损过大，可从较远的部位选用带蒂的肌皮瓣。

软组织肿瘤的预后与很多因素有关[8-10]：①肿瘤的性质。良性肿瘤如果切除完整，可以获得根治效果。恶性肿瘤的预后与恶性程度有关，低度恶性肿瘤预后满意，反之容易复发，也容易转移。②肿瘤的大小。肿瘤越大，预后越差。③切除的范围。肿瘤切除范围较大时，预后往往更为满意。④辅助治疗。恶性肿瘤除了手术外，尚需要在术后实施辅助治疗。辅助治疗往往能巩固疗效，获得更好的效果。⑤病人的情况。如果病人一般状况差，预后往往不佳。

二、皮肤肿瘤

皮肤肿瘤可以发生于身体的任何部位，其中暴露部位发生率最高。胸壁虽然不直接暴露，但由于面积大、范围广，因此也是皮肤肿瘤相对高发的部位。不过临床中胸壁皮肤肿瘤似乎并不多见，究其原因应该与病人就诊的趋向有关。皮肤肿瘤患者会优先到皮肤科和整形美容科就诊，传统的胸外科门诊很少有这样的病人，结果造成了胸壁皮肤肿瘤少见的假象。

胸壁皮肤肿瘤可发生于胸壁任何部位的皮肤。肿瘤可为良性也可为恶性，良性肿瘤多见，女性多于男性。从组织来源看，皮肤肿瘤可分为[11]：①黑素细胞性肿瘤；②上皮细胞肿瘤；③皮肤结缔组织肿瘤；④造血组织肿瘤；⑤皮肤附属器肿瘤；⑥囊肿；⑦皮肤转移癌。其中黑素细胞性肿瘤和上皮细胞肿瘤占绝大多数。

皮肤恶性肿瘤可分为恶性黑色素瘤和非黑素瘤性皮肤肿瘤。恶性黑色素瘤最少见，但恶性程度极高。非黑素瘤性皮肤肿瘤中最多见的为基底细胞癌和鳞状细胞癌[12-14]。

良性皮肤肿瘤危害不大，生长速度慢，较为局限。恶性肿瘤危害大，破坏性强，生长迅速，可呈浸润性生长，严重的患者局部皮肤可以有破口，还可以有坏死组织或者液体流出。

皮肤肿瘤位置表浅，容易发现，诊断也较简单，由于可以轻易获得细胞学检查，因此确诊并不困难。鉴别诊断主要包括皮肤的良性病变，最常见的是感染病灶，有细菌感染灶，也有病毒感染灶，一些疣状新生物并非肿瘤，但可能恶变。

皮肤肿瘤一旦确诊，应该给予治疗。早期良性肿瘤可以通过保守治疗做病灶清除，胸壁外科医生可以独自完成，也可与皮肤科和美容科合作进行处理。如果病灶较大，需要手术切除。恶性皮肤肿瘤需要直接做手术切除。早期恶性肿瘤只需要切除病灶。如果肿瘤范围广，侵犯较深的结构，需要将深层结构甚至骨性结构一并切除，切除范围还需要包括周围的其他可疑结构。

皮肤肿瘤切除后，皮肤缺损肯定存在，软组织缺损也不能幸免。如果切除范围更广，则还会有骨性结构缺损。小范围的皮肤缺损和软组织缺损不需要专门重建，直接闭合术野和皮肤切口即可完成操作。如果范围较广，则需要对相关结构分别做重建。

皮肤肿瘤对皮肤外观影响较严重，患者往往对良好的外观有更高的渴求，因此手术需要有更多美容方面的考虑，这对医生的技术将提出更高要求。

皮肤肿瘤的预后同样与众多因素有关，这些因素既有肿瘤的因素，也有全身的因素，还与治疗因素有关。总的来说，良性和低度恶性的肿瘤预后良好，恶性程度越高预后越差。患者全身情况越好，抵抗力越高，预后也就越理想。另外，肿瘤切除越彻底，预后越满意。如果肿瘤巨大，无法完整切除，则预后不良。

参考文献

［1］BATIHAN G，USLUER O，KAYA S O，et al. Atypical deep somatic soft-tissue leio-myoma of extrathoracic chest wall：first case of the literature. BMJ case rep，2018，11（1）：e226668.

［2］SIRIVELLA S，GIELCHINSKY I. Treatment outcomes in 23 thoracic primitive neuro-ectodermal tumours：a retrospective study. Interact cardiovasc thorac surg，2013，17（2）：273 – 279.

［3］DAVIS C H，YAMMINE H，KHAITAN P G，et al. A multidisciplinary approach to giant soft tissue sarcoma of the chest wall：a case report. Int J surg case rep，2016，28：211 – 213.

［4］YOON S H，JUNG J C，PARK I K，et al. Clinical outcomes of surgical treatment for primary chest wall soft tissue sarcoma. Korean J thorac cardiovasc surg，2019，52（3）：148 – 154.

［5］SAKAMOTO A，NOGUCHI T，MATSUDA S. Thoracoabdominal flap reconstruction after resection of superficial soft-tissue sarcomas in the chest wall. J surg case rep，2021，2021（1）：rjaa571.

［6］MORGAN R F，EDGERTON M T，WANEBO H J，et al. Reconstruction of full thickness chest wall defects. Ann surg, 1988, 207 (6): 707 – 716.

［7］SANNA S, BRANDOLINI J, PARDOLESI A, et al. Materials and techniques in chest wall reconstruction: a review. J vis surg, 2017, 3: 95.

［8］SOERENSEN T R, RAEDKJAER M, JØRGENSEN P H, et al. Soft tissue sarcomas of the thoracic wall: more prone to higher mortality, and local recurrence—a single institution long-term follow-up study. Int J surg oncol, 2019, 2019: 2350157.

［9］VAN GEEL A N, WOUTERS M W J M, LANS T E, et al. Chest wall resection for adult soft tissue sarcomas and chondrosarcomas: analysis of prognostic factors. World J surg, 2011, 35 (1): 63 – 69.

［10］HARATI K, KOLBENSCHLAG J, BOHM J, et al. Long-term outcomes of patients with soft tissue sarcoma of the chest wall: analysis of the prognostic significance of microscopic margins. Oncol lett, 2018, 15 (2): 2179 – 2187.

［11］门月华, 张倩, 张宝元, 等. 单发性皮肤肿瘤4695例回顾性分析. 北京大学学报 (医学版), 2016, 48 (2): 377 – 379.

［12］刘子莲, 张倩, 吴雯婷, 等. 518例恶性皮肤肿瘤及癌前病变的回顾性分析. 首都医科大学学报, 2018, 39 (4): 602 – 606.

［13］SANTOS P J F, PRENDERGAST C, LEIS A. Giant anterior chest wall basal cell carcinoma: an approach to palliative reconstruction. Case rep oncol med, 2016, 2016: 5067817.

［14］BERKING C, HAUSCHILD A, KÖLBL O, et al. Basal cell carcinoma: treatments for the commonest skin cancer. Dtsch arztebl int, 2014, 111 (22): 389 – 395.

第八节

胸廓上口肿瘤

胸廓上口是一个重要的解剖部位，该部位之所以重要，是因为有大量特殊的结构从此经过。该部位一旦出现肿瘤，不仅会累及众多结构，而且将导致严重的功能异常，其危害往往非常严重。以往此部位的手术主要由不同专业的医生完成。每个专业处理问题的原则和方法各不相同，都有各自的优势，但同时又有局限性。胸壁外科工作的重点是胸壁，而胸廓上口的绝大多数操作都属于胸壁外科的内容，如果以胸壁外科的技术对此部位的肿瘤实施治疗，可轻易将不同专业的技术融合在一起，有利于肿瘤的治疗。

一、胸廓上口的解剖结构

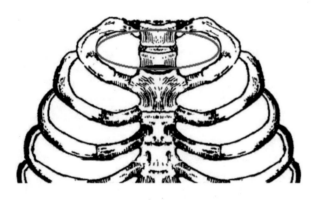

图 3 - 8 - 1　胸廓上口的位置与构成

胸廓上口由胸骨上缘、第 1 肋骨和第 1 胸椎的椎体围成，是一个重要的解剖学通道（图 3 - 8 - 1）。在研究发生于胸廓上口的肿瘤时，考虑到结构之间的相互影响，需要对胸廓上口的内容稍做扩大，将周围的一些重要结构也纳入其中，这些结构包括锁骨、邻近的椎体、邻近的肋骨等，由此构成了广义的胸廓上口。本书涉及胸廓上口的内容，指的都是广义的胸廓上口。

胸廓上口内部和附近的结构紧密结合，彼此之间存在有序而复杂的联系，为了更好地揭示这些联系，我们将其当做一个整体进行研究。总的来说，胸廓上口及其附近的结构可分为三类：①直接参与构成胸廓上口的结构。此类结构有四种，即胸骨柄、锁骨、第 1 肋骨以及胸椎。这些结构从不同方向共同围成了胸廓上口。②经过胸廓上口的结构。颈部、胸部交通的主要结构都经过胸廓上口。这些结构可分为两部分：其一是上纵隔的内容，其二是肺尖部。上纵隔主要的内容包括血管、神经、气管以及食道等结构，肺尖部则是肺上叶的一部分，位于第 1 肋上方平面靠上的部分结构。③附近的结构。所有位于胸廓上口附近的结构都在此范畴，这些结构包括附近的骨骼、肌肉、神经、血管以及其他结构。特别需要强调的是，通往上肢的血管神经鞘是胸廓上口附近尤其重要的结构。该结构并不在胸廓上口内，但位于胸廓上口上外侧，由于多种肿瘤可侵犯该结构，因此需要重点关注。胸廓上口附近结构的种类繁多，涉及多个专业的内容，各种专业之间虽有交叉，但临床工作相对独立，显然不利于工作的开展。胸壁外科将这些结构放在一起做研究，无疑会有助于此部位肿瘤的治疗。

二、胸廓上口肿瘤的种类

胸廓上口本身和附近所有结构都可能发生肿瘤，这些肿瘤都属于本节讨论的范畴。这些肿瘤可以根据发生位置不同而分为以下几种：①锁骨肿瘤；②第1肋骨肿瘤；③胸骨柄肿瘤；④椎体肿瘤；⑤肺尖肿瘤；⑥其他肿瘤。这些肿瘤可以为良性也可为恶性，可有不同的组织学来源，可以为原发肿瘤也可以为转移瘤。

三、一些特殊概念的鉴别

(一) 胸廓出口

临床上经常可以看到"胸廓出口"这个词。很多人会将胸廓上口当做胸廓出口，这其实是两个完全不同的概念。胸廓出口指的是锁骨外侧与第1肋之间存在的通道，该通道直接将锁骨上窝与腋窝连通[1-3]。虽然其名义上为胸廓出口，实际上却与胸廓没有任何关系，而是胸廓上口旁边的一个通道（图3-8-2）。可见，该名称本身并不合理，存在明显的逻辑问题。胸廓出口是骨科或者手外科的概念，并不是胸外科医生命名的结构。但一些胸外科医生会受字面意思的误导而将胸廓出口误解为胸廓上口，这是需要纠正的错误。

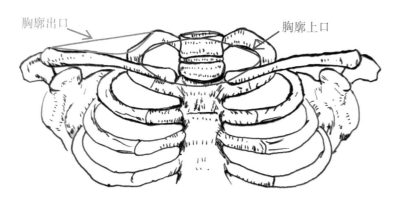

图3-8-2 胸廓出口与胸廓上口

胸廓出口内最重要的结构是臂丛通往上肢的神经和锁骨下血管，此结构从胸廓上口的内上方发出，斜行经过胸廓上口顶部再行向外下方，紧贴第1肋上沿进入腋窝。该结构从胸廓上口顶部和外侧通过，没有经过胸廓上口内部，因此只能算作胸廓上口周围的结构，而不是胸廓上口内的结构（图3-8-3）。

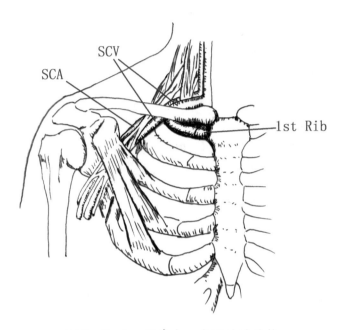

图 3-8-3　胸廓出口内通过的结构

（二）胸廓出口综合征[2,3]

胸廓出口附近各种病变压迫臂丛神经和锁骨下动静脉，可出现一系列与上肢神经和血管相关的症状，表现为肩部、臂部及手部疼痛、麻木、乏力，可有肌萎缩、手部发冷、青紫、桡动脉搏动减弱等症状。此病症就是胸廓出口综合征。引起此综合征的病因有多种，可以是肿瘤，但更多是良性病变，比如颈肋畸形、第1肋骨位置异常、创伤等因素。该综合征虽然名义上为胸廓出口的病症，实际上却主要由骨科、手外科医生完成治疗，很少有胸外科医生参与此病症的治疗。

（三）肺尖癌

肺尖是一个解剖学概念，指的是超出锁骨和第1肋上缘的肺组织，该部位上端钝圆，位于锁骨中、内1/3上方2～3cm，第1肋上方2～4cm。正常时肺尖充盈于胸廓的最顶部，恰好位于胸廓出口中间。肺尖癌指的是发生于此部位的恶性肿瘤。肿瘤一旦发生癌变，很容易向胸壁侵犯，导致胸廓出口附近重要结构受影响。

（四）肺上沟癌[4]

肺上沟也是一个解剖学概念，指的是锁骨下动脉对肺上叶局部造成的压迹。该压迹范围局限，只是肺尖部的一个狭小范围而已。发生于此区域的癌症为肺上沟癌。由解剖学定义可以看出，肺上沟癌只是肺尖癌的一部分，二者有本质的区别。但是，除了原位癌之外，由于恶性肿瘤多发展迅速，肺上沟癌会在短时间内浸润或者扩散到整个肺尖部，这使得二者很难有实质性的区别。由此可见，临床上仅局限于肺上沟的癌症病变并不多，多数是肺尖癌。

（五）Pancoast 瘤[5]

这种肿瘤因为美国放射学家 Pancoast 的描述而被命名。此肿瘤并不是某一种特定的肿瘤，而是指发生于胸廓上口附近肿瘤的总称。该区域不局限于肺尖，而包括了周围的众结构。可以是原发性肿瘤，也可以是转移瘤，还可以是其他非恶性的病变。

（六）Pancoast 综合征[6]

该综合征指的是 Pancoast 瘤引起的一系列临床表现。主要有三种表现：①肩部疼痛；②C8 – T1 神经根受累所致的临床表现，主要是上肢尺神经分布区域的异常；③交感神经节受累导致的临床表现，也就是所谓的 Horner 综合征。该综合征较为典型，一旦出现，多考虑有 Pancoast 瘤存在。该综合征的表现类似于胸廓出口综合征，但并不完全相同。Pancoast 综合征由胸廓上口肿瘤引起，胸廓出口综合征由胸廓出口病变引起，由于胸廓上口与胸廓出口相邻，发生于局部的肿瘤可能有交叉，因此二者可能有部分相同症状，但不是一样的病症。

（七）胸廓出口瘤[7]

顾名思义，此肿瘤为发生于胸廓出口的肿瘤。此处的肿瘤与胸廓上口肿瘤并不是一个概念，不能将其误认为胸廓上口肿瘤。

（八）颈胸结合部肿瘤[8]

颈胸结合部虽然没有明确的解剖学定义，但大致就是胸廓上口附近的区域，此部位的肿瘤与胸廓上口肿瘤、Pancoast 瘤的含义基本相似，是一大类肿瘤的总称。

四、临床表现

胸廓上口肿瘤发生的早期临床表现并不典型。由于肿瘤局限于某一个结构或者某个较为狭小的区域，不至于影响其他结构，可没有明显症状。如果肿瘤持续发展，影响了周围的其他结构，则会表现出某些特有的症状，典型的表现之一就是 Pancoast 综合征[6]。这是所有胸廓上口肿瘤发展到一定程度都会表现出的共同症状。除这些症状外，各种肿瘤还会有自身的一些特殊表现，比如胸骨柄的肿瘤，可能因压迫上腔静脉导致上肢和颈部静脉回流障碍。锁骨的肿瘤可引起局部和上肢更多的症状。这些症状的出现对于肿瘤的定位有一定帮助。

锁骨和第 1 肋肿瘤可能导致锁骨下血管神经受压，这样的肿瘤也可以看做是胸廓出口瘤，肿瘤压迫严重时可导致胸廓出口综合征。肺尖癌属于周围肺癌的范畴，这种肿瘤早期不会有明显的呼吸系统异常，只有向肺门部侵犯时才表现出相关的症状。

五、检查

胸廓上口局部结构复杂，一旦发生肿瘤，往往会累及多种结构，因此对检查有较高的要求。体格检查可以发现早期的表浅肿瘤，比如第 1 肋骨肿瘤、锁骨肿瘤、胸骨柄肿瘤等，但难发现深部肿瘤。进一步检查需要靠影像学检查完成。X 线检查可以大致显示肿瘤位置，最常用也是最有效的检查是 CT 检查，可以从各个角度显示肿瘤的信息（图 3 - 8 - 4）。如果条件允许可以进行三维重建检查，不仅可以更直观显露局部信息，还有利于明确重要结构相互间的关系。

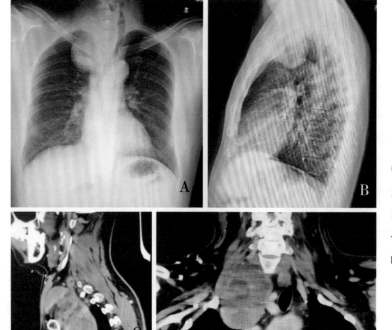

图 3 - 8 - 4　胸廓上口肿瘤的 X 线与 CT 检查（A. X 线正面图可见肿瘤大致位置；B. X 线侧面图显示肿瘤位于胸廓顶部；C、D. CT 检查可清晰显示肿瘤位置）

　　上述检查是结构方面的检查，除了这些检查外，尚需要考虑做一些功能方面的检查，重点是臂丛神经的功能检查，根据这些检查可以大致明确神经受累的情况。

六、诊断与鉴别诊断

　　早期胸廓上口肿瘤的临床表现不典型，如果不做相关检查，诊断较困难。局部出现明显的包块或者 Pancoast 综合征出现后，诊断较为容易，通过相关检查可以明确诊断。

　　胸廓上口肿瘤包括了所有发生于胸廓上口及周围结构的肿瘤，由于局部结构复杂，为了便于治疗，在做出诊断时需要明确如下内容：①肿瘤原发结构；②肿瘤侵犯的结构；③血管神经的功能。

　　鉴别诊断首先要与一些良性病变做鉴别，这些病变包括颈椎胸椎畸形、肋骨畸形、结核、损伤以及其他特殊原因导致的病变等。这些病变虽然不具有肿瘤的危害，却可能出现类似 Pancoast 综合征的症状，容易与胸廓上口肿瘤混淆，需要利用影像学检查做鉴别。

　　鉴别诊断还需要与引起胸廓出口综合征的病变做鉴别，引起后者的病变可位于胸廓上口附近，也可以不在此区域，另外，病变可以为良性病变，而不一定是肿瘤。

七、手术治疗

（一）手术适应证

　　胸廓上口肿瘤一旦确诊，如果没有特殊禁忌都需要手术治疗。手术的禁忌多与技术有关，有的手术难度大风险高，可能被当做禁忌，但这类禁忌往往是相对禁忌，随着技术的不断改进，以往的禁忌可能不再是禁忌。

（二）术前准备

　　由于肿瘤可能侵犯重要结构，为了获得更好的手术效果，有人建议采用适当的放化疗进行术前准备。这样的做法有其合理性，但并不必要。多数肿瘤可以直接切除。

（三）切口选择

　　胸廓上口肿瘤最大的难度是显露，为了获得好的显露效果，必须采取合适的切口。切口的选择需要根据肿瘤发生和侵犯的部位做决定。如果肿瘤发生于较为表浅的结构，比如锁骨、第1肋骨或者胸骨柄，切口可以直接选择于这些结构的表面。如果这些结构的肿瘤向深部结构侵犯，导致胸廓上口深部结构受影响，切口要做另外的设计。

　　一些胸外科医生会选择扩大的胸部手术切口，这样的切口一般很难显露胸廓上口附近的结构。为了获得良好的显露效果，一些特殊的切口被用于临床。

（1）胸部后侧切口[4]。从第7颈椎棘突向下做切口，经肩胛骨后侧中线绕肩胛下角向上行至腋前线。切口大小可以根据病灶显露的需求做决定。先显露肋骨结构，根据操作需要选择进胸的肋间，切除特定肋骨后用撑开器撑开切口，完成病灶显露。该切口对肺部病灶显露良好，对锁骨下结构显露效果也较满意，能满足多种肿瘤切除的需要。

（2）颈胸联合切口[4,9]。从颈部外侧向下做切口，至胸锁关节附近绕向锁骨下，再做向外的水平切口。将胸锁关节切开，根据需要切除部分锁骨或者第1肋骨，然后对病灶进行显露。考虑到胸锁关节的作用，有人采用胸骨柄劈开的做法对此关节进行保护。这样的切口有一定的合理性。但是，如果肿瘤范围广，需要做锁骨部分切除时，这样的操作没有太大意义。

（3）其他切口[10-12]。胸廓上口肿瘤发生情况复杂，单一切口有时难以获得满意效果。在具体操作过程中，可以根据手术需要设计其他切口。这类切口没有固定的模式，只要能完成肿瘤切除的操作，且不损伤重要结构，就是合理的切口。

（四）肿瘤的切除

早期肿瘤切除比较简单，如果侵犯了周围的其他结构，则需要将肿瘤本身与所有侵犯的结构一并切除。切除肿瘤的基本原则是：①尽可能全部切除；②尽可能保护重要结构；③如果肿瘤完全切除有风险，可以部分切除。

切除肿瘤的操作是手术的核心内容，具体操作时需要一定的技巧：①要有合理的次序。一般要从最容易显露的部位开始，随着切除操作的进行，难以显露的部位会逐渐得到显露。②要有合理的方法。直接切除是最简单的操作方法，但由于涉及血管等重要结构，直接切除可能导致难以控制的并发症，因此要先对重要结构做处理，然后再做切除，这样可以保证手术的安全性。③要有合适的度。胸廓上口肿瘤与周围结构关系密切，往往会有周围结构受侵犯。在切除肿瘤时不能过于激进，否则可能导致极其严重的并发症。

（五）胸壁重建

在显露肿瘤和切除肿瘤的过程中，肋骨或者胸骨可能被部分切除，切除后的胸壁将存在明显的缺损。由于缺损将影响术后胸廓的完整性，因此需要进行重建。第1肋切除后可以不做重建。如果第2肋以下的肋骨被切除，术后一般都需要重建。胸骨是胸廓重要的结构，胸骨上半切除后，术后一定要做重建。重建的方法需要根据切除的结构而定，重点在于材料的选择。可以选择数字材料，也可以选择MatrixRIB，具体的选择需要根据实际情况而定（图3-8-5）。

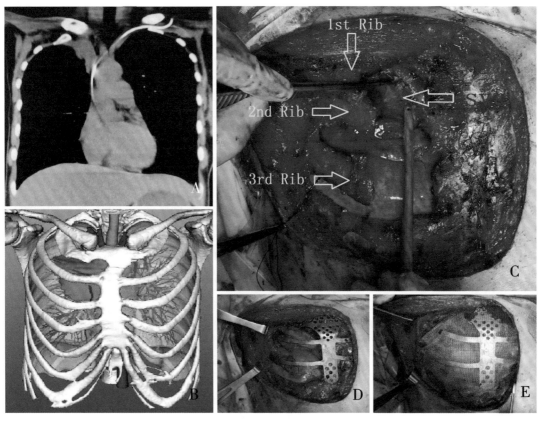

图 3-8-5　胸廓出口肿瘤的手术切除与胸壁重建（A. CT 检查显示肿瘤位于胸廓出口附近；B. 三维重建图显示肿瘤位于右侧前胸壁，累及胸骨柄、右侧第 1、2 肋骨和肋软骨；C. 切除胸骨上半、右侧第 1、2、3 肋软骨及部分肋骨，将肿瘤完全切除，图中可见肿瘤与上腔静脉粘连；D. 以数字材料重建胸壁；E. 以纤维膜覆盖数字材料）

（六）特殊情况的处理

（1）血管的处理。肿瘤侵犯主要的血管时，如果无法有效剥离肿瘤组织，则需要做血管的移植。部分静脉血管可以考虑直接结扎而不做移植，但不是最佳选择。如果条件允许，都要做血管移植。

（2）胸锁关节的处理。胸锁关节对上肢运动有一定的帮助。而当此关节受到肿瘤侵犯时，关节保留无任何意义，必须实施切除。关节切除后，一般不会明显影响上肢功能，因此可以不用刻意保留此关节。

（3）锁骨的处理。锁骨有多种功能，主要参与肩部和上肢的活动。锁骨本身有肿瘤或者手术需要特殊显露时，可以部分切除，切除后的锁骨不需要重建，游离端可以旷置不做特殊处理。

（4）胸椎病灶的处理。胸椎如果受到侵犯，有必要将病灶切除。但切除的范围需要谨慎，不能过度，否则会引起严重并发症。

（七）手术的风险与难度

胸廓上口肿瘤是一类非常特殊的肿瘤，特殊性主要来自手术的风险和难度。手术的风险主要与血管和神经的损伤有关，其中血管损伤的风险尤为严重。血管主要分两类：一类是通往头颈部的血管，另一类是通往上肢的血管。血管的损伤可能导致大出血，直接威胁生命，这是手术最大的风险。手术的难度主要有三方面：①显露的难度。病灶的显露都是通过一定的径路完成的。胸外科常规切口位置靠下，很难完成此处病灶的显露。即便采用了特殊设计的切口，显露也依然有难度。②切除的难度。胸廓出口附近重要结构较多，病变要么位于这些结构当中，要么直接侵犯这些结构，直接切除病灶往往有很大难度。③重建的难度。胸廓上口周围结构众多，空间关系复杂，重建手术会受到诸多因素影响，因此有较大难度。

传统胸外科工作重点在胸腔内，胸廓上口肿瘤手术的操作多超出了胸腔内，因此胸外科医生处理此处的肿瘤往往有很大的难度。如果由胸壁外科医生完成此类手术，则具有诸多的优势：①肿瘤位置更接近胸壁。这类病变虽然位于胸廓上口，但病变本身更靠近胸壁，其中涉及的多种结构都属于胸壁的内容，这恰好是胸壁外科研究的对象。②大量胸壁结构受到侵犯。胸廓上口肿瘤发生时，由于范围局限，很容易向浅表部位生长，导致胸壁结构受侵犯。胸壁结构受侵犯是胸壁外科疾病的内容，因此更适合胸壁外科实施治疗。③多数手术都需要切除胸壁的结构。在病灶的显露、切除过程中，多个胸壁结构需要切除，这使得手术更像是胸壁外科手术。④术后结构重建的本质是胸壁重建。由于切除的结构涉及大量胸壁结构，这是唯一需要重建的内容，因此同样是胸壁外科手术的内容。⑤胸壁外科的操作理念更适合手术的完成。胸壁外科手术不仅为治病，同时也为整形。对于此类肿瘤来说，治病自然是第一位的手术目的。但是，如果没有整形意识，术后局部将出现很多结构和功能方面的问题，因此胸壁外科的操作理念更适合完成此类手术。⑥一些特殊的结构处理也属于胸壁外科的范畴。胸廓上口手术涉及多种特殊结构，比如锁骨、胸椎等结构，均不属于胸外科的内容。但是，对于胸壁外科来说，这样的结构并不陌生，在很多胸壁外科手术中都会涉及这些结构的处理，因此这些结构本身就可以看做是胸壁外科的结构。

八、预后

胸廓上口结构虽然复杂，早期肿瘤只局限于某些特殊结构，不一定影响周围结构，如果能及时手术可获得好的效果。但是，临床上得到诊断的肿瘤基本上都不是早期肿瘤。由于多种结构受侵犯，不仅手术复杂，而且很难切除干净，这将明显影响预后。这就是说，有的手术预后并不理想。但是，这并不能否认手术的意义。对于多数患者来说，如果诊断清楚且没有明显的禁忌证，手术必须尽可能完成。当然，不一定非要强行手术。如果手术难度大，可以结合放化疗进行，往往可以获得好的效果。

参考文献

[1] CONNOLLY M R, AUCHINCLOSS H G. Anatomy and embryology of the thoracic outlet. Thorac surg clin, 2021, 31 (1): 1 – 10.

[2] LI N, DIERKS G, VERVEKE H E, et al. Thoracic outlet syndrome: a narrative review. J clin med, 2021, 10 (5): 962.

[3] JONES M R, PRABHAKAR A, VISWANATH O, et al. Thoracic outlet syndrome: a comprehensive review of pathophysiology, diagnosis, and treatment. Pain ther, 2019, 8 (1): 5 – 18.

[4] MARULLI G, BATTISTELLA L, MAMMANA M, et al. Superior sulcus tumors (Pancoast tumors). Ann transl med, 2016, 4 (12): 239.

[5] PANAGOPOULOS N, LEIVADITIS V, KOLETSIS E, et al. Pancoast tumors: characteristics and preoperative assessment. J thorac dis, 2014, 6 (Suppl 1): S108 – S115.

[6] DAS A, CHOUDHURY S, BASUTHAKUR S, et al. Pancoast's syndrome due to fungal abscess in the apex of lung in an immunocompetent individual: a case report and review of the literature. Case rep pulmonol, 2014, 2014: 581876.

[7] GEHMAN K E, CURRIE I, AHMAD D, et al. Desmoid tumour of the thoracic outlet: an unusual cause of thoracic outlet syndrome. Can J surg, 1998, 41 (5): 404 – 406.

[8] PAN X, GU C, WANG R, et al. Transmanubrial osteomuscular sparing approach for resection of cervico-thoracic lesions. J thorac dis, 2017, 9 (9): 3062 – 3068.

[9] PARISSIS H, YOUNG V. Treatment of pancoast tumors from the surgeons prospective: re-appraisal of the anterior-manubrial sternal approach. J cardiothorac surg, 2010, 5: 102.

[10] CHRISTISON – LAGAY E R, DARCY D G, STANELLE E J, et al. "Trap-door" and "clamshell" surgical approaches for the management of pediatric tumors of the cervicothoracic junction and mediastinum. J pediatr surg, 2014, 49 (1): 172 – 177.

[11] KAWAI N, KAWAGUCHI T, YASUKAWA M, et al. Less invasive approach to pan-

coast tumor in a partitioned incision. Ann thorac cardiovasc surg, 2017, 23 (3): 161 – 163.

[12] OKA S, KOBAYASHI K, MATSUMIYA H, et al. An effective and safe surgical approach for a superior sulcus tumor: a case report. Int J surg case rep, 2017, 37: 87 – 89.

胸壁周围的肿瘤

胸壁作为躯干的一部分，本身虽然是一个有机的整体，但并不是一个封闭的结构，而与周围多种结构紧密联系。与胸壁相关的周围结构大致分为五种：①内部的。主要指胸腔内的各种结构，包括肺、心脏、大血管、气管、食道等。②前面的。胸壁本身位于躯干的外表面，按理说不应该存在前面的其他结构。但由于传统专业的划分，乳腺被划归普通外科或者独立成科，因此胸壁前面的结构特指女性的乳腺。③后面的。脊柱位于胸壁的后部，本来应该算作胸壁的一部分，但习惯上被划归其他专业。肩胛骨也位于胸壁的后部，与脊柱相同，同样是其他专业的内容。④上面的。主要指颈部以及上方的其他结构，其中关系最密切的是锁骨。锁骨虽然紧贴胸壁，却从不被当做胸壁的内容。⑤下面的。主要指膈肌以及腹腔的结构，当然也包括腹壁。胸壁与周围结构密切联系，病变相互影响。胸壁的病变可能侵犯到周围结构，而周围结构的病变同样可能侵犯到胸壁。

胸壁肿瘤是发生于胸壁的常见病变，这样的病变可以向周围结构浸润，导致严重后果。反过来讲，如果周围结构出现了肿瘤，同样也会向胸壁侵犯[1]。从传统的专业划分来看，起源于周围结构的肿瘤都属于其他专业，不属于传统胸外科。如果这些肿瘤只是局限于原发部位而不侵犯胸壁，每一个专业都可能有完整的方法对其进行治疗。但是，一旦侵犯到胸壁，就需要胸壁外科医生对其实施干预。以往胸外科医生针对这种情况做过一些工作，这些工作虽有一定效果却并不专业。当胸壁外科的概念提出后，对待疾病的视野与传统胸外科有了很多的不同。此时的视野更宽广也更有深度，于是一部分原本不属于胸外科的疾病可能会被纳入胸壁外科治疗的范畴。这是胸壁外科与传统胸外科最大的差异。正因为有了这样的差异，一些疾病的治疗才有了新的理念和思路。就周围结构的肿瘤来说，如果不侵犯胸壁，胸壁外科医生可以不关心这样的疾病，而一旦侵犯了胸壁，整个疾病都会被纳入胸壁外科的视野，而成为胸壁外科疾病的内容。

一、侵犯胸壁的胸腔内肿瘤

胸腔内肿瘤与胸壁肿瘤一直属于同一学科，这对肿瘤的诊断与治疗很有益处。胸壁外科出现后，胸腔内肿瘤不再属于胸壁外科的内容，这样的划分更有利于肿瘤的精准治疗。但对于侵犯了胸壁的胸腔内肿瘤来说，过于细分反而不利于肿瘤的治疗。此时的胸壁外科应该以包容的态度对待此种肿瘤，将其视为本专业的疾病进行处理。这种态度将更有利于肿瘤的治疗。

当肿瘤局限于胸腔内的时候，与胸壁外科无任何关系，不需要胸壁外科关注。而一旦侵犯到胸壁，需要针对胸壁病灶做处理的时候，胸壁外科应该果断完成这些肿瘤的治疗。这种肿瘤的治疗包括两部分内容：其一是胸腔内病灶的处理，其二是胸壁病灶的处理。胸腔内病灶的处理主要是直接切除。当涉及特殊结构或者脏器功能时，可根据需要做相应处理。胸壁病灶的切除则需要遵循胸壁肿瘤处理的一般原则，先考虑治病，再考虑整形。胸腔内病灶优先处理，然后完成胸壁病灶的操作，最终可以获得理想的效果。

以往在处理此类肿瘤时，重点都在胸腔内病灶的处理。胸壁受侵犯部分的处理很不专业，多数只是做切除，很少对切除结构做重建。按理说，胸外科医生应该非常清楚重建的重要性。但是，在胸外科医生普遍不重视胸壁疾病治疗的时代，这种错误并不会受到指责，至多只被当做治疗肿瘤的代价而已。胸外科医生处理这样的肿瘤本来有很大的优势，却因为一些旧观念的影响而阻碍了肿瘤的满意治疗。这为胸壁外科医生开展这方面的工作提供了可能。胸壁外科的特色是强调胸壁骨科以及胸壁整形科的特性，这显然不是一般胸外科所能达到的境界。将骨科与整形科的观念用在胸壁外科的工作中，手术的效果必然更有特色，更胜一筹。

侵犯胸壁的胸腔内肿瘤最多来自肺[1-4]，其中周围型肺癌最多见，这样的肿瘤可以在早期便向胸壁浸润，一些中央型肺癌晚期也可能浸润胸壁，但往往出现较晚。胸壁的浸润起自壁层胸膜，可逐渐向胸壁深层结构延伸，软组织和骨性结构都可能受浸润。最严重的病例甚至可侵犯胸壁全层直至皮肤。来自纵隔的恶性肿瘤也可以向胸壁浸润，前纵隔的肿瘤多直接侵犯胸骨，侵犯范围较广时可侵犯肋软骨甚至肋骨。后纵隔的肿瘤可向背部胸壁侵犯，也可以同时累及脊柱。侵犯范围越广，处理越麻烦。

胸腔内肿瘤侵犯胸壁的情况要与胸腔内肿瘤的转移瘤相鉴别。侵犯的肿瘤与原发灶为一个整体，中间没有间隔。转移瘤恰好相反，二者之间没有任何结构上的直接联系。转移瘤多为孤立病灶，甚至具有某些良性肿瘤的特征，但实质是恶性肿瘤。

近年来，随着胸腔镜技术的发展，单纯胸腔内肿瘤的切除一般都在胸腔镜下完成。当肿瘤侵犯到胸壁时，由于胸壁受侵犯结构必须切除，而这样的切除一般均经过开放性切口完成，这为胸腔内肿瘤的显露提供了便利。此类手术无须使用胸腔镜，所有的操作均可通过开放性切口完成（图3-9-1）。此类手术显露良好，操作直观，开展相对容易。对于一些较为局限的肿瘤，也有人采用胸腔镜实施手术，先切除肺肿瘤，然后从胸腔内切除胸壁肿瘤。这种做法虽然微创，但不值得提倡，因为一方面难以保证切除完整，另一方面无法实施胸壁重建，其使用价值有限[4]。多数情况下，胸腔内肿瘤和胸壁侵犯的肿瘤都可以很容易显露，但一些特殊部位的肿瘤，比如乳腺深处或者肩胛骨深面的胸壁受侵犯时，由于无法直接在肿瘤表面做切口，需要对切口做精细设计，以便于手术顺利完成。

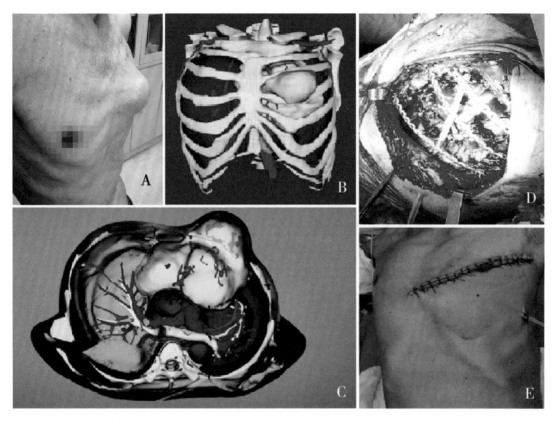

图 3-9-1　侵犯胸壁的胸腔内肿瘤（A. 胸壁外观可见明显的胸壁肿瘤；B、C. 三维重建图提示肿瘤来自胸腔内，原发灶位于纵隔；D. 将胸壁肿瘤连同原发灶一并切除，以MatrixRIB 重建胸壁；E. 术后的胸壁外观）

二、侵犯胸壁深层结构的乳腺肿瘤

　　乳腺位于胸壁正前方两侧，单从位置上看，是名副其实的胸壁外科结构。而由于乳腺外科早已独立成科，且发展相当成熟，如果将乳腺疾病拉入胸壁外科进行治疗，不仅会引起矛盾，也没有必要。但是，乳腺的疾病与胸壁外科的工作会有不少的交叉，比如乳腺肿瘤侵犯深层结构的晚期病变，就更适合胸壁外科进行处理。

　　按照乳腺癌一般的处理方法，当深处胸壁结构受到侵犯时，如果做乳腺癌的根治或者扩大根治手术，不仅要切除乳腺结构，还要切除胸壁肌肉，甚至多条肋骨[5]。但是，乳腺外科在处理侵犯深层结构的乳腺癌时可能导致两种后果：其一，切除范围不足，导致肿瘤复发（图 3-9-2）；其二，切除范围过大，导致胸壁缺损。第一种处理过于保守，第二种处理过于激进。两种后果均与专业知识的缺乏有关。

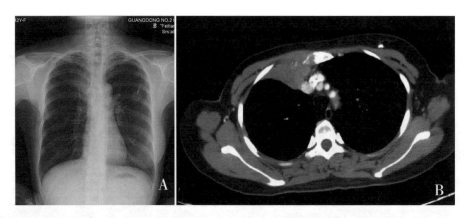

图3-9-2 乳腺癌手术切除范围不足而导致的肿瘤复发。瘤体侵犯胸壁深层结构，直至胸腔内（A. X线正位片未见明显病灶；B. CT截面图显示肿瘤跨越胸壁全层，侵犯胸腔内结构）

在实施乳腺癌根治或者扩大根治手术时，可能会有胸壁不同程度的缺损。通常情况下，乳腺外科医生不对这些缺损做处理。这样的做法在胸壁外科医生看来是无法接受的。胸壁缺损的危害显而易见，这是一个显而易见的隐患，不仅会影响胸壁的稳定性、完整性，而且可能直接影响切口的愈合，最终带来一系列问题，因此乳腺外科处理此类肿瘤的方法并不完美。然而，如果这种工作由胸壁外科医生来完成，就会有完全不同的结果。主要的不同就是对胸壁缺损的处理。乳腺外科在处理乳腺癌这种特殊疾病时，考虑的主要内容只是治病，只是为了消除乳腺癌的危害，一般不会过多考虑术后胸壁的外观、形状和功能。即便在切除过程中考虑了乳腺的某些美观问题，也是不彻底的整形，或者根本谈不上整形。其实乳腺外科与传统的胸外科有很多相似之处，其手术的目的几乎全部都是治病。治病本身没有错，关键是不一定能最大限度满足病人的需求。随着生活水平的不断提高，人们在治病的同时也会有更多对美的渴求。如果依然只是用治病的标准去开展手术，就会显得落后。胸壁外科从创立之日起就将整形当做自己的使命之一，这不仅是胸壁外科自身的特色，更是自身的优势。这使其具有更为强大的生命力。

乳腺癌侵犯胸壁手术的整形涉及两个方面的问题：其一是胸壁深层结构的重建问题，其二是胸壁外观的美观问题。如上所述，深层结构的重建其实就是骨性结构的重建，这项工作对于胸壁外科来说没有丝毫难度[5]。但对于外观的问题，有时会超出胸壁外科的能力范围。此时要根据患者的实际情况做进一步的处理。如果患者没有美观方面的要求，可以不做更多的处理；如果有要求，则可以与其他专业联合开展工作。但外观的问题需要考虑客观因素的限制。如果乳腺全部切除，局部皮肤大面积缺损的话，要想恢复正常的胸壁外观形状将极不现实。另外，考虑到术后可能需要实施的放疗等治疗，过分地强调外观形状也没有太大的必要，此时认真完成深层结构的重建已经足够。

三、侵犯胸壁的锁骨肿瘤

锁骨是传统骨科关注的结构，但由于位置特殊，经常与胸壁外科发生关系。锁骨和胸骨肿瘤可以相互侵犯，从而使病变变得尤为复杂[6]。胸骨上段的肿瘤可能会侵犯胸锁关节或者锁骨自身，处理这种情况对于胸壁外科医生来说并不困难，这是胸壁外科常规的工作之一。相反，当肿瘤发生于锁骨时，同样会对胸壁结构造成影响。此时影响的范围可能不仅仅是胸骨，尚可能向第1肋骨、第2肋骨甚至胸腔内侵犯（图3-9-3）。这种情况如果由骨科处理，会有很大的难度。而如果由胸壁外科进行处理，效果肯定不一样。正因为如此，直接将锁骨肿瘤当做胸壁肿瘤相关的病种也许更为合理。

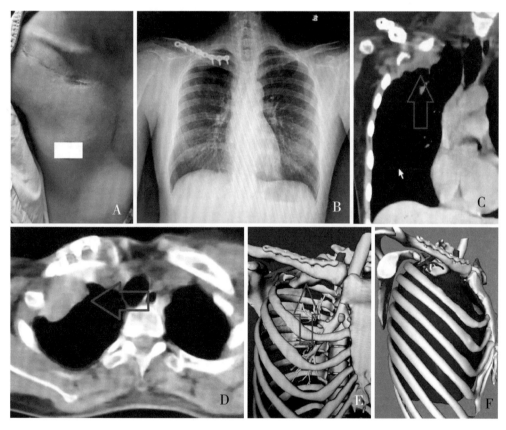

图3-9-3 锁骨肿瘤复发，侵犯胸壁。患者为成年女性，5年前因为锁骨肿瘤行肿瘤切除，术中使用特制钢板固定锁骨。2年前肿瘤复发，肿瘤位于胸廓的顶部，曾行肿瘤切除，此后再次复发（A. 胸壁可见陈旧性手术疤痕；B. X线正位片可见锁骨固定板，未见明显肿瘤病灶；C、D. CT检查可见肿瘤复发，位于胸廓顶部；E、F. 三维重建图显示复发肿瘤位置）

锁骨肿瘤的处理是直接切除。由于锁骨有一定的功能，有人认为有必要对锁骨做重建，但有些人并不赞成这种做法。持这种观点的人认为，锁骨虽有功能却并非必要，对上肢功能的影响非常有限，因此可以直接切除且没有必要重建。不管锁骨是否需要重建，从胸壁外科的角度来看，技术上都不存在任何难度。关键是如果锁骨肿瘤侵犯到了胸壁的话，就一定要由胸壁外科来处理才更专业，才能获得更好的效果。

在具体操作时，首先要根据肿瘤侵犯的位置设计好切口，要兼顾锁骨病灶和胸壁病灶。肿瘤结构显露完毕后，可以根据实际情况先做锁骨肿瘤切除，也可以先做胸壁病灶的切除。切除过程中可能会涉及锁骨下血管和神经的处理。如果肿瘤侵犯了这些结构，则不能强行切除。病灶完全切除完毕后，要考虑胸壁的重建问题。单纯第 1 肋的切除可以不考虑重建。如果涉及第 2 肋以及胸骨上段的切除，则需要做胸壁重建。这是手术的基本原则。

侵犯胸壁的锁骨肿瘤是胸廓上口肿瘤的一部分，由于结构复杂，手术往往具有极大的挑战性[7]。但是，只要严格按照技术要求进行操作，一般均能获得令人满意的手术效果。

四、侵犯胸壁的肩胛骨肿瘤

肩胛骨也属于传统骨科关注的结构，肩胛骨肿瘤之所以在此处讨论，与锁骨肿瘤一样，是因为有可能侵犯胸壁结构[8]。单纯的肩胛骨肿瘤可以与胸壁结构不发生任何关系。但是，如果为恶性肿瘤且向前方胸壁结构浸润的话，就需要胸壁外科医生参与治疗了。

肩胛骨肿瘤自身涉及很多复杂的骨科问题，是骨科一个较为棘手的肿瘤。如果胸壁外科医生没有能力独立完成这样的手术，可以与骨科医生联手完成相关工作。但是，涉及胸壁侵犯病灶的处理，必须由胸壁外科完成。

肩胛骨肿瘤侵犯的部位主要位于背部胸壁。由于肩胛骨的阻挡，显露非常困难。但是，如果肩胛骨本身因肿瘤需要切除的话，显露将不再有难度，此时的操作反而相对简单。

胸壁病灶切除时，如果涉及骨性结构的切除，术后需要做重建。以往有人认为背部的某些肋骨局部缺损可以不做重建，这样的观点值得商榷。如果肩胛骨部分被切除的话，背部的胸壁缺损将没有太多的遮掩，因此更需要做重建。重建手术并不复杂，可以采用针对肋骨的重建材料实施操作，可轻松完成手术。

五、侵犯胸壁的胸椎肿瘤

胸椎本身也是构成胸壁的成分之一，但这部分结构先是属于骨科，然后又被划归到脊柱外科。胸椎发生肿瘤时，其处理需要非常专业的知识与技巧，否则不仅危险而且会影响手术效果。但是，这部分肿瘤毕竟存在于胸壁之上，因此与胸壁外科有着千丝万缕的联系。如果肿瘤巨大并向胸壁侵犯的话，即便胸壁外科医生不能单独完成相关工作，也有必要参与其中，只有这样才可能获得最佳的手术效果[9]。

六、侵犯胸壁的上腹部肿瘤

上腹部紧邻胸部，肿瘤如果向周围浸润，有可能侵犯到胸壁[10]。此时的处理原则依然是病灶的切除加胸壁重建。上腹部结构复杂，一旦发生肿瘤需要更加专业的知识进行处理，因此胸壁外科医生应该与相关专业的医生密切配合，共同完成肿瘤的治疗。

以上对可能侵犯胸壁的其他部位的肿瘤做了大致的介绍。尽管这些肿瘤的部位和来源不同，一旦侵犯胸壁，手术处理的原则基本相同，即必须实施病灶的彻底切除与重建。而需要明确的事实是，肿瘤如果侵犯了胸壁，说明肿瘤本身已经相当严重。这将对治疗提出更高的要求。此时不仅应该考虑手术的问题，还需要考虑综合治疗的可能。

胸壁存在于人体的躯干，是人体的一个重要组成部分。胸壁外科虽然被独立出来，却依然要与其他专业发生关系。作为一个新兴的学科，始终保持谦虚的态度向成熟的专业学习，是时刻需要保持的精神。但是，对于这个崭新的专业来说，创新本来就是其最原始的生命力。如果处处墨守成规的话，不仅会不利于学科发展，而且可能把一些陋习带到新的学科工作中来。

上述的几种肿瘤都属于传统的其他专业，胸壁外科医生可以不做任何关注。但是，如果因为胸壁外科医生的关注而使肿瘤的治疗水平大大提高，使患者更为满意的话，这恰好彰显出胸壁外科专业的优势。

胸壁外科从胸外科中独立出来，并不是为了简单地继承某些胸壁疾病的临床工作。在学科发展的过程中，将那些更利于自身发展和治疗的疾病纳入治疗范围之内，是学科发展的责任和义务。疾病的归属从来就没有统一的标准。跨界发展是为了学科发展，始终用开放包容的胸怀去迎接挑战，将使胸壁外科向更高层次发展。

参考文献

[1] FILOSSO P L, SANDRI A, GUERRERA F, et al. Primary lung tumors invading the chest wall. J thorac dis, 2016, 8 (Suppl 11): S855-S862.

[2] LANUTI M. Surgical management of lung cancer involving the chest wall. Thorac surg clin, 2017, 27 (2): 195-199.

［3］ SANTOS H T A, LOPES A J, HIGA C, et al. Lung cancer with chest wall invasion: retrospective analysis comparing en-bloc resection and "resection in bird cage". J cardiothorac surg, 2014, 9: 57.

［4］ AGNOL G D, OLIVEIRA R, UGALDE P A. Video-assisted thoracoscopic surgery lobectomy with chest wall resection. J thorac dis, 2018, 10 (Suppl 22): S2656 – S2663.

［5］ CHAUDHRYLU, ASBAN A, MAHBOUB T, et al. Recurrent phyllodes sarcoma of breast with complete chest wall invasion: a multidisciplinary approach for radical resection. BMJ case rep, 2013, 2013: bcr2012008110.

［6］ 朱冬冬, 杨占泉, 关兵, 等. 跨锁骨和胸骨肿瘤的外科治疗 12 例分析. 中华耳鼻咽喉头颈外科杂志, 2006, 41 (11): 848 – 850.

［7］ PARISSIS H, YOUNG V. Treatment of Pancoast tumors from the surgeons prospective: re-appraisal of the anterior-manubrial sternal approach. J cardiothorac surg, 2010, 5: 102.

［8］ CHUN D, CHO J, CHOI I H, et al. Osteochondroma of ventral scapula associated with chest pain due to rib cage compression: a case report. Medicine (Baltimore), 2018, 97 (17): e0510.

［9］ YU H, SHI R, PENG Z G, et al. Primary malignancy in giant cell tumor of thoracic vertebrae: a case report. Medicine (Baltimore), 2018, 97 (28): e11484.

［10］ 蔡小燕, 陈其龙, 牟一平. 胸腹结合部腹壁肿瘤的扩大切除与重建. 中华疝和腹壁外科杂志 (电子版), 2013, 7 (3): 208 – 209.

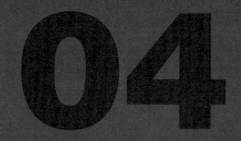

CHAPTER 第四章

胸壁缺损

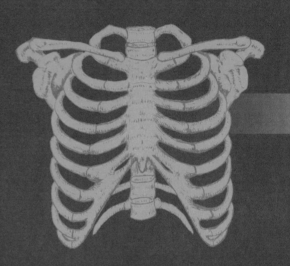

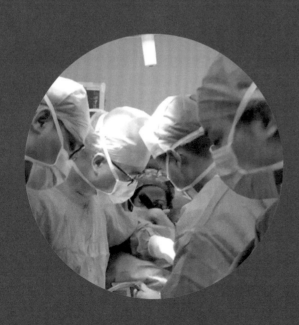

第一节

胸壁缺损的基本概念

胸壁是一个有机的整体，完整的胸壁需要有完整的皮肤、完整的软组织和完整的骨性结构共同构建，当三种成分中的任何一种出现局部的缺失时，胸壁结构将不完整，就会形成缺损[1,2]。胸壁缺损是胸壁外科最基本的病种之一。由于胸壁的完整性遭到破坏，各种相应的功能受到影响，患者不仅表现出胸壁外观的异常，还可能出现不同的症状，因此多数情况下都需要手术治疗。

一、分类

胸壁缺损指的是胸壁结构的缺失。由于胸壁组成成分复杂，缺损可以有很多不同的表现形式。为了更好地对胸壁缺损做研究，需要对其进行分类。分类的标准不同，可以有不同的分类结果。

（一）按照组织来源分类

胸壁的组织结构复杂，总的来说可以分成三类，即皮肤、软组织以及骨性结构[1]。每一种组织结构都可能发生缺损，因此从组织来源做分类，可分为皮肤缺损、软组织缺损以及骨性结构缺损。皮肤缺损主要是局部皮肤的缺失，可发生于胸壁的每一个部位。由于皮肤的完整性遭破坏，皮下组织将暴露于体表，由此将发生一系列合并症，患者往往因此而痛苦。软组织缺损发生于胸壁的深层结构，可单独存在，也可与其他结构的缺损一起发生。独立的软组织缺损可以为肌肉缺损或者其他软组织缺损。由于有皮肤的遮掩，这样的缺损不容易被发现。临床上常见的软组织缺损经常与皮肤缺损同时出现，这是较为严重的胸壁缺损。更为严重的缺损同时累及骨性结构，构成胸壁全层缺损。软组织缺损可以影响外观，也会影响相应的功能。骨性结构的缺损多见于肋骨、肋软骨，胸骨的缺损较少见，多为局限性缺损。较小的骨性结构缺损不一定影响外观，也不一定影响胸廓的功能，但大的缺损影响较为严重，是临床上较常遇到的缺损类型。

（二）按照累及的层次分类

胸壁缺损可较为表浅，也可以累及深层结构。按照累及层次的不同，可将其分为不完全性缺损和完全性缺损。不完全性缺损指的是没有贯穿胸壁全层的缺损，比如单纯的皮肤缺损或者骨性结构缺损等，这样的缺损只涉及胸壁的某个层次，并未累及全层。完全性缺损指的是胸壁全层结构的缺失，缺损由胸腔内直达胸腔外，胸腔内脏器暴露于缺损内[3,4]。由于胸腔内压力可能因缺损而受影响，因此缺损对呼吸和循环功能将造成影响。这是最严重的缺损类型。多数情况下，缺损都不会累及全层，但一些严重的外伤、感染可导致完全性缺损。患者病情往往非常严重，甚至会有生命危险。

（三）按照发病的原因分类

很多原因可以导致胸壁缺损，但有些缺损原因不明。从发病的原因看，胸壁缺损可分为原发性缺损和继发性缺损。原发性缺损没有明显病因，可为先天性，出生后便存在于胸壁。继发性缺损有明确原因，可为外伤、感染、手术，也可为其他因素。这些因素与缺损之间有明显的因果关系。

在胸壁外科的五种基本疾病中，缺损是被当做独立的病种进行描述的。但是，很多情况下的缺损可以出现在其他胸壁外科疾病中，比如胸壁的感染。当感染出现瘘道、局部坏死时，胸壁可能出现缺损[5]。另外，在治疗其他胸壁外科疾病的过程中，会人为制造胸壁的缺损。比如胸壁肿瘤的切除。由于肿瘤经常累及胸壁的各种结构，当这些结构被切除后，术中就会出现胸壁的缺损，因此胸壁肿瘤手术的重要内容之一就是缺损的重建[6]。这样的缺损可以看做是手术中出现的短暂过程，不算是独立的缺损。在一些胸壁肿瘤的手术中，由于操作者认识不足或者缺乏重建技术，术中可能只做肿瘤的切除而不做重建，结果会形成继发性胸壁缺损。这是由手术引起的继发性病变。

总的来说，继发性胸壁缺损可分为多种具体类型：①继发于外伤的胸壁缺损。这种缺损可以累及胸壁各层，深浅不一，范围不定，形状也不规则，主要出现在严重的胸壁创伤中[7]。②继发于各种手术的缺损。胸壁的病灶切除后，如果不做重建，就可能留下继发性缺损，这是最常见的胸壁缺损类型。③继发于感染的缺损。一些胸壁感染发展到严重的程度，局部会出现坏死、破溃，最终形成明显的缺损。④继发于其他治疗手段的缺损。最常见的是乳腺癌术后放疗导致的胸壁缺损[8,9]。病灶局部先出现坏死，然后再出现破溃，接着导致大面积缺损。这是临床中经常遇到的严重继发性缺损。

原发性缺损原因不明，常见的有以下两种类型：①独立的原发性缺损。这种缺损为先天性胸壁结构的缺失，与现有的其他先天性疾病无关，没有特殊命名。原发性缺损可以累及不同的结构。原发性皮肤缺损几乎没有见过报道，皮肤缺损虽然可以出现在其他先天性畸形中，但不是独立的疾病。软组织位于体表深层，一般的缺失不容易发现，因此很难将其确定为独立的缺损。临床上最多见的原发性缺损为骨性结构缺损，可以为胸骨缺损，也可以为肋骨或者肋软骨缺损。②存在于其他先天性疾病中的缺损。这种缺损虽然为原发性缺损，但并不独立，而存在于其他畸形中，比如 Poland 综合征中胸壁的肋骨缺失、胸廓发育不良综合征中的肋骨缺失、胸骨裂中存在的局部缺损、心脏异位或者内脏外露于体表的全胸壁缺损等，都是原发性胸壁缺损。Poland 综合征患者单侧胸壁可出现肋骨和肋软骨缺失，在局部形成缺损与胸壁的凹陷，这种畸形还可以合并其他结构的畸形[10]。胸廓发育不良综合征患者主要的病变为脊柱侧弯，可以合并一侧的肋骨缺失，形成局部较大范围的缺损[11]。胸骨裂患者胸骨出现不同程度的裂隙，裂隙中间缺乏骨性结构，也是缺损的一种类型[12]。而在胸型和胸腹联合型心脏移位胎儿中，由于胎儿的心脏突出于体表，胸壁相关部位全层缺失，这是最严重的胸壁缺损之一[3]。极其罕见的胸壁全层缺损为胸裂症（thoracoschisis），内脏结构可以从胸壁的缺损中外露于体表[4]。所有这些疾病中存在的胸壁缺损都非常明确，但由于缺损不单独存在，因此需要在其他相应章节中做讨论，本节将不再重复。

二、危害

像其他胸壁外科疾病一样，胸壁缺损的危害也主要来自两方面，其一是生理方面的影响，其二是心理方面的影响[13]。生理危害主要表现在对胸廓完整性的破坏。最主要的后果是反常呼吸，对呼吸功能直接造成影响，严重的患者循环功能也将受到影响。心理方面的影响主要来自外观的影响，其中以皮肤缺损影响最为严重。较大范围的骨性结构缺损可导致严重的胸廓畸形，对胸廓整体外观会造成影响。

三、临床表现

缺损发生后，患者会表现出各种不同症状。症状主要与缺损出现的部位和程度相关。单纯的皮肤缺损会有明显的破口，深层结构外露，患者会有局部的疼痛。如果不伴有深层软组织缺损，尤其是没有穿破胸膜时，一般不会有明显的呼吸系统症状。临床上常见的缺损是骨性结构的缺损。胸壁局部会有明显的软化，可见反常呼吸，可触及缺损的位置和边界。如果范围较大，可有呼吸系统症状。胸壁出现全层缺损时，就成了完全性缺损。此时胸腔与外界相通，呼吸功能将受到严重影响，患者可出现严重的缺氧症状。

四、检查

缺损一旦被发现，需要进行相关检查。体格检查可以明确缺损的大致信息，影像学检查可以提供缺损局部确切的信息，也可以检查出合并的其他病变。由于导致缺损的原因复杂，在决定检查时需要根据具体情况选择检查项目。

五、诊断与鉴别诊断

胸壁缺损的诊断较为容易，首先需要详细询问病史，病史的询问往往有助于缺损的诊断。继发性缺损病因明确，原发性缺损无明确病因，一般为先天性发病，多在婴幼儿时期发现。

在最终做出诊断之前，要排除一些特殊情况中合并的缺损，比如 Poland 综合征中胸壁的肋骨缺失、胸廓发育不良综合征中的肋骨缺失以及胸骨裂中的缺损。这些疾病中虽然存在缺损，却只能当做疾病的一个特殊病理改变，不适合在胸壁缺损这种独立的疾病中讨论。

胸壁缺损本身情况复杂，诊断时要尽可能了解病变的详细信息：首先，要明确缺损的原因；其次，要明确缺损的位置；第三，要明确缺失了什么结构；第四，要明确缺损周围的结构；第五，要明确缺损表面的结构。这些信息不仅决定了缺损的具体性质，更决定了手术方式的选择，因此必须尽可能了解清楚。

六、手术

（一）适应证

胸壁缺损诊断明确后，接下来就是治疗的问题[14]。胸壁缺损的治疗涉及很多实际因素，这些因素与疾病本身有关，也可能超出疾病的范畴而受到很多其他因素的影响，因此往往没有统一的认识。比如经肋骨床实施开胸手术的问题，由于常规需要切除一条肋骨，这等于人为制造了胸壁的缺损，这应该是手术的最大缺陷。这样的缺陷在当今这个微创观念盛行的时代里几乎是不可饶恕的，但从操作者的角度看，既然选择了这样的手术入路，必然会认可这种缺损的合理性，因此便不可能在术后对缺损另做处理。而从胸壁外科的角度来看，这种做法本身是不合理的。如果患者因此出现了症状的话，就肯定需要做出处理。还有一种情况，比如以前常见的胸廓成形术，在具体操作中，为了保证胸壁能完全塌陷，一般要切除多条肋骨，此时的胸壁实际上存在着巨大的缺损，但这样的缺损同样是合情合理的，不需要再做任何处理。对于一些原发性缺损，治疗意见也不统一。比如胸壁骨性结构的一些缺损，这种缺损不一定影响呼吸，不一定有症状，外表也没有明显畸形。这种情况可以不做手术处理，但如果病人坚持的话，就有手术的必要了。

临床上对于一些缺损的处理有不同意见，但有的缺损处理意见却是统一的，这些缺损包括：①皮肤的缺损。皮肤缺损或者包含皮肤缺损的深部缺损有明显创面，这种缺损如果不处理，将会给患者的生活带来极大的影响，因此必须通过合适的方法消除缺损。②有反常呼吸，影响呼吸功能的缺损。胸壁缺损发生时，由于胸壁局部可能软化，出现反常呼吸。这种呼吸的存在会抵消呼吸做功。如果过于严重，呼吸功能将受到影响，严重危害患者的健康，因此也必须进行处理。③累及胸壁全层的完全性缺损。这种缺损相当于除去了一部分胸壁，胸腔内脏器直接裸露于体表，胸腔内负压消失，呼吸运动受到严重影响。如果是急性缺损，患者情况将非常危急，需要紧急处理。如果为慢性缺损，肺部表面可能出现一层纤维结构作保护，患者虽然可以正常呼吸，却非常痛苦，同样需要妥善处理。

（二）手术的性质

缺损的处理一般都需要实施手术治疗。作为胸壁外科手术的一种，缺损手术同样涉及两方面的属性：其一是治病，其二是整形[15]。缺损本身就是一种典型的胸壁外科疾病，因此治病是第一位的属性。而从疾病的本质看，缺损是胸壁结构的缺失，因此整形是其手术重要的内容。单纯的缺损一般不涉及畸形，因此整形的具体内容主要是结构的重建。

广义地说，胸壁缺损整个治疗过程都属于治病的内容。而为了强调重建的属性，仅将手术中针对病灶的一些处理当做治病的内容，比如病变结构的切除等，可以看做是治病的操作。这样的操作可见于一些继发性缺损的手术中，比如继发于感染的缺损，当对感染灶的结构做清除的时候，其治病的属性就会体现出来。

重建的属性是缺损手术最应该拥有的属性，因为只有重建才能最终消除缺损。而在一些特殊的缺损手术中，考虑到重建的难度和特殊要求，有可能直接做病灶切除而不做重建。此时治病便成了缺损治疗的唯一属性。这样的手术往往是一种较为极端的手术，术后胸壁结构和外观会存在很大的问题。但为了治病没有别的选择。这种情况可见于一些因慢性病变而导致的胸部缺损手术中。即便术后可能出现外观的严重畸形，只要能将缺损部位闭合，使皮肤愈合，都算是手术成功。

胸壁缺损的重建手术包括三个基本内容：骨性结构重建、软组织重建及皮肤重建[15]。由于不同缺损缺失的内容不同，重建手术会有较大的差别。单纯皮肤缺损只需要做皮肤的重建。单纯的骨性结构缺损可只对骨性结构做重建。皮肤软组织缺损需要做皮肤加软组织的重建。如果同时涉及骨性结构缺损，则需要做三种结构重建。

（三）手术基本原则

皮肤软组织缺损时，如果范围不大，可以直接进行缝合。这是消除小范围缺损的有效方法。由于皮肤有良好的延展性，术后外观不一定有明显异常。而如果缺损范围较大，则需要用皮瓣进行修复。皮瓣可以来自缺损周围，也可以来自胸壁的其他皮瓣。如果这些皮瓣不足以满足手术需要，可以考虑身体其他部位的带蒂皮瓣或游离皮瓣。

骨性结构缺损需要用自体材料或者人工材料进行重建。相关的材料和操作方法与胸壁肿瘤中的重建操作大致相同，这里不做重复。需要注意的问题是，胸壁缺损的重建与单纯胸壁肿瘤的重建手术不完全相同，胸壁肿瘤切除后，重建可以即刻进行。但是，对于一些特殊的胸壁缺损来说，必须经过适当的准备才能实施重建手术。比如继发于胸壁感染后的缺损，由于有感染灶的存在，直接重建很容易导致手术失败[16]。为了避免失败，需要先控制感染，择期实施胸壁重建手术。

重建的本质是对胸壁结构的恢复。理论上讲，这些结构恢复得越完全，越接近原有结构，效果越理想[14,15]。为了达到此目的，需要有三方面的基本要求：①结构上尽可能恢复原有结构。要实现此目标，唯一的方法就是用完全相同的结构进行替代，而这显然是不可能实现的操作。临床上使用的材料要么来自身体其他部位，要么是人工材料。这些材料都与原有结构有较大差别。要想使手术效果尽可能完美，必须使这些材料尽可能接近原有结构。②功能上尽可能恢复原有功能。胸壁结构都具有一定的功能。重建要想获得好的效果，功能的问题不容忽视。比如骨性结构的重建，对重建材料有很高的要求，既要有足够的硬度，也要有足够的柔韧性。如果硬度不足，可能存在局部软化，严重者可能依然会有反常呼吸，这样的重建显然不能达到目的，因此硬度显得格外重要。但材料也不能过硬，过硬的材料会使胸壁缺乏弹性，患者会感觉局部极其不适。③外观上尽可能美观。这是对重建手术最重要的要求之一。很多胸壁缺损病变对外观损伤严重，治病肯定是第一位的诉求。但是，如果能充分考虑外观的问题，手术将体现出更高的水平。

总的来说，胸壁缺损是一个较为复杂的胸壁外科疾病，由于既可以单独存在，也可以作为其他疾病中的一种表现，还可以出现在某些胸壁外科疾病的手术中，因此需要根据具体情况做分析，按照病情需要做出最合适的处理。

参考文献

［1］王文林. 胸壁外科：胸壁的基本结构与功能. 今日头条，2021-10-31.

［2］王文林. 胸壁缺损的基本概念. 胸廓畸形手术专家，2021-05-02.

［3］WILLIAMS A P，MARAYATI R，BEIERLE E A. Pentalogy of Cantrell. Semin pediatr surg，2019，28（2）：106-110.

［4］HANAFI H R，ZAKARIA Z A. Prenatal diagnosis of thoracoschisis and review of literature. Case rep obstet gynecol，2017，2017：9821213.

［5］RAJPUT A K，VARDHAN V，RAJAN K E. A persistent transpleural fistulous communication between lung and chest wall. Med J armed forces India，2000，56（3）：259-261.

［6］SANDLER G，HAYES-JORDAN A. Chest wall reconstruction after tumor resection. Semin pediatr surg，2018，27（3）：200-206.

［7］PATE J W. Chest wall injuries. Surg clin north am，1989，69（1）：59-70.

［8］VAIRINHO A，AI HINDI A，REVOL M，et al. Reconstruction of an anterior chest wall radionecrosis defect by a contralateral latissimus dorsi flap：a case report. Ann chir plast esthet，2018，63（2）：182 – 186.

［9］ROUANET P，FABRE J M，TICA V，et al. Chest wall reconstruction for radionecrosis after breast carcinoma therapy. Ann plast surg，1995，34（5）：465 – 470.

［10］URSCHEL H C. Poland's syndrome. Chest surg clin N am，2000，10（2）：393 – 403.

［11］CAMPBELL R M，SMITH M D. Thoracic insufficiency syndrome and exotic scoliosis. J bone joint surg am，2007，89（Suppl 1）：108 – 122.

［12］FOKIN A A. Cleft sternum and sternal foramen. Chest surg clin N am，2000，10（2）：261 – 276.

［13］王文林. 巨大胸壁缺损的危害. 胸廓畸形手术专家，2020 – 02 – 21.

［14］王文林. 胸壁缺损的修复与重建. 胸廓畸形手术专家，2018 – 10 – 09.

［15］王文林. 胸壁外科手术：塑形与重建. 今日头条，2021 – 10 – 31.

［16］TORTO F L，TURRIZIANI G，DONATO C，et al. Deep sternal wound infection following cardiac surgery：a comparison of the monolateral with the bilateral pectoralis major flaps. Int wound J，2020，17（3）：683 – 691.

第二节

原发性胸壁缺损

原发性胸壁缺损指的是没有明确原因的胸壁局部结构的缺失[1]。缺失的内容可以是胸壁三种基本结构的任意一种。临床中常见的是骨性结构的缺损，单纯皮肤或者软组织的缺损极其罕见。在一些特殊情况下，可同时出现三种结构的缺损。这种情况可见于 Cantrell 五联征[2]，也可见于一种极其罕见的畸形，即胸裂症（thoracoschisis）[3-5]。Cantrell 五联征是胸壁全层的缺损，心脏可经缺损疝出体表。胸裂症的情况类似 Cantrell 五联征，但一般不合并心脏畸形，主要合并腹腔脏器的疝。腹腔脏器可以通过胸裂的胸壁缺损处疝出体外，形成极其严重的畸形。Cantrell 五联征已在胸骨裂章节中介绍，本节不再重复。胸裂症极其罕见，这种畸形被认为是肢体体壁复合畸形（limb-body wall complex deformity）的一部分，由于病情复杂，且涉及多专业的内容，也不做过多介绍。本节介绍的重点为胸壁骨性结构的缺损。

一、基本概念

胸壁由皮肤、软组织以及骨性结构构成。骨性结构指的是胸廓，由肋骨、肋软骨、胸骨三种结构构成。胸廓的任何一个部位或者结构发生缺失都可以形成缺损。原发性胸壁缺损一般分为两种，即独立的胸壁缺损和合并存在的缺损。前者只有缺损存在而不合并其他病变，是真正的缺损；后者则是其他病变中的一种情况，不属于独立的缺损。

原发性胸壁骨性结构缺损是一种较为少见的缺损。以往没有人对此缺损做过关注，临床上也没有相关报道，因此其发病率不详。我们在临床中曾遇到过这样的缺损，但数量相对较少，具体发病率未做统计。该缺损可以单独发生于肋骨、肋软骨或者胸骨，也可以同时累及不同的骨性结构。缺损可位于胸廓的任何部位，软组织和皮肤完整。

二、发病机理

原发性胸壁骨性结构缺损发病机理不明，由于多为先天性发病，发病机理复杂，参照 Poland 综合征发病的机理，可能与胎儿时期局部的血供有关[6]。任何结构的发育都需要营养。胎儿时期如果因为种种原因影响某些结构的血供，发育所需营养就会缺乏，将导致某些结构的发育不良或者缺失。如果这些结构是胸壁的骨性结构，就可能形成缺损。此外还可以参照胸骨裂的发病机理，某些缺损的发生可能与胚胎时期特殊的障碍有关[7]。比如胸骨的融合，如果融合出现问题，就可能出现缺损。除了这两种可能的解释外，也可能有其他更复杂的因素，但具体机制不明。

三、病理改变

原发性胸壁骨性结构缺损可位于不同的部位。位于前胸壁时，缺损可能累及胸骨、肋软骨和肋骨，侧胸壁和后胸壁的缺损只累及肋骨。缺损可表现为不同的形状，缺损周边可有连续的骨性结构围成完整的边缘，也可以为骨性结构缺失留下的残端。缺损的局部由软组织填充，软组织一般较为薄弱，表面可有胸壁的其他组织覆盖，也可伴软组织的发育异常。缺损局部皮肤完整，外观可能因为局部缺损而呈现凹陷。这种情况可以存在于每一种缺损中，如果胸骨下端局部缺损，则可以形成漏斗胸。这是一种特殊的漏斗胸类型，与常见的类型完全不同。

四、危害

胸壁骨性结构是胸廓的基本结构，骨性结构一旦出现缺失，将首先影响胸廓的完整性和稳定性，最终使胸廓的各种生理功能都受影响。而胸廓的变化又会影响脊柱的稳定性，将使缺损的影响进一步扩大。

骨性结构缺损主要危害包括[8,9]：①浮动胸壁，反常呼吸。缺损由于缺乏骨性结构，局部可能出现胸壁软化。小范围的缺损危害不会太严重，对呼吸功能影响不大。如果缺损范围较广，表面没有强有力的软组织对其进行覆盖的话，反常呼吸会较严重，对呼吸功能的危害将不可避免。②胸壁塌陷，胸腔容积减小。缺损发生后，由于失去了局部骨性结构的支撑，在胸腔内负压的作用下，体表的软组织和皮肤将出现塌陷，塌陷不仅影响胸廓的外观，还可能使胸腔容积减小，直接影响呼吸功能。③胸壁骨性结构消失，保护能力受损。胸壁重要的功能之一是对胸腔内脏器的保护。如果胸壁骨性结构不存在，保护作用就会消失。尤其当胸骨存在缺损时，心脏和纵隔各结构直接位于胸壁软组织下方，此时的心脏容易受到伤害。④胸廓稳定性丧失，影响脊柱形状。胸壁骨性结构是一个对称的有机整体，脊柱两侧受力均匀是维持脊柱正常形状的根本因素。胸壁缺损发生时，胸廓不再稳定，脊柱两侧受力不均，脊柱形状将发生改变。尤其当缺损发生于紧靠脊柱的肋骨时，脊柱将失去直接的支撑作用，从而成为脊柱侧弯的直接诱因。⑤软组织附着位置的变异，影响相关功能。正常情况下，胸壁软组织尤其是肌肉组织附着在固定的骨性结构表面，这是这些组织发挥作用的基础。如果这些部位的骨性结构发生缺失，肌肉的附着点将发生变异甚至消失，其相应的功能必然会受到影响。⑥胸壁形状改变，形成外观畸形。胸廓正常形状的维持需要有每一种结构共同参与，如果缺失了部分结构，完整性就会受到破坏，最终必然影响胸廓的整体形状。除了前面提到的局部塌陷外，胸廓还可能出现其他的继发性形状改变，使胸廓表现出复杂的畸形。

由以上分析可以看出，胸壁骨性结构缺损发生后，胸廓的各种功能都可能受到影响，因此缺损往往有明显的危害，这样的危害与其他胸壁病变不同，但有时会更严重。

五、临床表现

胸壁骨性结构缺失发生后，可造成多种不利影响。这些影响可以通过不同的临床症状表现出来。临床症状的出现与一些具体的因素有关：首先是缺损的范围。小范围的缺损不会有明显的症状。如果缺损范围较大，首先出现的应该是浮动胸壁与反常呼吸，引起一系列呼吸系统症状。这样的缺损还可引起其他系统的功能异常，比如循环系统，此时患者也会表现出相关的症状。其次是缺损的位置。男性前胸壁表面软组织少，如果发生骨性结构缺损，容易形成胸壁软化，反常呼吸明显，症状也较严重。女性如果有乳腺组织遮掩，反常呼吸将不太严重，因此症状往往较轻。侧胸壁缺损表面软组织也较少，症状多明显。如果缺损发生于背部，由于表面有较厚的组织遮掩，再加上肩胛骨的存在，反常呼吸不明显，症状也不严重。第三是发生缺损的结构。肋骨深面是肺部，如果缺损发生，对呼吸影响较为明显；胸骨深面是纵隔，主要是心脏和大血管，如果发生缺损，这些结构将位于皮下，由于保护作用消失，可能发生心脏的异位。由于此处的缺损可以同时与两侧胸腔直接相通，因此同样可能对双侧肺部产生影响。

总的来说，轻度的胸壁骨性结构缺损可以没有任何症状。但随着缺损的加重，会逐渐出现各种明显的症状，这些症状可来自呼吸系统，也可以来自循环系统。症状的出现意味着缺损较为严重，需要积极治疗。

胸壁骨性结构缺损的局部体征一般较为明显，可有明显的浮动胸壁和反常呼吸。如果缺损位于前胸壁，可见明显的心脏搏动。触诊可以探及缺损及边缘的结构。边缘可以连续光滑，也可触及骨性结构的残端。

六、检查

原发性胸壁骨性结构缺损首先要做体格检查，多数缺损可以通过触诊发现，检查需要明确缺损的位置、大小、周边结构以及表面结构等内容。X线检查可以明确缺损的大致形状，但不同位置的缺损显示效果不同。前胸壁接近正中的缺损由于与心影重叠，检查效果不良。侧胸壁缺损在正位片上显示不良，侧位片上与心脏影重叠，显示效果不理想。CT检查可以从不同角度显示缺损的形状，但由于显示的不是三维图像，并不直观。最理想的检查是三维重建图像，可以显示缺损所有细节，是一种非常有用的检查。

七、诊断与鉴别诊断

原发性胸壁骨性结构缺损的诊断要点有以下诸方面：①必须明确缺损为原发性病变，没有明确原因，并非继发于外伤、手术或者其他胸壁基础病变；②胸壁皮肤完整，没有皮肤缺损；③骨性结构局部缺失，导致胸廓出现局部的缺损；④排除其他先天性疾病，包括Poland综合征[10]、胸廓发育不良综合征[11]以及胸骨裂[12]等疾病。

除了如上要点外，诊断原发性胸壁骨性结构缺损尚需要明确如下信息：①缺损的位置。缺损的位置不仅指的是在胸廓上的位置，更重要的是在胸壁的位置。胸廓的位置决定了重建的内容，胸壁的位置决定了重建的操作细节。②缺损的内容。必须明确缺损的内容是哪种结构，不同结构手术的方法不同。只有明确了缺损的具体结构，才能在手术时做到有的放矢，获得好的效果。③缺损周边的结构。这样的信息不仅有助于重建材料的放置与固定，还对一些特殊材料的制作有帮助。④缺损表面的结构。表面结构决定了重建手术的入路。如果没有重要结构，最理想的入路自然是缺损最近的部位。但是，如果表面有重要结构，比如肩胛骨或者女性的乳腺，就需要绕开这些结构而另外设计入路。

原发性胸壁骨性结构缺损的鉴别诊断主要需要与其他类型的骨性结构缺损相鉴别。首先是其他原发性胸壁外科疾病中的骨性结构缺损，其次是各种类型的继发性胸壁骨性结构缺损。由于不同性质的缺损处理方法有较大区别，因此有必要对其进行认真鉴别。

八、手术

(一) 手术指征

原发性胸壁骨性结构缺损的处理可以有三种决策：其一是不处理，其二是保守治疗，其三是手术治疗。一些骨性结构缺损虽然明确存在，但位置隐蔽，既不影响美观，也没有任何症状。这样的缺损对人没有任何伤害，因此完全可以忽视其存在，不做任何处理。另外一些缺损可能有某些症状，但症状并不严重，且对重要脏器功能没有明确影响。这类患者如果没有手术的愿望，可以不实施手术治疗，而只做对症处理。对于病变范围广、损害明显的缺损，为了防止对机体造成严重伤害，一般需要积极手术治疗。

对于缺损严重的患者来说，是否手术的问题比较容易确定。但对于症状较轻的患者来说，手术的决定经常会受到主观因素的影响。对于一些症状轻微或者根本没有症状且位置较为隐蔽的缺损，可以完全不考虑手术，但一些患者却渴望接受手术；而对于一些相对较重的缺损，患者和家属反而可能拒绝手术。另外，手术的决策也会受到医生主观因素的影响。有些医生不擅长做缺损手术但又不愿意承认技术的不足，于是可能劝病人放弃该做的手术。这些情况其实类似于胸廓畸形治疗时的情况，由此可以看出缺损这种疾病特殊的属性。这种属性决定了手术的两种使命：其一是治病的使命，其二是整形的使命。这两种使命恰好也是所有胸壁外科手术的使命，或者属性。

（二）手术

原发性胸壁骨性结构缺损的手术主要是缺损的重建，重建的目的是恢复胸廓的完整性[13,14]。从操作的细节来看，可以分成两种性质的重建：一种是功能性重建，一种是结构性重建。前者不要求恢复胸廓正常的结构，只要求消除缺损，消除症状。结构性重建是一种较高水平的重建，要求尽可能恢复胸廓的结构细节，使形状尽可能正常。

功能性重建较为简单，可以用相关的材料直接对缺损进行修补，只需要考虑修补缺损而不需要考虑缺损中的细节。这种方法以往较常使用。可以用钛网、有机玻璃、骨水泥、涤纶布等材料对缺损进行直接覆盖修补，在消除缺损的同时消除局部的浮动胸壁、反常呼吸，从而达到手术的目的。

结构性重建不仅要消除缺损，而且要恢复胸廓正常结构，因此对重建材料和技术都有更高的要求。对于肋骨和肋软骨缺损，可以选择形状接近两种结构的材料，比如 MatrixRIB[15]，是一种很理想的重建材料[16]。对于涉及胸骨的缺损，由于数字材料的形状更可能接近胸骨和周围结构的形状，如果条件允许可以选择（图 4 - 2 - 1）。如果数字材料无法获得，使用其他材料也可以获得好的效果，此时的关键是重建技术（图 4 - 2 - 2）。重建技术涉及诸多要点，比如切口的选择，缺损的显露，材料的修整、放置、固定等，都需要给予重视。

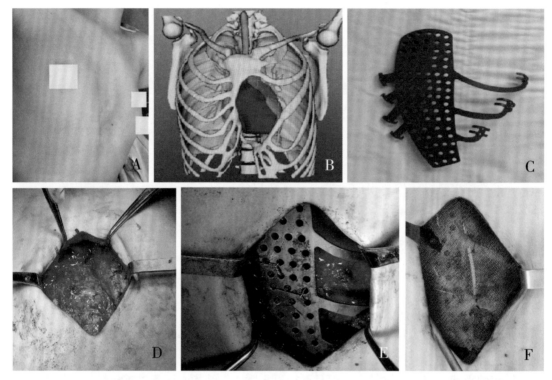

图 4-2-1 原发性胸壁缺损的数字材料重建手术（A. 原发性胸壁缺损患者胸壁外观，缺损局部稍有凹陷；B. 三维图像显示缺损位置，缺损累及胸骨大半以及左侧多条肋软骨与肋骨；C. 根据缺损信息设计的个性化数字材料；D. 手术显露缺损局部；E. 将数字材料置入缺损处，然后妥善固定；F. 纤维膜做覆盖后关闭切口）

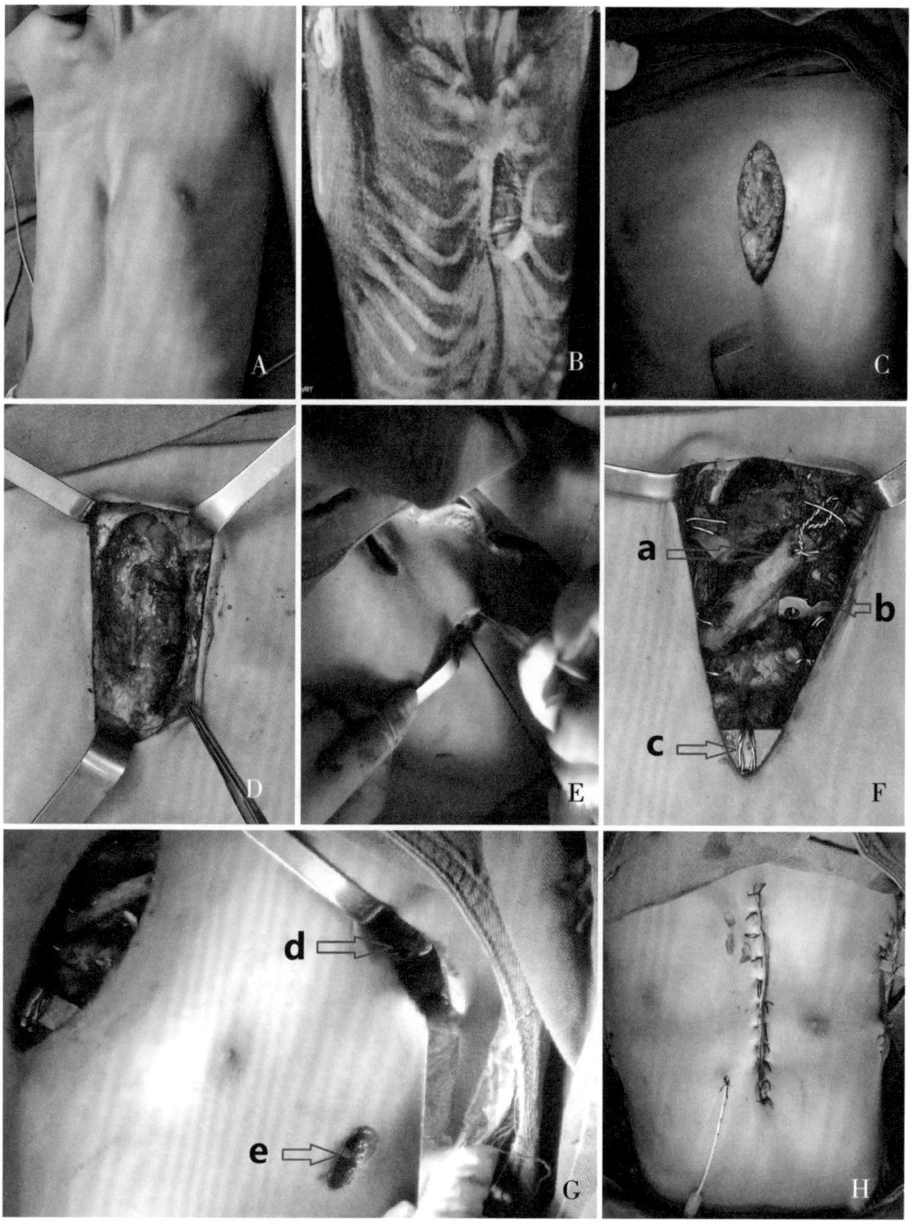

图 4-2-2 利用自体肋骨、MatrixRIB 和钢板进行的重建手术（A. 患者患原发性胸壁缺损，前胸壁同时伴有复合型畸形。B. 三维重建图显示缺损位置。胸骨和左侧胸壁多条肋软骨和肋骨受侵犯。C. 于缺损前方做皮肤切口。D. 显露缺损位置。E. 于左侧胸壁做切口，显露肋骨，置放钢板固定钢丝。F. 于右侧胸壁截取一条肋骨做自体重建材料，与MatrixRIB 联合应用，对缺损做重建，同时使用塑形钢板对胸廓畸形做塑形。a. 自体肋骨；b. MatrixRIB；c. 塑形钢板。G. 显示缺损左侧边缘以及重建材料固定部位。d. 固定于左侧缺损边缘的 MatrixRIB；e. 塑形钢板固定的位置。H. 关闭切口后的胸廓外观）

从手术的性质来看，重建手术属于整形的范畴。既然有这样的属性，就需要充分考虑整体的形状问题[17]。这个问题不仅涉及胸廓的形状，也涉及胸壁整体的外观形状。正因为如此，在具体操作过程中除了完成骨性结构的重建外，还必须重视软组织和皮肤的问题。单纯的骨性结构缺损一般不涉及皮肤和软组织的缺损。但是，由于要做皮肤切口，要在软组织深面放置重建材料，因此必须对切口和术野的软组织做好处理，只有这样才能获得理想的外观效果。

九、预后

原发性胸壁骨性结构的缺损病变单一，手术目的明确，目前的材料和技术均能满足重建的需要，手术成功率较高。手术的效果与材料的选择以及手术技术有很大的关系，如果能将二者有效结合起来实施手术，一般均能获得好的手术效果。

参考文献

[1] 王文林. 胸壁缺损的基本概念. 胸廓畸形手术专家，2021 – 05 – 27.

[2] WILLIAMS A P, MARAYATI R, BEIERLE E A. Pentalogy of Cantrell. Semin pediatr surg, 2019, 28 (2): 106 – 110.

[3] ARDIÇLI B, KARAMAN A, ÖZYAZICI A, et al. Isolated thoracoschisis: case report. Turk J pediatr, 2017, 59 (2): 217 – 220.

[4] HANAFI H R, ZAKARIA Z A. Prenatal diagnosis of thoracoschisis and review of literature. Case rep obstet gynecol, 2017, 2017: 9821213.

[5] VUJOVIC D, SRETENOVIC A, RAICEVIC M, et al. Thoracoschisis associated with limb body wall complex. APSP J case rep, 2017, 8 (3): 19.

[6] VAZIRNIA A, COHEN P R. Poland's syndrome: a concise review of the clinical features highlighting associated dermatologic manifestations. Am J clin dermatol, 2015, 16 (4): 295 – 301.

[7] ASHOK R J, MATHEVAN G, MATHIATRASAN K, et al. Closing the cleft over a throbbing heart: neonatal sternal cleft. BMJ case rep, 2014, 2014: bcr2014204529.

[8] 王文林. 巨大胸壁缺损的危害. 胸廓畸形手术专家，2020 – 02 – 21.

[9] 王文林. 肋骨缺失的危害. 胸廓畸形手术专家，2018 – 12 – 05.

[10] CHARLIER P, DEO S, GALASSI F M, et al. Poland syndrome before Alfred Poland: the oldest medical description (Paris, France, 1803). Surg radiol anat, 2019, 41

（10）：1117 – 1118.

［11］CAMPBELL R M. VEPTR：past experience and the future of VEPTR principles. Eur spine J，2013，22（Suppl 2）：106 – 117.

［12］王文林. 胸骨裂与胸壁缺损. 胸廓畸形手术专家，2021 – 10 – 03.

［13］王文林. 胸壁缺损的重建问题. 胸廓畸形手术专家，2020 – 05 – 09.

［14］王文林. 胸壁缺损的修复与重建. 胸廓畸形手术专家，2018 – 10 – 09.

［15］王文林. 利用 MatrixRIB 实施胸壁重建的技术问题. 胸廓畸形手术专家，2021 – 03 – 22.

［16］王文林. 新一代胸壁重建技术：数字材料胸壁重建. 胸廓畸形手术专家，2020 – 09 – 07.

［17］王文林. 胸壁外科手术：塑形与重建. 今日头条，2021 – 10 – 31.

第三节

继发性胸壁缺损

相比于原发性胸壁缺损来说，继发性胸壁缺损是更为常见的缺损类型。继发性胸壁缺损都有明确的原因，这是与原发性缺损主要的不同[1]。继发性胸壁缺损可以独立存在，但由于有导致缺损的原因，此类缺损多与其他病变合并存在，或者存在于其他病变治疗的过程中。这种缺损可以是一过性或者暂时的，也可以是永久的。因此，继发性胸壁缺损的情况要比原发性缺损复杂得多。

一、继发性缺损的病因

临床上常见的胸壁缺损病因包括以下方面：

（一）创伤

创伤可以导致胸壁多种结构的缺失，形成从皮肤到软组织再到骨性结构不同形式和程度的缺损。这是临床上经常会遇到的缺损[2]。这部分内容在胸壁创伤的相关章节介绍，此处不做重复。

（二）感染

胸壁感染发生时，可出现感染灶内各种组织结构的坏死，这些结构可能会再发生液化，最终由皮肤表面的破口排出体外。此时的感染灶本身就是缺损[3]。由于涉及更多感染的相关内容，这种缺损在胸壁感染章节中讨论。

（三）手术

胸壁或者胸腔的手术是造成胸壁缺损最常见的原因。手术的种类有多种，每一种手术都可能通过不同的机制导致胸壁结构的缺失，从而形成事实的缺损。临床上这些手术包括如下内容：①一些特殊的整形外科或者骨科常见的修复手术[4]。为了修复身体其他部位的缺陷，经常需要在胸壁切除一条或者数条肋骨、肋软骨做修复材料。这些结构切除后，一般均不在相关部位做重建，结果便留下了局部的胸壁缺损。这是临床上经常遇到的继发性缺损。②一些胸壁外科疾病的病灶切除手术[5]。一般来说，病灶切除后应该按照常规进行重建。但因为种种原因的限制，如果不能在术中实施重建，就会在术后留下胸壁缺损（图 4 - 3 - 1）。这种情况可以发生在胸壁肿瘤切除术后，由于多数情况下此类手术都经历了重建，使得这类继发性缺损相对少见。胸壁感染术后也会留下缺损，但由于有感染存在，一般不适合做重建。这种手术后多有缺损存在。当然，有的作者会不考虑感染的因素而直接做重建。如果术后不

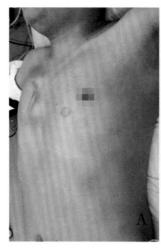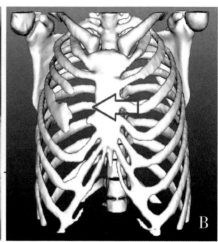

图 4 - 3 - 1　胸壁手术后留下的缺损（A. 患者曾因肋软骨局部病变接受手术治疗，将局部肋软骨切除，但并未做重建，导致继发性胸壁缺损；B. 胸壁三维重建图显示右侧第 2、3 肋软骨缺失，局部存在明显缺损）

出现感染复发，将不存在缺损的问题。如果感染复发，则需要将重建材料彻底取出。此时将再次造成胸壁缺损。③乳腺癌的扩大根治术[6]。这种手术除了切除乳腺肿瘤、乳腺组织之外，还需要切除乳腺深层的胸大肌、胸小肌，还包括肋骨与肋软骨。乳腺外科实施这种手术时一般不做胸壁骨性结构的重建，于是便留下了胸壁的缺损。严格说来，这种手术与胸壁其他肿瘤手术残余的缺损性质一样。由于乳腺外科独立成科，乳腺外科医生对胸壁重建的问题有特殊的理解。但是，如果患者术后因为胸壁缺损的问题而需要处理的话，就成了单纯的胸壁缺损问题，需要胸壁外科医生进行处理。④经肋骨床实施的开胸术[1]。以往实施胸部切口时，有一种入路是经肋骨床完成的，操作时需要将一条肋骨和肋软骨切除，然后经肋骨床进入胸腔。这种手术在关胸时并不对切除的肋骨做重建，因此将留下胸壁术后的缺损。在胸部微创手术理念盛行之前的年代里，这种切口非常常见，很少有人对此切口的合理性提出疑问，也少有人认为必须对肋骨缺损做重建。近年来开放手术越来越少，相关缺损的案例也变得越来越罕见。如果将这样的切口与微创手术的切口做对比，显然不是一种理想的切口。至于术后留下的缺损，则更是不得不重建的对象。⑤胸廓成形术[7]。在治疗肺结核或者慢性肺脓肿时，如果病灶迁延不愈，为了消除病灶，可有意识地去除胸壁骨性结构，使胸壁塌陷挤压病灶，最终将病灶闭合以达到治疗的目的。这种手术以破坏胸廓的结构和形状为代价，虽有明确效果，但损伤极大，目前已很少使用。临床上偶然会遇到早年实施该手术的患者。这种情况实际上相当于大面积的胸壁缺损。如果患者因为缺损出现了新的问题，则需要进行处理。⑥胸壁重建术后失败的手术。第一次重建后，有的患者会出现并发症，使重建材料无法继续在体内存留，于是不得不将材料取出。材料取出

后，胸壁将留下明显的缺损。前面提及的胸壁感染手术失败的情况就属于此类手术。这种情况还可以发生于胸壁肿瘤的手术后。如果因为感染或者其他原因导致手术失败，重建材料将不得不被取出，由此将留下新的缺损。

(四) 其他治疗

乳腺癌切除术后，很多患者会接受局部的放疗，而放疗可能导致局部皮肤和深部结构坏死，最终形成胸壁缺损[8]。这是一种极其严重也是极其棘手的缺损，将在接下来的章节中专门讨论。

由继发性胸壁缺损的原因可以看出，除了外伤外，多数继发性胸壁缺损的原因都与医疗行为有关，而医疗行为中多数是由切除了胸壁结构而没有重建造成的。如果重建因为客观条件限制而无法实施的话，是可以原谅的。但是，有些重建未实施完全由人为因素造成，这样的结果就令人遗憾了。

二、病理特征

继发性胸壁缺损的病理特征与导致缺损的原因有很大关系。整形科或者骨科切除的肋骨或者肋软骨一般都较局限，位置也较固定，可以位于肋弓，也可以位于某些特定的肋骨或者肋软骨。这样的手术结束后，相应的部位会出现一定程度的缺损，缺损较为局限，范围恰好是切除骨性结构的位置[4]。胸壁肿瘤切除术后留下的缺损一般较为复杂，肿瘤位置不同，侵犯的范围不同，手术理念不同，手术方法不同，术后缺损会有很大的差异[9]。前胸壁肿瘤切除后的缺损范围一般较大，可能会累及胸骨和两侧的肋软骨，更严重的情况会累及两侧的肋骨。侧胸壁肿瘤切除术后的缺损一般只累及肋骨或者肋软骨，多与胸骨无关。胸壁感染术后留下的缺损较为复杂，由于感染灶本身累及的范围不能确定，因此术后缺损的形状和大小都存在很多的不确定性。经肋骨床实施开胸术后的胸壁缺损一般都位于切口疤痕深处，长度一般局限于一条肋骨的范围，有时会包括肋软骨，是一个狭长的缺损。胸廓成形术后的缺损是一种形状无法确定的缺损。由于骨性结构大面积缺失，而胸壁整体塌陷，缺损的形状无法准确描述，但肯定是一种极其严重的缺损[7]。发生于胸壁重建手术失败后材料取出导致的缺损，同样是一种较为复杂的缺损，缺损的范围和形状主要由第一次手术切除的范围而定。经历了第一次手术的失败后，如果需要对创面做扩大切除，则缺损会比第一次的缺损明显增大。

三、临床表现

继发性胸壁缺损情况复杂，临床表现也较为复杂[10-12]。这类缺损首先会表现出原发病的症状。缺损一旦出现，症状往往会比之前的症状明显加重。原发病的症状是特异性的症状，不同原发病症状会有很明显的差异。除了这种特异性的临床表现外，尚可出现一系列非特异性临床表现。这样的表现主要与缺损对胸廓的直接损害相关。轻度的缺损可以没有相关症状，严重的缺损可有各种不同症状。每一种缺损可有特异性或者非特异性的体征。创伤后的继发性缺损可有明显的创面，创面内可见胸壁结构的各种损伤。手术后的继发性缺损除继发于失败的手术后之外，一般都没有皮肤的创面，外观只是有局部的疤痕而已。缺损较大时，可能有反常呼吸，胸壁浮动，缺损位于心前区时可见心脏搏动。

四、检查

除了简单的体格检查外，继发性胸壁缺损还需要进行各种相关的影像学检查。X线检查是最基本的检查，可以提供一般的缺损信息。CT检查最为重要，可以发现缺损自身及周围结构的相关信息，尤其重要的是，可以对原发病情况做检查，因此是一种非常重要的检查手段。三维重建可以获得较为完整的信息，如果有条件，应该尽可能检查。

五、诊断

继发性胸壁缺损的诊断较为容易。在病因肯定的前提下，如果有明确的症状与体征，再加上检查结果，继发性胸壁缺损可以确诊。在缺损明确的情况下，除了原发性缺损外，几乎所有缺损都可以找到原因，都是继发性缺损的范畴，因此没有必要做鉴别诊断，需要做的工作只是尽可能精确地了解导致缺损的病因以及缺损的各种其他信息，这将为缺损的治疗提供帮助。

六、手术

（一）手术指征

继发性胸壁缺损一旦确诊，接下来的工作就是治疗的问题。当缺损轻微的时候，患者一般没有明显的症状，体征也不明显。患者本人如果对缺损没有特殊主诉，可以不考虑治疗。如果缺损较大，患者有明显症状或者有美观方面的诉求，就应该积极治疗。治疗可分为保守治疗和手术治疗两种方法。保守治疗主要是对症治疗，用于消除症状。这种治疗对外观或者缺损本身没有任何治疗意义。如果保守治疗无效，或者患者希望彻底消除缺损的话，可以考虑手术治疗。

缺损的手术类似于畸形的手术，手术指征可以由医生决定，但很多情况下医生的决定并不被患者理解，因此最好的方法是由患者自己决定。如果患者感觉难看或者难受，而通过保守办法无法消除症状的话，就要手术治疗。如果患者既不感觉难看又不感觉难受，就不需要手术治疗。

(二) 手术的性质

继发性胸壁缺损手术的性质同样有两个，即治病和整形。其实对于缺损重建的手术来说，两种性质基本上是统一的，因为缺损本身既是疾病，又是形状的问题，因此可以通过同一个操作实现两个目标。

(三) 术前准备

继发性胸壁缺损由于有原发病的存在，治疗往往较复杂。为了保证手术顺利完成，首先需要做好充分的术前准备。术前准备最重要的内容之一是处理原发病。如果因创伤引起，需要先完成创伤救治方面的准备工作。如果因感染引起，则需要先做好与感染控制有关的工作。如果因为各种手术引起，需要根据具体情况做好准备工作。除了原发病方面的准备外，尚需要做一些特殊的术前准备，一般包括两个方面内容：其一是材料方面的准备，其二是技术方面的准备。缺损手术的主要操作是重建，重建的主要内容是骨性结构，而除了骨性结构外，继发性胸壁缺损往往涉及皮肤和软组织的病变，因此必须对这些结构的病变做考虑。这是与单纯的原发性骨性结构缺损最大的区别。技术方面的准备主要是对手术的相关细节做术前的设计与准备，比如切口的实施、皮瓣的操作以及术中其他相关问题等，都是需要在术前做好准备的内容[13-15]。

(四) 手术的原则

继发性胸壁缺损病因不同，具体病变相差甚远，因此手术也千差万别，没有固定的模式，但总的处理原则是固定的[11-15]：①原发性的病灶必须尽可能处理干净。多数继发性胸壁缺损都继发于原发病的手术之后，一旦要实施重建术，首先要保证原发病灶彻底消除。如果病灶不消除，不仅重建手术没有意义，而且可能导致手术失败。比如对于感染性病灶。一些人之所以反对在第一次手术中进行重建，主要是担心感染病灶的存在不利于异物的存留。如果再次手术实施重建时依然有感染灶存在，手术将面临与第一次手术时相同的问题。这显然不适合手术。因此，在实施重建时，必须保证感染灶被彻底清除，否则不能再次手术。对于如肿瘤切除术后的继发性缺损，术中关注的重点是要保证缺损周围没有肿瘤组织残留。如果这些组织依然存在则必须彻底切除，否则手术没有任何意义。②要优先实施结构性重建。结构性重建是对胸廓结构的完整恢复，这种恢复充分考虑了结构的细节，可以最大限度恢复胸廓原有的形状。功能性重建只是考虑消除缺损而不考虑细节，术后可能存在外观上的异常。结构性重建是最理想的重建操作，如果条件允许，需要尽可能实施此种重建。如果因为种种原因无法实施结构性重建，则要充分考虑功能问题，实施功能重建（图4-3-2）。③兼顾软组织重建。继发性胸壁缺损常涉及多种组织的缺损，其中软组织缺损是重要的缺损内容。为了保证手术有好的效果，在完成骨性结构重建的同时要尽可能实施软组织重建（图4-3-3）。④充分考虑外观效果。整形手术的目的之一是恢复胸壁的正常形状。在实施手术的过程中，必须时刻关注胸壁整体外观，使术后的胸壁有一个正常甚至美观的外观效果。

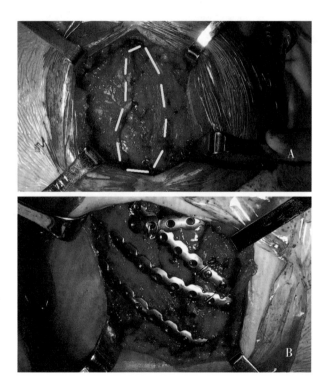

图4-3-2 以MatrixRIB实施的功能性重建。患者右侧第1、2、3肋软骨切除。由于第1肋残余部分较深，且邻近锁骨下血管神经，无法对此肋骨进行结构性重建，因此采用MatrixRIB实施功能性重建，重建的目的是消除第1肋软骨切除后局部留下的缺损（A. 显露胸壁缺损位置；B. 以MatrixRIB对畸形局部做重建）

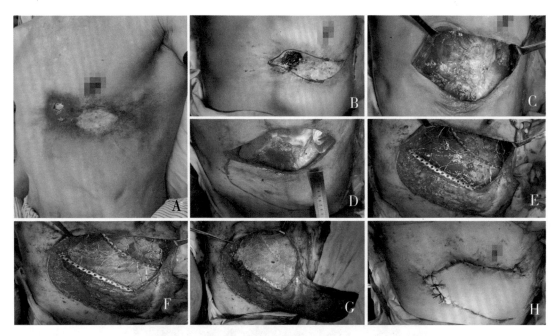

图 4 - 3 - 3　继发性胸壁全层缺损的重建手术（A. 左侧胸壁全层缺损，皮肤破溃口较小，但直接与纵隔内结构相通，周围有明显的慢性病变；B. 围绕病灶做梭形皮肤切口，将所有病变皮肤和组织一并切除；C. 切除局部坏死的肋骨，直达左侧胸腔；D. 设计腹壁皮瓣，为关闭切口做准备；E. 以 MatrixRIB 重建骨性结构；F、G. 以纤维膜于 MatrixRIB 内外两面做衬垫；H. 将腹壁皮瓣转移至创面，覆盖创面后与周围皮肤做缝合）

（五）手术要点

在继发性胸壁缺损手术的具体操作过程中，一些技术要点需要注意[11-15]：①切口的实施。对于继发于手术之后的缺损重建手术，切口最好选择于第一手术切口的疤痕处。而对于肿瘤或者感染手术后的缺损，则需要根据病变的具体特性设计切口。考虑到软组织重建的必要性，尤其是可能用到的皮瓣，设计手术切口时既要满足重建骨性结构的需求，又要满足重建软组织的需求。除了这些要点外，还要充分考虑实施切口的一般要素，比如创伤问题、显露问题、美观问题等。只有对所有的要素进行综合考虑，才能设计出最满意的切口。②缺损的显露。如果皮肤切口设计理想，切口完成后，缺损应该恰好位于切口内，此时的显露应该很方便，不会有太大难度。但是，有的缺损已经严重变形，比如胸廓成形术后的缺损，不仅边缘寻找困难，而且形状也完全变形，此时要想显露出缺损会有很大的难度。但不管显露难度多大，都必须使缺损完全显露出来，这样才能为满意的重建奠定基础。③材料的塑形。胸壁缺损虽然直观地表现为胸壁结构的缺失，但很多情况下会导致整个胸壁形状的异常。如果只是考虑重建缺损而不做全盘考虑的话，术后可能依然有胸壁的畸形存在。为了获得更好的效果，需要针对材料的形状做设计，在力所能及的范围内对术后胸廓的形状做调整，可以获得最为满意的效果。④材料的固定。重建材料需要与骨性结构牢固固定才能获得稳定的效果。但是，由于材料很少是针对缺损进行的个性化设计材料，要想获得好的固定效果，就需要根据材料和缺损周边结构的特点进行合理设计，使材料最终被牢固固定。⑤软组织的重建。软组织重建的目的有两个：一个是用软组织覆盖骨性结构的重建材料，一个是维护胸壁的外观最终获得较为美观的形状。软组织最直接的来源是术野周围的软组织，其中主要的内容是肌肉组织。如果缺乏足够的软组织，可以考虑从较远处转移，此时各种肌肉瓣或者肌皮瓣将是很好的重建材料。⑥皮肤切口的处理。如果皮肤切口设计合理，一般不会出现术后皮肤缝合困难的情况。但是，对于有的重建手术，比如骨性结构重建后局部明显隆起的手术，皮肤切口缝合会有较大难度。此时可以考虑将皮肤向周围尽可能游离，增加皮肤的活动度，然后再尝试缝合。如果依然不成功，可以考虑使用皮瓣进行处理。

七、预后

继发性胸壁缺损患者多经历过一次或者多次损伤，病变较为复杂，治疗难度也相对较大，是对医生技术的重大挑战。但是，不管哪一种继发性病变，只要严格按照治疗原则实施治疗，一般都可以获得好的效果。相反，如果处理不当，手术可能面临再次的失败。这种情况与一些手术失败导致的继发性缺损情况相似。此时的病情将更复杂，治疗也将具有更大的挑战性。

参考文献

［1］王文林. 胸壁缺损的基本概念. 胸廓畸形手术专家，2021－05－27.

［2］PATE J W. Chest wall injuries. Surg clin north am，1989，69（1）：59－70.

［3］BROWN R B，TRENTON J. Chronic abscesses and sinuses of the chest wall：the treatment of costal chondritis and sternal osteomyelitis. Ann surg，1952，135（1）：44－51.

［4］LEE L N，BOAHENE K D. A novel technique for sculpting costal cartilage in microtia repair and rhinoplasty. JAMA facial plast surg，2013，15（5）：349－351.

［5］SPINDLER N，KADE S，SPIEGL U，et al. Deep sternal wound infection：latissimus dorsi flap is a reliable option for reconstruction of the thoracic wall. BMC surg，2019，19：173.

［6］JONES C，LANCASTER R. Evolution of operative technique for mastectomy. Surg clin north am，2018，98（4）：835－844.

［7］SAMSON P C，DAVID J. et al. Upper lobe lobectomy and concomitant thoracoplasty in pulmonary tuberculosis: a preliminary report. Calif med, 1950, 73 (6): 547 –549.

［8］ROUANET P, FABRE J M, TICA V, et al. Chest wall reconstruction for radionecrosis after breast carcinoma therapy. Ann plast surg, 1995, 34 (5): 465 –470.

［9］HAZEL K, WEYANT M J. Chest wall resection and reconstruction: management of complications. Thorac surg clin, 2015, 25 (4): 517 –521.

［10］王文林. 巨大胸壁缺损的危害. 胸廓畸形手术专家, 2020 –02 –21.

［11］王文林. 乳腺癌放疗术后皮肤破溃的处理原则. 胸廓畸形手术专家, 2021 –01 –13.

［12］王文林. Matrix-Rib 胸壁重建: 乳腺癌放疗术后胸壁溃烂 20 年. 胸廓畸形手术专家, 2019 –04 –12.

［13］王文林. 数字材料: 乳腺癌放疗后胸壁巨大缺损的修复重建手术. 胸廓畸形手术专家, 2019 –09 –27.

［14］王文林. 胸廓重建手术皮肤切口的设计. 胸廓畸形手术专家, 2017 –03 –30.

［15］王文林. 胸壁缺损的修复与重建. 胸廓畸形手术专家, 2018 –10 –09.

第四节

与乳腺癌相关的胸壁缺损

乳腺是胸壁上一个重要的器官，按照解剖学划分本应该属于胸壁外科的研究范围，但乳腺专科已经有很多年的历史，且乳腺外科发展得相当成熟，因此不适合再将其放到胸壁外科。然而，即便不是一个专业，由于解剖位置的天然联系，乳腺疾病与胸壁外科又无法完全分离[1]。乳腺癌是发生于乳腺的恶性肿瘤，由于肿瘤恶性程度高，经常向周围侵犯，当侵犯的范围超出乳腺自身时，就成了胸壁外科研究的对象，此时必然使两个专业产生联系。另外，对于乳腺癌患者实施放射治疗时，由于放射线不可能只局限于乳腺，这使得胸壁也成了照射的对象[2]。照射使一些相关的并发症不可避免地发生于胸壁上，结果便成了胸壁外科治疗的内容。

一、基本的概念

从本质上讲，乳腺癌更像是胸壁的恶性肿瘤，应该放在胸壁肿瘤的章节进行论述。然而如上所述，由于乳腺外科已经完全独立，将乳腺癌拿过来讨论显然不合适，因此只能讨论与胸壁外科相关的问题。乳腺癌与胸壁外科相关的问题有很多，首先是癌肿直接的侵犯问题。乳腺癌如果向深层侵犯，可直接到达胸壁的肌肉层甚至侵犯肋骨。如果向周围侵犯，则可能使更多的胸壁结构受侵犯。可见，肿瘤侵犯的存在，使乳腺癌与胸壁外科密不可分。其次是癌肿的转移问题。乳腺癌可以通过多种途径转移，转移的距离可远可近。胸壁距离乳腺最近，也可能成为肿瘤转移的部位。乳腺癌一旦转移到胸壁，自然会将二者联系起来。第三是癌肿的切除问题。乳腺癌手术时，单纯切除肿瘤往往并不安全，多数情况下会切除肿瘤周围的结构。而这些结构恰好是胸壁的结构。不管是乳腺癌的根治手术还是扩大根治术，都需要将胸壁的部分结构切除[1]。这样的操作使二者产生联系。第四是术后的进一步治疗问题。如前所述，术后对病灶局部进行放射治疗时，胸壁将成为受照射的一部分，由此间接地与乳腺癌发生了联系[2]。

由上述分析可以看出，乳腺癌虽然不是胸壁外科的疾病，但天然的解剖关系使之不可能离开胸壁而独立存在，因此对于乳腺癌患者来说，胸壁外科某些工作不可忽视。与以上问题相关的很多工作会在其他章节讨论，这里主要讨论胸壁缺损的问题。

与乳腺癌相关的胸壁缺损有两种：第一种是未经手术的乳腺癌导致的缺损，这是第一种情况，第二种是经历过乳腺癌手术后导致的缺损。第一种缺损的形成与肿瘤组织局部的坏死、液化、脱落有关，多见于较晚期的乳腺癌。这种情况已经非常罕见。但是，即便临床上遇见了这样的情况，也首先会到乳腺外科就诊，因此这种情况依然属于乳腺外科的内容，胸壁外科医生虽然有能力处理这样的缺损，却不适合过早参与。第二种情况是做了乳腺癌手术后出现的胸壁缺损。此时严格来说已经不存在乳腺的问题，因此更适合胸壁外科医生处理，而不适合乳腺外科医生处理。本节讨论的对象就是这种发生于乳腺癌术后的缺损。

乳腺癌术后的胸壁缺损可出现在两种情况中：①乳腺癌术后肿瘤复发形成的胸壁缺损；②乳腺癌术后放射治疗导致的胸壁缺损（图4-4-1）。乳腺癌是恶性肿瘤，术后部分患者可能会复发。肿瘤复发后，可能向周围和深部侵袭。由于第一次手术后局部血运受到影响，肿瘤增生较重时可能因血运不良而发生坏死。组织坏死后，局部可能有组织脱落，最终形成溃疡和缺损。缺损可以位于皮肤和软组织，但经常累及骨性结构，由此形成了继发性的胸壁缺损，这是第一种情况。第二种情况见于乳腺癌术后放疗导致的缺损[3-5]。乳腺癌手术后，不少病人会接受放射治疗。这样的治疗对巩固疗效、彻底杀灭癌细胞有很好的作用。但是，放射治疗经常导致一种常见的并发症，那便是局部的慢性溃疡和胸壁缺损。乳腺癌术后局部的血运本来就差，放射线可能进一步破坏血运，且直接导致软组织和骨骼组织坏死。当所有这些因素叠加在一起时，胸壁局部就可能出现溃疡，溃疡迁延不愈，最终也会形成胸壁缺损。

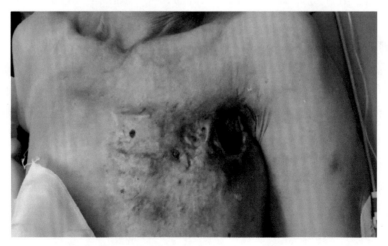

图4-4-1　乳腺癌术后放疗导致的缺损（缺损贯穿胸壁全层，深达胸腔内，周围皮肤和胸壁组织大面积坏死）

第一种情况是肿瘤复发导致的坏死与缺损，第二种情况是放射线损伤导致的坏死与缺损。两种情况尽管后果相似，发病机理以及缺损的病理特征并不相同。第一种情况的病变较浅，主要位于软组织。骨性结构虽然可能受侵犯，但不一定有结构的缺失，病变周围可完全是肿瘤组织。第二种情况病变深，范围广，骨性结构受累明显，但病变周围一般没有肿瘤组织。这是二者最大的区别。缺损一旦形成，局部会暴露于体表，很容易并发感染，更加重了局部的病变。

二、危害

乳腺癌本身是恶性肿瘤，如果肿瘤复发，其本身的危害非常严重[6]。如果在此基础上发生胸壁缺损，危害就更加严重。此时的危害不仅来自恶性肿瘤的危害，还包括胸壁缺损后出现的一系列新危害。这些危害将给患者的身心健康造成极其严重的影响。乳腺癌放疗后，如果肿瘤被彻底消除，对患者将是一个巨大的福音。但是，如果又出现胸壁缺损的话，将带来额外的危害。胸壁缺损的危害包括多方面，其中皮肤表面的破溃往往使患者苦不堪言，不仅严重影响患者的生活质量，更对健康造成巨大影响[4,5]。如果缺损贯穿胸壁全层，则危害会更加严重，最严重的情况甚至会危及患者生命。

三、临床表现

乳腺癌并发胸壁缺损后，临床上会表现出多种症状。最多见的症状是局部的疼痛。疼痛多为钝痛，定位明确。如果贯通胸壁全层，可能出现呼吸系统症状。缺损往往有明确的局部体征。如果为乳腺癌复发引起的缺损，可以见明显的癌肿，缺损多位于癌肿正中，表面有破口，其中有坏死物存在。缺损巨大时可见深层的骨性结构，或者直接与胸腔相通。放射治疗导致的缺损周围没有复发癌肿，但周围皮肤可有大面积放射性损伤，皮肤血运循环差，可有色素沉着。缺损可深可浅，可有分泌物存在，可见坏死结构。此类缺损也可以贯通胸壁全层，直接进入胸腔。未完全贯通时，可有反常呼吸。如果完全贯通，可有气体进出胸腔。

四、检查

乳腺癌术后的胸壁缺损检查较为容易，可以先通过体格检查进行观察，然后实施影像学检查。CT 检查是最基本的检查，可以显示病灶和周围结构的详细信息。三维重建不仅对骨性结构显示良好，还可以对周围结构进行显示，是一种理想的检查手段（图 4 - 4 - 2）。

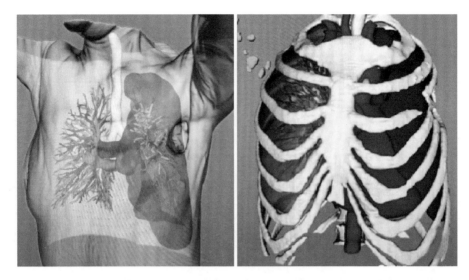

图 4 - 4 - 2 胸壁缺损的三维重建检查（显示骨性结构和软组织的缺损）

五、诊断

乳腺癌术后胸壁缺损的诊断较简单。诊断要点有：以往有乳腺癌手术史，术后在原病灶处出现皮肤破溃，组织坏死，最后形成缺损。根据这些要点基本上可以明确诊断。需要鉴别的诊断主要是胸壁感染等疾病。这类疾病没有乳腺癌病史，病灶局限，一般不会呈浸润性生长。

乳腺癌术后缺损诊断确立后，要明确以下几个问题：①有无肿瘤复发。胸壁缺损可因为肿瘤复发而引起，也可以因为放射治疗而引起，两种缺损虽然都继发于乳腺癌术后，肿瘤却不一定都有复发。术前需要明确此问题，可以直接指导治疗的进行。②病灶周围有无肿瘤组织。缺损的治疗不局限于缺损局部，尚涉及周围结构，因此术前必须明确周围结构有无肿瘤组织，这将直接关系到手术切除的范围。③病灶内有无感染。缺损发生时，治疗的重点是重建。但感染的存在直接决定了重建的内容和方式。如果有明确的感染，将无法同期实施骨性结构的重建。这几乎可以看做是手术的禁忌。如果确定没有感染存在，则可以直接完成骨性结构的重建。④病灶侵犯的范围。病灶侵犯的范围直接决定手术切除的范围，这是制定手术决策的关键指标，术前必须明确。⑤骨性结构破坏的程度。重建的重要内容之一是骨性结构的重建。术前必须对骨性结构受侵犯的程度做了解，这将有利于指导手术的实施。以上问题都与手术的操作有直接关系，因此术前必须明确，否则手术将具有极大的盲目性，很难获得好的效果。

六、手术

（一）手术适应证

单纯的乳腺癌复发不一定需要手术治疗。但是，一旦发生胸壁缺损，则必须实施手术，否则不仅无法消除肿瘤，更难消除缺损。乳腺癌术后放疗导致的缺损会给患者的身心健康造成严重影响，也必须实施手术治疗。主要的禁忌证包括：①患者全身状况差，无法承受手术治疗；②乳腺癌广泛转移，局部切除肿瘤意义不大；③缺损面积过大，身体没有合适的皮瓣可以使用。除了这些禁忌证之外，一般都需要实施手术治疗。

（二）手术方法

1. 乳腺癌术后肿瘤复发形成的胸壁缺损

乳腺癌复发形成胸壁缺损后，说明以下几个问题：①乳腺癌再次复发。这个是毫无疑问的现实，明确这个现实对做出手术决策具有决定性意义。②病情严重。肿瘤复发后局部坏死，形成缺损，说明肿瘤局部病变严重，更需要认真处理。③胸壁结构缺失。胸壁结构不再完整，需要进行修复重建。

由上述的三个问题可以看出，乳腺癌术后肿瘤一旦复发，对人体将造成巨大伤害，因此必须尽早手术。手术的基本原则为：①彻底切除复发的肿瘤；②彻底清除病灶；③重建胸壁结构。

肿瘤组织切除较为容易。由于此时已经不需要考虑胸壁浅表的乳腺结构，所有操作均位于直视下，可以将肉眼下所有可疑的结构完全切除，包括肿瘤周围一定范围内的皮肤、软组织以及骨性结构。由于缺损一般与体表直接相通，所以几乎都会有局部的感染。当所有结构都清除干净之后，要想保证切口完全无菌较为困难。这将决定重建的手术方式。

在单纯的胸壁肿瘤手术中，由于不存在感染的问题，可以直接对骨性结构做重建，然后再对皮肤和软组织做重建。但是，在乳腺癌术后肿瘤复发形成的缺损中，由于无法保证术野无菌，如果用人工材料对骨性结构做重建，人工材料将成为术野中的异物，异物的存在将影响切口愈合，正因为如此，一般不建议使用人工材料对骨性结构做重建，而应该直接采用软组织对缺损局部做填充，然后再对皮肤和软组织做重建。由于软组织血液循环良好，且有很好抗菌作用，这样可以克服存在感染的弊端，不仅能保证对缺损实施必要的重建，还能保证皮肤切口完美愈合。这是治疗胸壁缺损的关键。

在具体实施过程中，可以首先选用特定的软组织做骨性结构缺损的填充。软组织可来自大网膜，也可来自周围的肌肉瓣[7]。肌肉瓣如果足够大，不仅可以填充骨性结构缺损，还有助于修复局部软组织缺损。在此类缺损手术中，皮肤缺损一般都存在。如果面积不大，可以充分游离周围皮瓣直接牵拉对合。如果对合困难，则需要用皮瓣进行修复。皮瓣先选自周围的区域，如果无法满足手术需要，则考虑较远的区域。如果缺损过大，一般的皮瓣不足以完成重建，则可以考虑远处的游离皮瓣或者带蒂皮瓣。

2. 乳腺癌术后放疗导致的胸壁缺损

乳腺癌术后放疗导致的胸壁缺损是最为常见的继发性缺损类型。患者多在乳腺癌术后接受过放射治疗，随后逐渐出现皮肤溃烂，坏死，破损，破损向深处蔓延，逐渐侵犯骨性结构，最终可能导致骨性结构坏死，脱落，形成完全性缺损[8,9]。这种缺损由于接受了放射治疗，缺损周围一般没有肿瘤组织，但组织坏死明显。所以在实施这种手术时，必须首先尽可能清除坏死病灶，然后才能进行具体的操作。

在实施重建时，如果创面清洁，没有明显感染迹象，可以考虑用人工材料重建。人工材料可以选择 MatrixRIB（图 4 - 4 - 3），也可以选择数字材料（图 4 - 4 - 4）。人工材料放置完毕后，需要用软组织畸形覆盖，完成软组织重建（图 4 - 4 - 5）。如果感染迹象明显，则不建议用人工材料，此时需要单纯用软组织进行填充。软组织的来源与肿瘤复发后胸壁缺损手术中的情况相同。

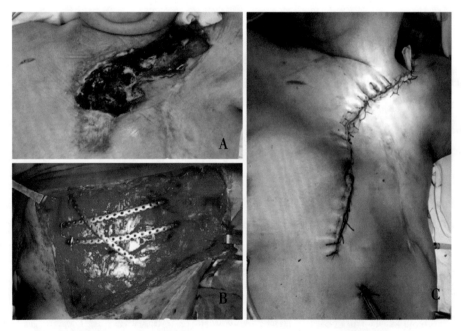

图 4 - 4 - 3　用 MatrixRIB 重建胸壁（A. 乳腺癌术后放疗导致的胸壁大面积缺损；B. 切除所有坏死结构，以 MatrixRIB 做骨性结构重建，然后用周围软组织做覆盖，皮肤直接缝合；C. 术后的胸壁外观）

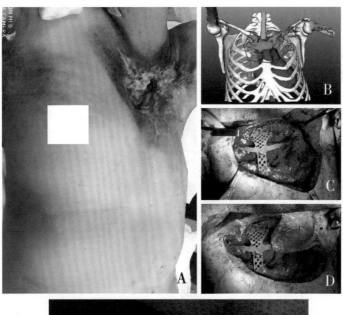

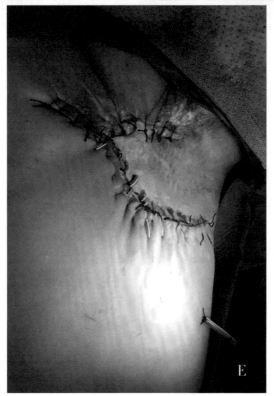

图4-4-4　用数字材料重建胸壁（A. 乳腺癌术后放疗导致的巨大胸壁缺损，缺损累及胸壁全层，深达纵隔；B. 三维重建图显示病灶范围；C. 以数字材料重建胸壁骨性结构；D. 以周围组织瓣覆盖数字材料，关闭切口；E. 术后胸壁外观）

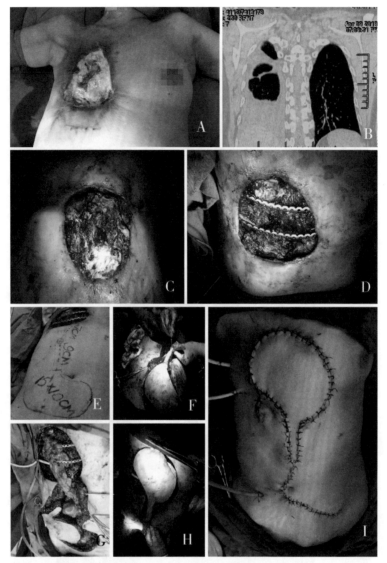

图4-4-5 乳腺癌术后放疗导致的胸壁巨大缺损，用MatrixRIB重建胸壁骨性结构，以腹直肌瓣和大网膜重建软组织结构（A.乳腺癌切除术后放疗导致的巨大胸壁缺损，位于右侧胸壁，坏死组织累及胸壁全层；B. CT显示腔内存在伴随病变，胸膜增厚，病变明显；C. 对创面做清创处理，清除坏死组织，切除右侧第5、6肋骨前段和肋软骨，显露出新鲜组织；D. 以MatrixRIB做骨性结构重建；E. 腹直肌瓣的设计；F. 切取腹直肌瓣；G. 进入腹腔，将大网膜拉到术野覆盖在创面；H. 将腹直肌瓣转移到创面进行缝合；I. 手术结束后的胸壁和腹壁外观）

　　乳腺癌术后缺损的再次手术多面临一个特殊的问题，即病灶内的感染问题。如果感染存在，骨性结构的重建就无法使用人工材料，这成了该手术最大的遗憾。这类手术完成后，胸壁骨性结构依然会存在缺损，依然是继发性缺损的范畴，因此依然需要手术。纵观此类缺损的治疗过程，实际上等于是分两期完成的手术。第一期先消除软组织和皮肤缺损，将感染病灶消除，然后再选择合适的机会实施二期手术，专门针对骨性结构缺损做重建。再次重建手术是无菌手术，且已经不存在明显的皮肤和软组织缺损，因此手术的成功率将明显增加。

乳腺癌是恶性肿瘤，患者经历了第一次的切除手术后，已经遭受了很大的痛苦。而缺损一旦出现，患者会面临更大痛苦。如果通过手术能彻底消除病灶，保证肿瘤不再复发，并且能消除皮肤的破口，患者的生活质量将明显改善，痛苦也会完全消除。可见，这种手术对患者具有极其重要的意义。如果条件允许，必须尽可能完成手术。

七、预后

乳腺癌术后的胸壁缺损往往包括三种基本的胸壁外科疾病，即胸壁肿瘤、胸壁感染以及胸部缺损。本章讨论的重点是胸壁的缺损，我们只是对其中的缺损问题做了讨论。由于同时还牵扯胸壁肿瘤和胸壁感染的问题，治疗往往非常复杂。如果要对治疗效果进行评价，则需要用三种疾病的治疗标准进行综合评价。这就是说，不能仅仅只看缺损治疗的结果，还要看肿瘤和感染治疗的效果。

乳腺癌术后的胸壁缺损是临床中非常棘手的问题，不管对于以往的胸外科医生还是乳腺外科医生都是一项极具挑战性的工作。绝大多数医生不具备处理这类病变的能力。正因为手术难度大，手术失败的概率也极大。很多患者经历过多次手术而无法使缺损愈合，最终不得不放弃手术。但是，不管此类缺损难度有多大，病变并不是真正的绝症。只要认真按照手术的基本原则进行准备和操作，最终一定能彻底治疗缺损。

参考文献

[1] LIBSON S, LIPPMAN M. A review of clinical aspects of breast cancer. Int rev psychiatry, 2014, 26 (1): 4 - 15.

[2] ROUANET P, FABRE J M, TICA V, et al. Chest wall reconstruction for radionecrosis after breast carcinoma therapy. Ann plast surg, 1995, 34 (5): 465 - 470.

[3] 王文林. 乳腺癌放疗术后皮肤破溃的处理原则. 胸廓畸形手术专家, 2021 - 01 - 13.

[4] 王文林. Matrix-Rib 胸壁重建: 乳腺癌放疗术后胸壁溃烂 20 年. 胸廓畸形手术专家, 2019 - 04 - 12.

［5］王文林. 数字材料：乳腺癌放疗后胸壁巨大缺损的修复重建手术. 胸廓畸形手术专家，2019 - 09 - 27.

［6］WAPNIR I L, KHAN A. Current strategies for the management of locoregional breast cancer recurrence. Oncology (Williston Park), 2019, 33 (1)：19 - 25.

［7］黄伯湘，李永锋，李佳，等. 带蒂大网膜移植联合胸大肌肌皮瓣治疗放射性胸骨骨髓炎 2 例. 广东医学，2013，34（6）：826.

［8］HA J H, PARK S O, CHANG H, et al. Optimal reconstruction method for large radionecrosis following breast cancer treatment：utility of free transverse rectus abdominis myocutaneous flap using contralateral internal mammary artery as recipient. Ann plast surg, 2018, 81 (5)：584 - 590.

［9］FOSNOT J, FISCHER J P, SMARTT J M, et al. Does previous chest wall irradiation increase vascular complications in free autologous breast reconstruction？. Plast reconstr surg, 2011, 127 (2)：496 - 504.

05

CHAPTER 第五章

胸壁创伤

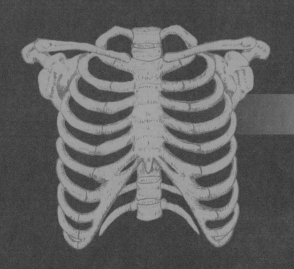

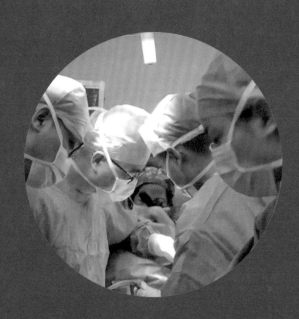

第一节

胸壁创伤的概况

胸壁创伤是传统胸外科的一个收治内容，属于胸外伤的一部分。胸外伤的救治重点一般都在胸腔内脏器的损伤，单纯的胸壁外伤并不受重视。长期以来，涉及胸壁创伤的内容几乎只有一个，即肋骨骨折，其他内容很少提及，但现实中胸壁创伤并不止于此[1,2]。胸壁范围很广，结构很多，除了肋骨之外还有很多其他的结构，因此创伤的研究不能只盯着肋骨，还必须看到其他结构损伤的可能。以往之所以只关注肋骨，主要的原因应该与胸壁疾病在整个胸外科中的定位有关。由于胸外科工作的重点始终集中于胸腔内部，所以胸壁的疾病一直没有太多人关注。而胸壁外伤中最多见的就是肋骨骨折，因此肋骨成了最受关注的结构。当胸壁外科将胸壁创伤当做一个主要收治内容进行研究时，情况会发生很多的变化，研究的广度和深度都与胸外科时代有很大的不同。广度指的是更多胸壁创伤的内容受到重视，深度指的是对研究内容的进一步深化。这是胸壁外科研究创伤与胸外科研究的明显差异。

一、基本概念

胸壁创伤指的是在各种暴力因素作用下，胸壁发生的结构破坏。这个概念中有两个核心要素：其一是致伤原因，其二是结构破坏。致伤原因有多种，一般指的是机械性外力。当作用于胸壁的外力超过一定限度时，胸壁的结构会发生破坏，导致胸壁外伤。外力是创伤的启动因素，结构破坏是创伤的结果，可以多种形式表现出来，其实质是不同层面组织连续性的破坏。

在胸壁外科收治的五种基本疾病中，创伤是一个很特殊的病种。严格说来创伤并不是疾病，而只能算是伤，伤与病有明确的差异。从病因上看，创伤一般都有明确的致伤原因，而疾病则不一定有明确的病因；从发病过程看，创伤发生的过程都非常迅速，而疾病发生的过程却多缓慢，往往经历较长的病程；从结果看，创伤的结果往往都极其剧烈，严重者需要急救处理，否则将危及生命，而疾病的结果却要温和许多，即便不马上处理也不会有过于严重的后果。创伤与疾病有明显的差别，因此将胸壁创伤当做胸壁外科基本病种之一的表述并不妥当，准确的表述应该是基本的收治内容。

胸壁创伤有如下特征[1]：①不确定性。不确定的特征表现在很多具体的方面，几乎涉及胸壁创伤的每一个方面，创伤的时间不确定，地点不确定，受损的部位不确定，程度不确定，受伤的性质不确定，体征不确定，临床表现不确定，预后效果不确定。不确定意味着有很大的随机性，这也是创伤最大的特性。正因为涉及太多不确定的内容，在处理创伤时不能千篇一律，墨守成规，一定要随机应变，只有根据具体创伤情况做出处理才能获得好的效果。②紧急性。创伤的发生一般都较紧急，往往在极短的时间内导致不可逆转的结果。这种特性使创伤的处理必须分秒必争，否则可能延误病情，失去救治的机会。③破坏性。任何伤病都具有破坏性，而创伤的破坏性往往更明显，也更剧烈。破坏性首先表现在结构的剧烈变化上。创伤发生时，几乎都有明显的结构破坏。这些破坏往往都是肉眼可见的。比如挫伤、裂伤、挫裂伤，受伤的部位会出现明显的结构异常。结构变化严重时，会使相关的功能受到损伤，严重时会危及重要脏器的功能，导致致命后果。④复杂性。创伤的致伤因素复杂，致伤的过程复杂，因此创伤的结果同样复杂。复杂性表现在每一个受伤的个体中，因此不管在检查还是治疗过程中都需要非常专业的处理，否则将影响最终的效果。⑤复合性。胸壁不是一个孤立的脏器，自身由大量不同结构和组织构成，而胸壁还与周围的各种结构相互关联，这使得胸壁的问题往往会涉及很多结构和脏器，从而表现出复合性的特征。复合性首先表现在胸壁创伤自身的复合性上，创伤不仅会涉及胸壁的基本结构，比如皮肤、软组织和骨骼，更会涉及细微的结构，比如血管、神经等。复合性还表现在周围结构的损伤上。这些结构包括胸腔内脏器，这是最常见的合并损伤；也包括腹腔上部的脏器，比如膈肌、肝脏、脾脏等的损伤；还包括胸腔周围的骨性结构，比如肩胛骨、锁骨、胸椎等结构的损伤。当以上这些结构同时受到损伤时，胸壁外伤就成了所谓的复合伤，而不再是单纯的胸壁外伤。特别需要指出的是，在胸外科的概念中，胸壁外伤合并胸腔内损伤时，属于单纯的胸外伤。但在胸壁外科的工作中，这种情况将不再是单一的损伤，而成了真实的复合伤。由单纯损伤到复合伤并不意味着必须由不同专业的医生做处理。相反，在处理紧急外伤的情况下，胸壁外科医生有责任也有义务在力所能及的情况下处理这些复合伤。另外，考虑到胸壁外科包含胸壁骨科的属性，在处理一些复合伤的时候更有技术的优势，这也是胸壁外科医生应该掌握的基本技能。

由以上分析可以看出，胸壁创伤是一种非常特殊的"病种"，其中涉及很多具体的问题。而以往的胸外科并没有对这些问题做密切关注，这显然不利于胸壁创伤的救治。胸壁外科是一个崭新的专业，具有与传统胸外科完全不同的理念和技术，因此由胸壁外科医生处理创伤问题时将有完全不同的结果。

胸壁外科有两种基本的属性，即胸壁骨科和胸壁整形外科[3]。这就是说，胸壁外科医生不仅关注胸壁的基本内容，更要关注骨科和整形外科的内容。如果考虑到胸壁外科起源于传统胸外科的话，胸壁外科的工作实际上涉及了三个专业的内容，即胸外科、骨科、整形外科。胸壁创伤中一个重要的内容是骨骼的外伤，处理骨骼的问题最专业的医生肯定是骨科医生。而在传统胸外科的工作中，这些问题是由胸外科医生完成的。这种做法值得商权。可以想象，如果肋骨或者胸骨骨折由骨科专业的医生处理的话，结果一定是不同的。胸壁外科医生具备了骨科医生的素质，因此当胸壁骨折被胸壁外科医生处理时，必然比以往传统的胸外科医生处理的要妥善很多。同样地，胸壁创伤还涉及很多整形外科的工作。以往胸外科医生多只注重救命不注重整形，这样的做法无可厚非。但是，如果加入了整形的理念，救治的效果必然大幅度提升。这是整形外科医生的工作，当然同样是胸壁外科医生的工作，因为在胸壁外科所有的工作中，整形的理念早已根深蒂固。这也是胸壁外科与传统胸外科最大的区别之一。

二、致伤因素

理论上讲，任何一种外部因素强大到一定程度而直接作用于胸壁后，都可能引起胸壁结构的破坏，导致胸壁创伤。外部因素的种类繁多，总的来说可以分为物理性和化学性两种[1]。化学性因素情况复杂，暂不做讨论。物理性因素可以是机械的、电的、光的、放射性的，这些因素都可以导致胸壁外伤。临床中遇到最多的是机械性的因素，由此可将胸壁外伤分为钝器伤、锐器伤、枪伤、火器伤、压伤、摔伤、砸伤、撞击伤、爆震伤等各种具体的外伤。各种致伤因素性质不同，作用方式不同，导致的结果也不同。但是，如果从最基本的物理原理进行分析，可以找到其中的共性。物理性因素造成损伤的基本原理其实就是外界物体对机体形成的碰撞，碰撞的机理和结果可以通过经典牛顿力学和一些应用力学的知识进行研究。这些研究对创伤的认识和救治具有重要意义。

三、病理及病理生理

病理变化研究的是不同层面结构的变化。胸壁外伤发生时，在各种外部因素的作用下，胸壁各种结构都会发生明显改变，这种改变由外到里，可以有不同的表现。

外部因素作用于胸壁时，最先接触致伤因素的部位是皮肤，理论上讲皮肤应该是首先被破坏的结构。但是，由于外力大小和胸壁内部构成成分性质的不同，会表现出不同的结果，由此可形成所谓的闭合性损伤和开放性损伤[1,3]。闭合性损伤皮肤完整，深层结构遭到破坏，破坏的结构可以是软组织也可以是骨骼。开放性损伤皮肤存在创口，损伤由外及里，可深达骨骼，甚至到达胸腔。

胸壁创伤致伤机理主要与各种结构自身的性质有关。总的来说，如果结构自身能够承受外来的打击，则不会出现损伤。如果无法承受外力打击，则必定会出现损伤。皮肤与深层结构对外力打击的承受能力不同。皮肤对某些外力的承受能力明显高于软组织和骨骼。正因为皮肤有如此特性，当外力不足以破坏皮肤时，可能首先导致深层结构的损伤，于是便出现了闭合性的胸壁损伤。如果外力足够强大，超出了皮肤的承受能力，则所有结构都可能出现损伤，此时的损伤就成了所谓的开放性损伤。

闭合性胸壁损伤的皮肤完整，但皮下的软组织可能出现不同的挤压或者撞击，局部会形成血肿、水肿等变化，骨骼可以没有明显变化。如果致伤因素强度够大，可能导致不同程度的骨折。骨折可以是单处骨折，最严重的骨折会累及多个部位。开放性损伤的皮肤有明显破口，破口经过的所有结构都会发生最剧烈的损伤，即结构的断裂。创口内如果有血管或者神经经过，可能造成相关的损伤。开放性损伤也可以有骨折存在。骨折可发生于单根肋骨，也可以累及多种骨骼，发生于多处。

开放性损伤可以有不同的形式，根据创伤性质的不同，可分为挫伤、挫裂伤以及裂伤，三种损伤都可有轻有重，但形式上最严重的创伤并不是这三种，而是另外的形式，即缺损[1]。当损伤严重到一定程度时，胸壁的某些结构可出现缺失，最终形成缺损，这是最严重的损伤形式。胸壁皮肤或者软组织的缺损仅局限于胸壁。如果胸壁全层缺损，将使胸腔完全打开，成为开放性的胸外伤。这种损伤显然已经超出了胸壁外伤的范畴，多会影响呼吸功能。另外，如果缺损明显且伴有血液丢失的话，可能引起循环系统的问题。

胸壁外伤发生时，人体会出现两种反应，其一是局部反应，其二是全身反应。局部反应是创伤的延续，可以表现为局部的出血、水肿、渗出等。如果不及时处理，可能会出现创口的感染等情况。全身反应包括两部分：①应激反应。机体会在最短的时间内做出反应，以应对危急情况。此时主要的反应为交感神经兴奋，另外会出现垂体和肾上腺皮质激素的反应。患者血糖升高，血压上升，心率加快，呼吸急促。这一系列反应均属于应激反应的范畴，是机体自我保护机制的体现。除了上述反应外，人体还会有心理反应，主要包括情绪反应、自我防御反应以及其他的应对反应。心理反应有时会加重生理方面的反应。②脏器功能损害。当创伤达到一定程度后，主要的脏器功能会出现异常，导致脏器功能不全甚至衰竭。这种情况可以在创伤早期出现，但多出现较晚，主要与脏器的功能储备有关。早期功能储备充足，不一定出现功能的异常。当功能进一步受损时，问题就会出现。与胸壁创伤关系最紧密的脏器是心脏、肺和肾脏，严重的胸壁创伤会导致这三个脏器功能的损害。

四、临床表现

胸壁创伤发生时，人体会出现明显的症状。症状主要来自两方面，一个是局部症状，另一个是全身症状[1,3]。局部症状主要是疼痛。开放性损伤的疼痛定位清晰，主要局限于损伤附近。闭合性损伤无皮肤创口，疼痛位置不确定，但多与深部创伤位置相符。疼痛的部位可有助于损伤结构的判断。除了胸壁的疼痛外，尚可能存在其他部位的疼痛，这提示合并伤的存在。全身症状主要与脏器功能损害有关。胸壁外伤对呼吸功能有直接影响，可于早期出现呼吸道症状，其他全身症状包括发烧、烦躁、紧张、乏力等，如果因为出血而导致休克出现，则会出现谵妄、昏迷等症状。

胸壁创伤的体征同样可分为局部体征和全身体征。局部体征主要为受伤处皮肤的红肿、淤血、破口等。皮肤挫伤可有明显的创面，范围广，但不涉及深层结构。裂伤可以看到明显的裂口，裂口内可有血液溢出。裂口过大，胸壁深层结构可能露出裂口。胸壁各种形式的缺损发生时，胸壁内部结构会暴露于缺损，缺损可能直接与胸腔贯通，局部可见气体溢出，可见反常呼吸运动。

五、检查

体格检查是最基本的检查，可以对创伤的基本情况做初步了解。在此基础上，需要根据伤情做其他检查，进一步明确创伤的详细信息。

最基本的检查是 X 线检查。这种检查方便快捷，且对胸壁骨骼有很好的检查效果，因此一般当做首选的检查[1]。在 X 线检查的基础上，可以考虑进一步的其他检查，比如 CT 检查，这样的检查可提供更多信息[1,5-7]。除了这两种检查外，如果怀疑有其他部位的损伤，比如心脏的损伤，可以做心脏的超声检查。通过这些检查，可以最大程度地获取损伤信息，使损伤得到最明确的诊断。

特别需要提出的是针对肋软骨的检查，由于 X 线不能显示肋软骨的影像，使肋软骨的损伤很难发现。此时一种简单的方法可以考虑，那便是超声检查。超声对肋骨和肋软骨病变可以做出非常精确的描述，如果怀疑有问题，可以做这样的检查。

超声检查最大的问题是临床医生不能直接看到肋骨或者肋软骨的立体影像。即使超声科医生提供了二维的照片，但无法显示肋骨或者肋软骨与周围结构的关系，因此不利于医生的判断。此时需要在发现问题的体表做标记，这是最简单的方法。如果条件允许，可以在术中行超声检查，这样的方法可为手术提供更好的帮助。

在实施检查时，检查项目越多，无疑会更有利于创伤的诊断。但是，创伤与一般疾病最大的不同就是紧急、危重。如果伤情允许，按部就班做检查没有问题；如果不允许，或者伤情极其危急需要尽快抢救时，所有不必要的检查都应该舍去，此时应该直接进手术室进行抢救而不能因为检查延误抢救。在这样的情况下，体格检查尤为重要，几乎可以决定伤者的命运。

六、治疗

胸壁创伤的治疗包括两部分内容：其一是保守治疗，其二是手术治疗[1]。保守治疗主要针对创伤较轻的情况，比如一般的皮肤挫伤，或者某些不甚严重的闭合性损伤。所有的开放性创伤以及胸壁深层重要结构损伤的闭合性损伤都需要手术治疗。

胸壁创伤手术是胸壁外科手术的一种，因此基本性质依然有两个：一个是治病，另一个是整形。由于创伤不是疾病因此不应该涉及治病的内容，但广义的创伤救治其实就是治病，因此在表述上可以将其描述为救治与整形。在传统胸外科创伤的救治手术中，救治是唯一的属性，整形的性质被忽略，这充分体现出两种救治理念的差异。

如果只考虑救治，只要有效消毒，有效止血，恢复组织的连续性，使胸壁恢复起码的功能就相当于救治成功。在这样理念的指导下，胸壁外观的问题完全可以忽略。在传统胸外科的有关章节中，关于胸壁外观的问题一般不被提及，而在胸壁外科的创伤手术中，整形问题不仅不能被遗忘，反而会被格外强调。整形是胸壁外科救治过程中一个核心内容。

胸壁创伤的手术时机需要根据伤者的实际情况来决定[6,8,9]，可以是最紧急的急诊手术，也可以是限期或者择期手术[1]。具体的伤情不同，应该采用不同的手术。

（一）急诊手术

胸壁创伤发生时，如果伤情极其严重，重要脏器功能受损，生命受到威胁，必须急诊手术。此时必须分秒必争，以最快的速度消除危害因素，恢复重要脏器功能，这是手术成功的基本保证。需要急诊手术的情况往往涉及大出血、严重的呼吸障碍等。胸壁大范围缺损、心肺功能急性重度损伤时，由于没有保守的方法可以消除危害，因此必须尽早手术。

（二）限期手术

一些损伤不至于威胁生命，却非常明显，会对患者造成生理和心理上的危害。如果保守治疗无法消除危害，则必须手术治疗。这种情况可以不急于手术，但必须在一定的期限内完成，不能拖延太久。这就是所谓的限期手术。限期手术为创伤的治疗赢得了时间。在等待手术的过程中，必须做好充分的术前准备，这样可以获得更为满意的效果。一般的肋骨骨折、胸骨骨折或者其他多种损伤的手术都属于限期手术的范畴。

（三）择期手术

如果患者损伤明显，有手术指征，但并没有威胁生命，可充分做好术前准备，选择合适的时间再手术。这样的手术是择期手术。一些缺损的修复重建手术，可以当做择期手术完成。

七、一些特殊手术

(一) 合并胸腔内结构损伤的手术

胸壁外伤常合并胸腔内脏器损伤，肺和心脏是最常见的受伤脏器，其他脏器比如气管、食道也可以在一些严重的情况中出现损伤[4,10]。这些损伤一旦出现，往往使胸壁创伤变得非常复杂且严重，此时不仅要对胸壁的损伤做处理，还要对胸腔内的损伤做处理。此时处理的重点是胸腔内的损伤。这正是传统胸外科的处理内容。胸壁外科虽然是一个独立的学科，但毕竟来源于胸外科，因此进行这样的外伤处理并没有太大的难度。

(二) 合并身体其他部位损伤的手术

胸壁创伤发生时，除了胸腔内结构可能受损外，身体其他部位的结构也可能受损伤[10]，比如腹部邻近胸壁的结构，再比如脊柱、肩胛骨、锁骨等处结构，都可能成为损伤的内容。在处理这些损伤的过程中，如果胸壁外科医生没有能力完成相关结构损伤的处理，则必须与相关专业的医生联合进行治疗，只有这样才能保证创伤救治最终获得成功。

八、预后

胸壁创伤的预后受很多因素影响，具体说来有两方面的因素：一个是客观因素，一个是主观因素[1]。主观因素一方面与病人的就诊时间、就诊趋向、就诊渠道、救治态度等有关，另一方面也与医生的认识水平、技术水平有关。客观因素主要包括两方面：其一是创伤的严重程度，其二是救治的条件。如果伤者能及时赶到医院接受救治，医生又能充分利用现有的技术条件做处理的话，一般都可以获得好的效果。但是，如果创伤极其严重，而救治又因为种种原因无法顺利开展的话，就不会有好的结果。

参考文献

[1] 王文林. 胸壁创伤的救治问题. 胸廓畸形手术专家，2021 – 11 – 03.

[2] CARGOUNIS E C, XIAO Y, GRANHED H. Mechanism of injury, injury patterns and associated injuries in patients operated for chest wall trauma. Eur J trauma emerg surg, 2021, 47 (4): 929 – 938.

[3] 王文林. 胸壁外科与其他专业的关系. 今日头条，2021 – 11 – 02.

[4] DOGRUL B N, KILICCALAN I, ASCI E S, et al. Blunt trauma related chest wall

and pulmonary injuries: an overview. Chin J traumatol, 2020, 23（3）: 125 – 138.

［5］RODRIGUEZ R M, HENDEY G W, MOWER W R. Selective chest imaging for blunt trauma patients: the national emergency X-radiography utilization studies（NEXUS-chest algorithm）. Am J emerg med, 2017, 35（1）: 164 – 170.

［6］PALAS J, MATOS A P, MASCARENHAS V, et al. Multidetector computer tomography: evaluation of blunt chest trauma in adults. Radiol res pract, 2014, 2014: 864369.

［7］OIKONOMOU A, PRASSOPOULOS P. CT imaging of blunt chest trauma. Insights imaging, 2011, 2（3）: 281 – 295.

［8］DE CAMPOS J R M, WHITE T W. Chest wall stabilization in trauma patients: why, when, and how?. J thorac dis, 2018, 10（Suppl 8）: S951 – S962.

［9］STOLBERG-STOLBERG J, KATTHAGEN J C, HILLEMEYER T, et al. Blunt chest trauma in polytraumatized patients: predictive factors for urgent thoracotomy. J clin med, 2021, 10（17）: 3843.

［10］BESHAY M, MERTZLUFFT F, KOTTKAMP H W, et al. Analysis of risk factors in thoracic trauma patients with a comparison of a modern trauma centre: a mono-centre study. World J emerg surg, 2020, 15: 45.

第二节

胸壁创伤的致伤机理

胸壁创伤是指在外界致伤因素的作用下，胸壁各种结构和组织出现的破坏。以往胸外科研究胸壁创伤时关注的重点是结果，也就是结构破坏后对人体的影响以及处置措施，而对伤害的过程并不关注。这似乎更符合临床专业的特点。但是，这显然是以往研究的缺陷。对伤害过程的了解其实非常重要，不仅有助于了解造成损伤的详细机理，也有助于伤害的防护，甚至还对创伤的救治有帮助。因此，很有必要对其进行研究。

造成胸壁创伤的因素有很多种，由于受伤的部位、结构、组织多种多样，创伤的结果也千差万别，要想对创伤过程做研究，将不得不面对一个巨大的挑战。但是，如果仔细观察，可以从中找到最基本的规律，并建立起合理的物理模型，这将有助于对创伤机理的研究。

一、胸壁创伤的力学原理

创伤的过程往往相当复杂，表面上看似乎难以找到其中的规律，而如果从力学的角度做分析，找到规律并不难。事实上，所有创伤发生的过程都可以看做是两个物体间的撞击过程，不管是锐器伤还是钝器伤，也不管是撞击伤还是压、摔伤，又或者是火器伤、刀伤、棒击伤等，所有创伤都是一个物体对另外一个物体的撞击。这里的一个物体是外力施加的器具，而另外一个物体就是人体的胸壁。两个物体的撞击过程可以从两个层面做研究：第一个层面的研究只关注两个物体间力的作用性质，不考虑物体的形状在力的作用下发生的改变；第二个层面的研究则关注物体内部尤其是胸壁内部结构在外力作用下发生的变化。第一个层面是经典牛顿力学的内容，而第二个层面则属于材料力学的内容。严格说来，后者其实也属于牛顿力学的内容。

在做上述研究的时候，有几个概念必须明确：首先是外力，此力很容易理解，指的是由外界致伤物体施加于胸壁的力量；其次是应力，这种力可以看做是反作用力，指的是胸壁在外力作用下产生的抵抗外力的力。外力和应力是相等的一对力，但作用显然不同。外力的作用是破坏胸壁的结构，使之出现各种结构的破坏；而应力则是一种维持结构保持原有形状的力。外力与应力保持平衡的前提下，机体结构可以不发生破坏性改变。但是，随着外力大小的增加，应力也会逐渐增加。应力作用的部位是胸壁结构内部更细微的结构。

如果内部结构无法经受应力的作用，就会导致损伤出现。由此可见，表面上看创伤由外力直接引起，事实并非如此，外力作用只是一个表象，实际引起损伤的是应力，应力的变化直接导致了损伤的发生。

在研究骨折的理论中，有关于应力骨折的理论，这些理论可以很好地解释应力骨折发生的机理[1,2]。除了骨折外，在其他结构或者组织的损伤过程中这种理论同样成立，尤其对于一些慢性的损伤来说，这种理论更容易被理解。

除了应力骨折外，临床上还有一种骨折被称为暴力性骨折。这种骨折的发生更突然、更迅速，与应力骨折发生的缓慢过程不同。其实如果将整个受伤过程人为拉长的话，二者并没有本质的区别，因此应力作用的原理同样适合暴力性骨折的场合，只不过为了解释更为方便，有人引用了新的理论做解释，似乎更容易理解也更加合理罢了。这种理论来自工程力学，主要的概念有三个：其一是点负荷，其二是面积负荷，其三是剪切力。胸壁结构是否被破坏取决于两个方面的因素：其一是外力作用的大小，主要是剪切力的大小；其二是结构的承受能力。剪切力大小与外部施加的力量直接相关，而承受能力则取决于结构自身的属性。结构的属性由两个指标来衡量：一个是强度，一个是刚度。要理解强度，则需要理解另外一个概念，即应变。应变是物体在外力作用下产生形状改变的量。在一定范围内，应力与应变的关系是线性关系。如果负荷持续增加，超出了结构承载的能力，就会出现屈服点，进入非弹性区域。此时如果继续加载负荷，就会出现结构的彻底崩溃。此时的应力为"极限应力"，也就是结构的强度。强度是用来衡量结构抗破坏能力的指标。刚度是指结构抵抗弹性变形的能力。强度和刚度是反映结构性能的两个重要指标。在胸壁的三种基本结构中，骨骼的刚度最小，而强度最大；皮肤的刚度最大，强度居中；软组织的刚度居中，强度最小。每种结构有很多具体的成分，这些成分的刚度和硬度也会不同，因此对抗破坏的能力也不同。当某一形式的破坏力作用于胸壁后，每种结构对破坏的承受能力不同，于是便出现了各种相应的损伤。当这些损伤以总的效果呈现出来后，就成了临床上可见的各种创伤类型。

二、特殊致伤因素导致的创伤

（一）锐器伤

锐器伤是胸壁外伤中最常见的类型之一，这种损伤最明显的特征是点负荷大，产生极强的剪切力，从而形成最激烈的局部破坏，也就是断裂。临床上将这种伤称为裂伤。裂伤发生时，由于应力在最短时间内得到释放，因此对周围结构几乎没有伤害，真正的伤害只局限于伤口。伤口内如果没有重要结构，这种伤并不会过于严重。但是，如果有重要的血管或者神经存在，损伤的后果将非常严重[3,4]。不过此时的损伤是附加于裂伤之后的伤害，与直接的伤害关系不大。锐器伤另外一个特点是对软组织伤害明显，而对骨性结构伤害较小。这是最常见的受伤表现，不过也有例外。如果伤害力度足够大，骨骼同样会受到伤害，导致骨折发生。

（二）火器伤

火器伤是一种特殊的损伤，多发生于战时，平时少有遇见。这种损伤同样具有极强的点负荷，但与锐器伤不同的是，致伤物体的速度极快，其中含有巨大能量[4,5]。在致伤过程中，物体的能量完全加载于胸壁上，巨大的能量将推动伤道周围结构向更周围的方向运动。这种运动速度极快，由于结构本身有强度和刚度的约束，因此会在很短的时间内恢复原有的形状和位置。然而，由于结构的移动已经发生，因此伤害难以避免，只不过肉眼无法察觉罢了。火器伤的损伤范围往往会超越伤道很大范围，这是此类损伤最大的特征。

（三）钝器伤

钝器伤主要来自钝器的击打或者碰撞，严格说来所有的撞击伤、摔伤、砸伤都属于此类伤害，其共同的特征是致伤的面积负荷增加[6]。与锐器伤相比，钝器伤受力面积增大，剪切力发生于受力部位周围。对于刚性较小的组织，比如软组织来说，一般不会发生断裂。但是，对于刚性较大的结构，比如骨骼来说，很容易发生断裂也就是骨折。这是很多闭合性胸壁外伤发生的根本原因，也是与锐器伤最明显的区别。但是，从受力的本质来看，二者并不存在实质性的区别，主要的区别在于受力的大小。锐器作用力极其轻微时，也不会发生裂伤。而钝器作用力极其强大的时候，同样会发生裂伤，裂伤不仅发生于刚性强的骨骼，也会发生于皮肤。由此可见，不同物体对胸壁的伤害是相对的。在多数情况下，不同性质的物体导致的伤害可能有差别。如果将作用的范围扩大，并用一种更长的时相拉长受力过程的话，所有过程的性质都是一样的，真正的区别只是程度不同罢了。

三、不同胸壁结构的创伤

胸壁结构可归纳为三种：其一是皮肤，其二是软组织，其三是骨性结构。多数情况下，外伤会由外及里，由此构成了所谓的开放性损伤[7]。而在另外一些情况下，外伤可能直接损伤胸壁内部结构，而皮肤没有明显创伤，此时的损伤是所谓的闭合性损伤。两种损伤性质不同，损伤程度不同，发生的机理也有差异。

对于任何一种创伤来说，致伤因素总是首先作用于皮肤，因此皮肤是第一个可能出现损伤的结构。但是，皮肤是一种特殊的结构，有自身特殊的强度和刚度。这两个要素的存在，使其更容易被锐器损伤，对于钝器却有强大的抗击能力。深部结构的情况恰好相反，比如胸壁的骨性结构，其强度和刚度与皮肤有明显的不同，这意味着对致伤因素的承受能力与皮肤有明显的差异。锐器作用面积小，其危害主要体现在较大的点负荷，而这样的负荷对于强度和刚度都较强的骨骼来说起不到伤害作用，因此锐器伤中骨骼可以没有损坏。但是，对于钝器伤来说，由于骨骼和皮肤的承受能力有明显差异，因此受损害的情况也不同。在一定的力度范围内，出现结构破坏的往往首先是骨骼而不是皮肤，这是闭合性损伤形成的机理。

不同结构的性质不同，受损伤的机理也不同。而对于同一种类型的结构，其内在的细微结构也会存在差异，此时同样会表现出不同的受伤情况。比如骨骼，肋骨与胸骨虽然都是骨骼，却在很多方面都存在差异。这些差异可以表现在位置、形状、大小等基本的物理指标中，更可以表现在内部构造和结构细节中。这些差异对损伤的过程起到了决定性作用。

胸骨比肋骨粗壮，且与周围的肋软骨、肋弓、锁骨等结构有密切联系，因此有更大的强度。相比之下，肋骨的强度要小很多。除了这些因素外，肋骨占据胸壁的面积明显大于胸骨，这等于增加了受伤的机会。这些因素使得临床上肋骨骨折的机会要明显大于胸骨骨折的机会。

对于每一种骨骼来说，其自身不同部位受损伤的情况也会有差异。这与很多因素有关：首先，与骨骼的形状有关。按照工程力学的理论，在物体断面突然改变形状的区域，或者物体表面粗糙不平的部分，内部的应力会相对集中，此处将成为力学中的薄弱点，往往是最容易发生损伤的部位。拿肋骨来说，每一条肋骨都不是均匀的圆柱形，而是不规则的形状。在其全程中，形状会发生多次变化。这些形状的变化部位就是损伤的易发部位。其次，与肌肉的保护有关。胸壁有大量肌肉存在，肌肉属于胸壁的软组织。表面上看，胸壁的肌肉与骨折没有太大关系，事实却并非如此。肌肉的存在一方面保护了骨骼，可有效缓冲外力的作用；另一方面又直接参与了对损伤的抵抗。此时的肌肉与骨骼形成了一个有机结合的整体，骨骼成为该整体的一部分。由于该整体抗损伤能力增加，因此骨骼发生损伤的机会明显降低。胸壁肌肉主要包括胸大肌、胸小肌、前锯肌以及背阔肌等肌肉，其中胸大肌是最主要的肌肉。胸大肌与胸壁骨骼的关系相当于四肢肌肉与四肢长骨的关系，肌肉的紧张可以明显增加肌肉骨骼复合体的强度，从而使抗损伤能力明显提高。第三，与周围其他的结构有关。肋骨从上到下有多条，但每一条肋骨与周围结构的关系都不同。第1肋位于锁骨深面，前方尚有胸大肌纤维遮盖，这个部位非常隐蔽，因此很难发生骨折。上位的肋骨后方有肩胛骨和背部肌肉覆盖，这等于有了一个很好的掩体，所以也不容易发生骨折。最下方的两条肋骨位于背部肌肉深层，同样有很好的保护，所以发生骨折的概率也较低。可见周围结构的存在对骨骼起到了很好的保护作用。

四、创伤的结果

创伤的结果是导致结构的破坏，这种破坏可有不同的程度。最轻度的破坏无法用肉眼察觉，只发生于结构的内部，可以将其当做微损伤。微损伤不断累积，可出现肉眼所见的宏观损伤。宏观损伤可以有不同形式，皮肤表面广泛的损伤是挫伤[6]，小范围伤及深层结构的损伤是裂伤，二者均存在时为挫裂伤。裂伤和挫裂伤超越了皮肤，深及软组织，甚至可能累及骨骼。三种损伤性质不同，但不能反映损伤的程度。面积极大的挫伤可能比程度较小的裂伤更为严重。对于相同部位的损伤来说，挫裂伤似乎更加严重，但不是最严重的损伤，最严重的损伤是局部结构的完全消失，也就是所谓的缺损[7]。当胸壁局部在致伤因素作用下彻底破坏并与胸壁完全脱离时，会造成最严重的损害。

缺损发生的过程有两种形式：一种是承受最大程度的暴力作用。此时的暴力超出了胸壁所有结构的承受力，导致了彻底的结构性破坏。组织间联系消失、离断，最终形成肉眼可见的缺损。另一种形式是在锐器作用下使某个区域的所有结构被去除，此时暴力程度不一定最大，但结果非常严重，同样可导致胸壁缺损。

胸壁创伤是一种短时间发生的胸壁结构损伤，这种损伤的危害很难与其他胸壁外科疾病的危害作对比。但不可否认的是，胸壁创伤的后果往往非常严重，需要胸壁外科医生高度重视，并根据基本的要求做出专业的处理[8]。

参考文献

[1] ROBERTSON G A J, WOOD A M. Lower limb stress fractures in sport: optimising their management and outcome. World J orthop, 2017, 8 (3): 242-255.

[2] LEE J, FIELDS K B. Sternal stress fracture in a middle-aged woman. BMJ case rep, 2017, 2017: bcr2016218203.

[3] GREBERSKI K, BUGAJSKI P, RZYMSKI S, et al. Penetrating thoracic injuries-treatment of two patients after suicide attempts. Kardiochir Torakochirurgia pol, 2015, 12 (1): 62-64.

[4] DE MLEO A S A, MOREIRA L B M, PESSOA F M C, et al. Tomographic aspects of penetrating thoracic trauma: injuries from firearms and other weapons. Radiol bras, 2017, 50 (6): 372-377.

[5] KOLLING D B E, HACKENBERG L, RATHJEN J H, et al. Penetrating injuries in Germany-epidemiology, management and outcome an analysis based on the trauma register

DGU®. Scand J trauma resusc emerg med, 2021, 29: 80.

[6] DOGRUL B N, KILICCALAN I, ASCI E S, et al. Blunt trauma related chest wall and pulmonary injuries: an overview. Chin J traumatol, 2020, 23 (3): 125 – 138.

[7] 王文林. 胸壁创伤的救治问题. 胸廓畸形手术专家, 2021 – 11 – 03.

[8] HAMILTON C, BARNETT L, TROP A, et al. Emergency department management of patients with rib fracture based on a clinical practice guideline. Trauma surg acute care open, 2017, 2 (1): e000133.

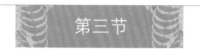

第三节

肋骨骨折

胸壁创伤是一种复杂的创伤形式，可累及胸壁的所有结构[1]。在这些结构中，肋骨是最容易受损伤的结构，这与肋骨自身的特性以及分布特征有关。肋骨骨折可以单独存在，也可以存在于其他形式的胸壁创伤中。由于很多创伤的问题涉及肋骨骨折的处理，因此有必要单独做介绍。

一、基本概况

肋骨骨折是传统胸外科中胸外伤部分最重要的研究内容之一，其手术治疗开展较早且较成熟。由于手术操作较简单，没有太大风险，很多基层单位都具备开展手术的能力。考虑到胸外伤救治的紧迫性，多数情况需要就近紧急处理，这使得很多伤者第一时间在基层单位得到救治，前往大医院的伤者相对较少。近年来，随着胸腔镜技术的广泛开展，越来越多的大医院将注意力集中于胸腔内手术，而不将胸壁手术当做重点，这使得大医院完成的肋骨骨折手术数量进一步减少。大医院的缺位使与肋骨骨折相关的研究力量缺失，显然不利于研究工作的开展。近年来肋骨骨折的研究进展并不大，一些人认为肋骨骨折的治疗已经到了极限，不可能再有更大的进展。这其实相当于一个瓶颈，任何事物的发展都是相对的，遇到瓶颈之前发展较为迅速，一旦遇到瓶颈，发展会逐渐缓下来。但这并不等于停滞，而是在蓄积能量。当能量积累到某种程度时，瓶颈将被突破，迎来新的进展。

当前肋骨骨折研究遇到的瓶颈主要表现在如下诸方面：①观念僵化。肋骨骨折是胸外科最传统的外伤之一，临床工作已经开展很多年。由于其一直被当做简单的骨折问题，因此一直不受重视。不受重视的结果就是任由传统观念横行。②手术方式陈旧。肋骨作为一种典型的管状骨，其手术方式就是固定。到目前为止固定方式无非有三种[2,3]：一是髓内固定，二是环抱式外固定，三是钢板螺钉外固定。髓内固定是在肋骨髓腔内放置固定材料完成固定。环抱式外固定是通过特殊的固定板完成固定，目前临床上有两种主要的方式，一种是用记忆合金材料完成，另一种是用钛合金材料完成。钢板螺钉外固定则是参考了普通骨骼固定的原理，先用固定板跨骨折断端放置，然后用螺丝钉固定。目前肋骨骨折手术中使用的固定方式都是这三种最传统的骨折固定方式，没有新的方式被设计或者发明。③手术的径路缺乏新意。以往肋骨骨折的固定手术全部采用切开固定，这种操作是直视下完成的开放手术。近年来，受胸腔镜手术的影响，一些人逐渐尝试在胸腔镜下对肋骨骨折进行固定[4,5]。虽然从技术上可以完成这样的操作，但实际意义始终受到质疑。通过胸腔镜完成的手术表面上看似乎是在标新立异，实际上却更容易被当做跟风，背离了胸壁外科手术的基本原则。④手术材料没有突破。骨折固定需要固定材料，这是手术完成的基础。在过去的年代里，不少材料先后被研发出来并用于临床，目前却只有少数几种在临床中使用。这些材料虽然比以往的材料有不少的进步，但依然有缺陷，需要进一步研发。可惜当前的研发步伐明显滞后，一些显而易见的缺陷无法被彻底消除。

肋骨骨折作为一种骨折，本质上属于骨科的研究范畴。胸外科发展虽然取得了不错的成绩，但重点不在骨折研究上，因此肋骨骨折研究中存在的问题可以理解。胸壁外科的一个属性就是胸壁骨科，由于具有了骨科的基本属性，研究肋骨骨折将具有明显的优势，这为将来的工作提供了观念和技术上的支撑。

二、致伤机理

肋骨骨折发生的原因可以有多种，最多的原因为各种形式的外伤，可以为摔伤、撞伤、砸伤等。而从导致骨折的机理分析，其主要与两个因素有关，其一是外部的破坏力，其二是肋骨自身的承受能力。当破坏力远远超出肋骨自身的承受能力时，骨折就会发生。

外部破坏力的大小与各种外伤的具体形式有关，但这样的力量是一个较为模糊的概念，很难用单纯力的大小做衡量。破坏力是导致肋骨骨折的决定因素，但骨折的发生尚与肋骨自身的承受能力有关。正常情况下，由于肋骨具有一定的强度和刚度，因此具有较强的抗破坏能力。这也是胸廓具有良好保护功能的原因之一。但是，由于人体有多条肋骨，且每条肋骨的位置、大小、形状都有差异，因此抗击破坏的能力有明显差异。有些部位的肋骨容易发生骨折，而另外的肋骨却鲜有骨折发生。这说明不同的肋骨以及相同肋骨的不同部位对外界破坏的承受能力都有差异。除了这样的差异外，临床中还存在多种骨折的易发因素，这些因素包括：①骨质疏松。这种因素是肋骨自身内在结构的改变，经常见于老年人或者某些特殊疾病患者。当肋骨内部结构出现问题时，其强度和刚度都会发生改变，对外部破坏的承受能力降低，容易发生骨折。②纤细。正常肋骨并不是一个规则的管状结构，而是一个弧形的不规则结构。但这样的结构有一定的大小或者一定的粗细。如果因为种种原因导致肋骨整体或者局部变得更加纤细的话，对破坏的承受能力就会降低，这样的肋骨较容易发生骨折。③畸形。形状和质地均匀的结构强度和刚度都较均一，不容易发生骨折。畸形发生时，肋骨局部将出现物理性质的改变，这样的部位很容易出现骨折，④局部病变。正常肋骨有较强的破坏能力。而如果局部出现病变，将对肋骨的物理特性造成影响，容易发生骨折。临床上常见的病理性骨折就是在非常弱小的外力作用下导致的骨折。

这说明肋骨自身结构已经严重破坏，无法承受外部力量的打击。

肋骨骨折可以独立存在，但由于胸壁结构是一个有机结合的整体，且与胸腔内及周围脏器都有密切联系，因此肋骨骨折经常合并其他结构的损伤[1,6,7]。最常见的是胸腔内部的损伤，可有肺部的挫伤、挫裂伤、裂伤，也可有心脏和大血管的损伤。合并伤的存在，使肋骨骨折的临床表现异常复杂。

三、临床表现

单纯肋骨骨折的症状主要是局部的疼痛，呼吸、咳嗽和运动时可能加剧。由于疼痛的影响，患者可能出现呼吸系统症状。如果伴有肺部的损伤，呼吸系统症状将更加明显。合并严重的心脏和大血管损伤时，可能出现循环系统症状。多根多处肋骨骨折可有胸壁软化，反常呼吸，对呼吸功能造成程度不同的影响，患者可能出现缺氧症状[1,6-8]。

肋骨骨折的主要体征包括局部的压痛，可触及骨折断端，压迫时可触及分离的断端，疼痛加剧，多根多处骨折可出现胸壁的浮动和反常呼吸。如果为开放性损伤，则可见创口的各种具体损伤。

四、检查

体格检查可以大致明确肋骨骨折的位置以及骨折的程度。进一步检查可以首选 X 线检查[1]。X 线检查虽然并不精确，但对某些部位的肋骨骨折显示较为清晰，具有很高的价值。必要的时候可以考虑 CT 检查。CT 检查对骨折有较好的显露，但只是对局部有效果，很难显示整个肋骨的结构，其最大的优点是对周围脏器损伤有良好的显示[1,6]。目前最先进的检查手段是三维重建检查。该检查不仅能够显露骨折细节，而且可以显露所有与手术相关的信息。其最大的缺点是时间较慢，过程烦琐，难以立即获得结果。对于需要急诊手术的患者来说，这种检查没有太大意义。近年来超声检查受到重视，可以获得较好的骨折信息，有一定的价值（图 5-3-1）。

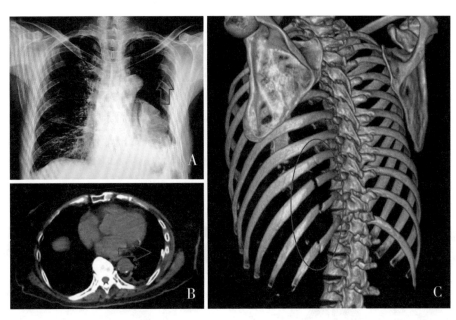

图 5 – 3 – 1　肋骨骨折的影像学检查（A. X 线影像，可显示骨折断端以及与整个胸廓的关系，便于确定骨折肋骨的位置，但有时显示不清；B. CT 检查，可显示骨折局部情况以及胸腔内损伤情况，但较难显示肋骨整体的位置情况；C. 三维重建图，可清晰显示肋骨骨折的详细信息）

五、诊断

　　肋骨骨折一般都有明确的外伤史，症状与体征也较明确，如果加上影像学发现，诊断并不困难。但是，考虑到肋骨骨折经常合并其他外伤的存在，因此对其进行诊断时需要注意以下内容：①明确骨折的部位和骨折的数量。部位和数量直接决定了治疗方法的选择和具体的操作细节，术前必须明确。重点明确两种情况，即单根单处骨折和多根多处骨折。前者有时不需要手术治疗，后者则牵扯到浮动胸壁的问题，处理原则与一般的骨折不同（图 5 – 3 – 2）。②有无合并胸壁其他结构的损伤。肋骨位于胸壁内，与胸壁其他结构结合紧密。如果外伤能造成肋骨骨折，很有可能同时造成胸壁其他结构的损伤，因此需要明确。其他可能损伤的结构包括软组织、胸骨和肋软骨等。软组织的损伤不容易发现，除非是开放性损伤，否则很难判断是否有此类组织的损伤。在涉及肋骨骨折的外伤中，软组织的损伤多不甚严重。如果为开放性损伤，则需要重视。胸骨和肋软骨的损伤经常伴随肋骨骨折而发生，由于涉及手术材料和手术方式的问题，术前有必要明确。③有无合并胸腔内脏器损伤。胸壁结构位于胸腔外表，此类结构一旦受损伤，胸腔内脏器多无法幸免。因此，肋骨骨折常合并胸腔内结构的损伤。即便没有具体脏器的损伤，也可能因为血胸、气胸的出现而影响胸腔内脏器的功能，因此在对肋骨骨折做诊断时必须同时对胸腔内的情况做观察，如果存在异常，则需要同期处理。④有无合并身体其他部位的损伤。外伤的情况多较复杂，可能局限于胸壁，但更多的时候会累及全身各处，此时身体其他部位同样可能存在损伤。从全身总体的创伤状况看，肋骨骨折有可能只是一个无关大局的损伤，如果身体其他部位重要脏器发生损伤的话，更需要尽早处理其他损伤而不是肋骨骨折。因此，在发现有肋骨骨折时，一定要对身体其他部位做检查，以便于做出最佳的处理。⑤有无重要脏器的功能损害。肋骨骨折发生时，有可能合并重要脏器功能的损害。这样的损害往往直接关系到生命安危，因此必须及时发现并做出处理。

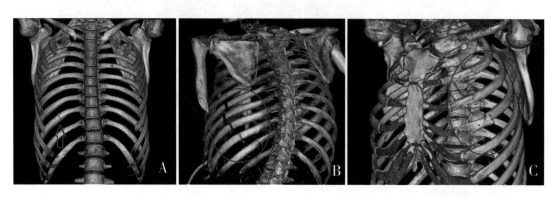

图 5 - 3 - 2 肋骨骨折的部位和数量（A. 单根单处肋骨骨折；B. 多根单处肋骨骨折；C. 多根多处肋骨骨折）

肋骨骨折本身的危害可轻可重，但由于可能涉及其他部位的损伤，具体的情况非常复杂，因此在对其进行诊断时，必须进行宏观的审视与观察，以便做出科学的处理。

肋骨骨折的鉴别诊断主要是病理性骨折。从本质上讲，病理性骨折同样是骨折，与外伤性骨折没有本质的区别。但本章讨论的骨折是胸壁创伤的内容，是致伤因素作用下的骨折，这样的骨折显然与病理性骨折有明显的差别。病理性骨折发病的根源在于骨骼自身的原发病。原发病的性质与外伤不同，因此属于其他胸壁疾病讨论的范畴。

造成病理性骨折的原发病可以为肿瘤，也可以为骨髓炎等疾病。这样的疾病病程较长，骨折可在没有明确致伤因素作用时发生，骨折局部可有特殊的体征，影像学检查可见明显的病灶。普通外伤性肋骨骨折没有明显的病灶。

六、手术治疗

（一）手术指征与手术时机

肋骨骨折确诊后，接下来的问题是治疗。治疗有两种基本方法[8]：其一是保守治疗，其二是手术固定。保守治疗的主要内容是对症治疗，并要特别防止并发症的发生。有人使用特制的胸带或者胶布进行体外固定，以促进骨折愈合。这类方法对于轻度的肋骨骨折有较好的作用，但严重的肋骨骨折不能使用保守方法。肋骨骨折的手术治疗主要是切开固定，但对是否手术一直存在争议。早年对于骨折的处理较为保守，一些人不主张手术，尤其对于单根单处肋骨骨折来说，多数人主张保守治疗。随着各种固定材料研发的进展，手术逐渐成为主流的治疗方法。关于治疗方法的选择，一些指南与共识中罗列出很多详细的条目，这些条目的实际意义并不大，最重要的原则其实只有一条，除了骨折端没有明显错位的单纯肋骨骨折外，其他所有类型的肋骨骨折都有手术指征。

手术指征的问题其实并不复杂，只要条件允许，应该积极开展手术。目前另一个存在争议的问题是手术时机的问题[9]。这个问题同样有不同的观点。此问题的实质主要是手术的安全性与效果问题。对于任何一种外伤来说，尽早手术肯定是最好的选择。但是，手术的前提是安全。如果不能保证安全，就不能过早手术。

单纯肋骨骨折手术简单，不存在安全隐患。但是，由于肋骨骨折经常合并其他重要脏器功能的损害，因此手术必须优先考虑重要脏器的功能。如果条件允许，自然要尽早手术。如果条件不允许，则需要尽可能科学地权衡利弊。手术时机涉及的一个重要问题是急性期后的手术问题。如果骨折端已有骨痂形成，尤其是局部已经固定，不再随呼吸和一般的运动活动的话，手术就没有必要了。

（二）手术原则

肋骨骨折手术的基本原则是：①牢固固定骨折断端；②恢复肋骨连续性；③消除畸形；④积极处理合并伤；⑤防止并发症。

骨折端的固定是手术的终极目标，但骨折的固定必须牢固，如果达不到此目的，手术就失去了意义。如前所述，骨折固定的方式有多种，术中需要根据具体需求进行手术方式的选择，这是手术的基本要求。骨折固定时，仅关注牢固不一定能保证良好愈合，另一个关键因素是对合良好，使肋骨连续性恢复。如果断端之间不连续，愈合可能会出问题。固定骨折时，要按照肋骨的自然形状做固定，不能成角，不能错位，否则将造成畸形愈合，影响术后胸廓的形状。由于肋骨骨折经常有合并损伤存在，必须对其做妥善处理，否则不仅会影响手术效果，而且可能带来更加严重的后果。肋骨骨折手术本身可能有并发症发生，比如因为局部血管损伤导致胸腔积液或者气胸等问题，都需要一并处理，以免影响手术效果。

（三）手术方法

肋骨骨折手术有两种基本的径路，传统的径路是直接切开固定，近年来一些人开始使用胸腔镜辅助实施胸腔内肋骨骨折的固定[4,5,8]。胸腔镜手术有一定的优势，但并不是所有部位的肋骨骨折都适合采用此技术。在多数情况下，直接切开固定依然是首选的手术。

实施切开固定手术时，首要的是切口的选择问题，最基本的原则是就近原则。切口越接近骨折部位，显露效果就越好，操作也越方便，切口可能因此而做得很小。但由于胸壁表面有一些重要结构，比如乳腺、肩胛骨等，这使得就近原则有时不容易实施。为了最终完成手术，需要在避开这些结构的前提下尽可能接近骨折部位，以便完成显露和操作。除了重要结构外，另一个问题也需要考虑，那便是所有胸壁外科手术都必须时刻牢记的问题，即整形问题。整形问题的实质是胸壁的外观形状。如果切口选择于较暴露的位置，比如前胸壁靠上的部位，术后的疤痕可能影响美观，因此必须尽可能避免，应该在就近原则的要求下尽可能选择在隐蔽的部位。选择切口的第二个原则是避开重要结构。乳腺与肩胛骨的存在可能会阻挡某些骨折的显露，此时应该尽可能避开这些结构，避免这些结构损伤。在胸壁的众多结构中，肌肉是一个较为重要的结构，尽管肌肉切开后依然可以缝合，却增加了并发症发生的可能，因此实施切口时同样要避开这些肌肉的横断。前胸壁上部靠近锁骨中线部位发生骨折时，如果直接在其表面做切口的话，可能恰好经过胸大肌和胸小肌，这样的结构将不得不切断。如果切口能避开这些结构，将具有重要意义。切口实施的第三个原则是尽可能选择小切口。这是胸壁外科手术塑形性质的基本要求。胸壁外科与胸外科最大的不同就是多出了整形的属性，因此任何操作都需要考虑美观的问题。美观的问题由两方面的效果决定：其一是胸廓的整体形状，其二是术后的疤痕。切口的实施直接关系到术后的疤痕，因此要想有一个好的整形效果，必须对切口做仔细设计。影响疤痕的因素有很多，其中疤痕的大小是最重要的因素之一。为了获得尽可能完美的整形效果，切口的长度应该尽可能缩短。这是对手术切口基本的要求。

切口完成后，接下来的操作包括骨折部位的显露与固定。骨折的显露可以通过不同的技巧完成。骨折的固定需要特殊的材料，材料不同固定的具体操作也不同，术中应该根据材料的要求完成相应操作（图5-3-3）。

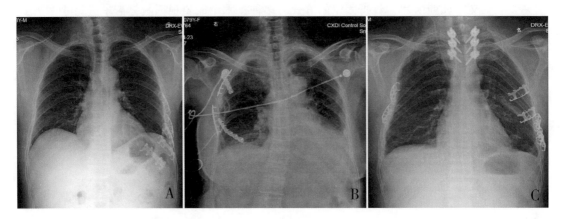

图5-3-3 使用不同材料进行的肋骨骨折的固定（A. 使用环抱式固定板固定肋骨；B. 使用 MatrixRIB 固定肋骨；C. 使用记忆合金板固定肋骨）

肋骨骨折的固定操作本身没有特别难的技术，重点是对一些特殊情况的处理。这些情况包括：①合并肋软骨和胸骨骨折的处理；②合并胸腔内脏器损伤的处理；③合并胸部之外远处部位损伤的处理。这些特殊的处理是手术必须考虑的内容，处理的效果将直接影响手术的最终结果。

肋骨骨折处理的难点是多根多处肋骨骨折的处理，这也就是所谓的连枷胸。由于其涉及特殊的问题，将在独立章节中讨论。

（四）手术并发症

肋骨骨折固定手术本身是一种外科操作，因此可能出现一些并发症。并发症包含一些常见的胸科手术并发症，比如气胸、胸腔积液等，还可能包括一些特殊的并发症，比如固定失败等，这不仅与手术的技术有关，也与材料的选择有关，此外，病人自身的因素也是导致手术失败的原因之一。病人自身的因素可包括如下方面：①肋骨变异，局部过于纤细，固定时材料不能贴紧牢固。由于不能充分用力，必然影响固定效果。②肋骨过于脆弱。年龄较大的患者可能出现骨质疏松，肋骨质地松软，固定无法过于用力，同样会影响固定效果。③病人术后早期不适当的运动，使固定板与肋骨骨折断端的贴合受到影响。这些因素都可以对固定效果造成不利影响，导致手术失败。

肋骨固定手术的并发症一旦发生，可能给患者带来巨大痛苦，因此必须妥善处理。一般采用的方法是再固定。但是，如果肋骨损伤严重，无法实施妥善固定，则需要采取最无奈的措施，即胸壁骨性结构的重建。从本质上讲，重建操作的实质也是固定，只不过是对重建材料的固定而不是对固定材料的固定罢了。重建的范围更广，是针对极其严重的肋骨骨折才采取的措施。

七、预后

单纯的肋骨骨折手术简单，经过适当固定后一般均能获得满意效果。其最明显的标志是疼痛减轻或者消失，局部体征不复存在，全身其他症状也明显改善。患者可以早日下床活动，早日恢复正常的工作。这正是手术的真正意义。多发性肋骨骨折往往较为严重，除了肋骨本身的病变外，往往合并其他结构的损伤。在实施治疗时，如果能从全局出发，对外伤做出系统的评估与处理，同样会获得好的效果。如果处理不当，将会影响救治效果，最终甚至可能出现意想不到的并发症或者后遗症。

肋骨骨折被认为是传统胸外科中一种较为古老的外伤类型，当今的胸外科医生很少对其进行关注。没有关注就很难有新进展。但是，进展小不等于不需要进展。其实围绕肋骨骨折尚有很多问题需要深入研究，这正是胸壁外科接下来需要做的工作。

参考文献

［1］ DOGRUL B N, KILICCALAN I, ASCI E S, et al. Blunt trauma related chest wall and pulmonary injuries: an overview. Chin J traumatol, 2020, 23 (3): 125 – 138.

［2］ FOKIN A A, HUS N, WYCECH J, et al. Surgical stabilization of rib fractures: indications, techniques, and pitfalls. JBJS essent surg tech, 2020, 10 (2): e0032.

［3］ ZHANG Q, SONG L, NING S, et al. Recent advances in rib fracture fixation. J thorac dis, 2019, 11 (Suppl 8): S1070 – S1077.

［4］ PIERACCI F M. Completely thoracoscopic surgical stabilization of rib fractures: can it be done and is it worth it? . J thorac dis, 2019, 11 (Suppl 8): S1061 – S1069.

［5］ BAUMAN Z M, BEARD R, CEMAJ S. When less is more: a minimally invasive, intrathoracic approach to surgical stabilization of rib fractures. Trauma case rep, 2021, 32: 100452.

［6］ CARAGOUNIS E C, XIAO Y, GRANHED H. Mechanism of injury, injury patterns and associated injuries in patients operated for chest wall trauma. Eur J trauma emerg surg, 2021, 47 (4): 929 – 938.

［7］ KENT R, WOODS W, BOSTROM O. Fatality risk and the presence of rib fractures. Ann Adv Automot Med, 2008, 52: 73 – 84.

［8］ HE Z, ZHANG D, XIAO H, et al. The ideal methods for the management of rib fractures. J Thorac dis, 2019, 11 (Suppl 8): S1078 – S1089.

［9］ PRINS J T H, WIJFFELS M M E, PIERACCI F M. What is the optimal timing to perform surgical stabilization of rib fractures? . J thorac dis, 2021, 13 (Suppl 1): S13 – S25.

肋软骨骨折

肋软骨是胸廓的重要构成成分，是胸壁骨性结构的一种，当受到外界破坏力的作用后，也可能发生骨折。但肋软骨骨折与肋骨骨折和胸骨骨折不同，其诊断与治疗都有自己的特色，因此需要单独讨论。

一、肋软骨的结构特征

肋软骨较少受人关注，正因为少受关注，因此很少有人真正了解。多数人会把肋软骨想象成肋骨连接胸骨的部分。事实上，这样的观点并不全面。以这种形式存在的肋软骨只是一种形式而已，并不是肋软骨的全部。这种形式主要存在于第 1 ~ 6 肋骨与胸骨的连接处，此外的肋骨与胸骨的连接都没有直接通过肋软骨完成，而是通过另外的一种结构完成，这种结构就是肋弓。肋弓是第 7 ~ 10 肋软骨前

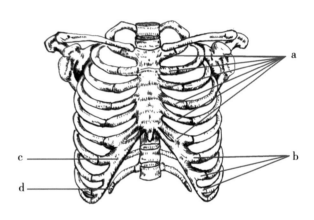

图 5 - 4 - 1　肋软骨的分型（a. A 型；b. B 型；c. C 型；d. D 型）

端的融合体，与肋骨连接的部位彼此独立而前端融合，这些部位的肋软骨不是标准形状的肋软骨，严格说来也不是肋弓，而应该是肋弓的一部分。在肋弓畸形的章节中，肋弓的定义有详细描述。这里的肋弓实际上是狭义的肋弓。第 1 ~ 10 肋骨都有肋软骨与胸骨直接或者间接相连。第 11、12 肋骨为浮肋，前端不与胸骨相连，却同样有肋软骨，但这些肋软骨前端游离，位于腰背部的组织中，与胸骨无关。由此可见，肋软骨有四种基本的存在形式（图 5 - 4 - 1）：A 型，独立的肋软骨；B 型，部分独立的肋软骨；C 型，肋弓；D 型，游离于腰背部肌肉中的肋软骨。正因为肋软骨存在形式不同，病变的形式也有很大的差异。

肋软骨后端与肋骨直接相连，不存在关节。第 1 肋软骨与胸骨柄之间存在关节，但不活动，被称为不动关节。第 2 ~ 6 肋软骨与胸骨的肋切迹构成微动关节，即胸肋关节，第

7~10 肋软骨通过肋弓直接与胸骨相连，不存在关节。

肋软骨的内部结构与肋骨、胸骨均不同，这种差异决定了各种物理特性的不同。物理特性不同，对外部破坏力的承受能力也不同，因此出现骨折时会表现出不同的特性。

二、肋软骨骨折发生机理

肋软骨骨折是一种较为常见的骨折形式，多与肋骨或者胸骨骨折同时出现，独立出现的肋软骨骨折较少见[1,2]。肋软骨发生骨折的原因来自外力的作用，当外力直接或者间接作用于肋软骨且达到一定极限时，会导致骨折发生。与一般的肋骨和胸骨相比，肋软骨具有较大的柔韧性，用力学的概念来表示，就是具有较大的弹性或较小的刚度，这样的结构一般不容易发生骨折。但是，当外力达到一定的强度后，肋软骨的骨折将无法避免，这样的骨折同样会发生。

肋软骨骨折好发的部位一般与肋骨骨折好发的部位相当，即第3~7肋骨相连的肋软骨。肋弓范围广，长度比一般的肋软骨都长，理论上此处应该最容易发生骨折，而事实上并不多见。主要原因与肋弓特殊的位置和结构有关。肋弓本身弹性大，中间游离，没有牢固的结构约束，这增加了肋弓的活动度。大的活动度意味着较好的弹性与缓冲能力。当受到外力作用时，肋弓会出现较好的缓冲，缓冲使局部应力充分释放，因此不容易发生结构的破坏。当然，这里说的外力主要指的是钝性损伤中的外力，如果外伤属于锐器伤，且直接伤及肋弓的话，缓冲将没有太大意义，锐器会直接伤及肋弓，致使肋弓离断，出现事实的骨折。

孤立的肋软骨骨折不多见，这与肋软骨特殊的位置以及自身的特性有关。第1~6肋软骨恰好位于肋骨与胸骨之间，肋骨是一个长的管状结构，尽管自身是骨骼结构，但整体的弹性较好，可以对外力有一定缓冲。肋软骨一端连于胸骨，胸骨虽然弹性不佳，却不影响另一端与肋骨连接处的弹性。正因为这种特殊的位置特征，肋软骨在受到外力作用时可得到很好的缓冲。缓冲使肋软骨骨折的发生率处于较低的水平。但是，与肋弓相似，在肋软骨局部受到锐器伤的时候，情况会完全不同，锐器可以直接伤及肋软骨而导致骨折。

典型的肋软骨骨折只能发生于肋软骨正中，此时骨折两端均为肋软骨。而临床中经常看到的骨折并非如此，发生于肋软骨与其他结构的连接处，比如肋软骨与肋骨的连接处或者肋软骨与胸骨的连接处[3,4]。这些部位的骨折理论上不是典型的肋软骨骨折，当然也不能算作是肋骨骨折或者胸骨骨折。不过为了介绍方便，我们权将其看做是肋软骨骨折。按照材料力学的有关原理，这两个部位最容易发生骨折，主要的原因就在于肋软骨的物理特性与肋骨和胸骨的不同。这两个部位的骨折与典型的肋软骨骨折不同，在处理时需要特殊的技术。

三、危害

单纯肋软骨骨折发生后，其危害与多种因素有关。如果骨折局限于前胸壁，也就是第 1~7 肋软骨，且没有明显并发症的话，可没有太大的危害。由于有上、下肋骨以及胸骨的限制，肋软骨骨折一般不会发生骨折端的错位，不至于造成严重后果。如果连续多条肋软骨发生骨折而没有肋骨骨折的话，主要的危害来自并发症[4]。此时有可能呈现周围血管的损伤，其中胸廓内动脉是周围较大的血管。一旦发生损伤，将会有严重出血。这样的骨折同样不会有严重错位。没有错位的肋软骨骨折本身的危害多不严重。如果肋软骨发生错位，则可导致严重后果[3]。当肋软骨骨折发生在开放性损伤中时，可能合并其他结构损伤带来的危害。但是，多数情况下肋软骨的骨折会与周围其他结构的骨折合并存在。此时的情况会因为众多结构骨折而变得复杂，需要特别的处理。

第 8~10 肋软骨或者肋弓的骨折较少见，由于胸壁局部没有太多重要结构，一般不会造成太大危害。但由于此处的缓冲能力较大，如果有肋软骨骨折发生，则说明受到的外力较强大，这样的外力可能造成周围其他结构的损伤。这些损伤有可能来自腹腔上部，比如肝脏和脾脏，一旦发生损伤，危害将非常严重。

四、临床表现

肋软骨发生骨折后，最主要的症状是疼痛，可随呼吸运动或者咳嗽加剧。骨折局部有压痛，触诊可以摸到骨折端。多条肋软骨骨折可以有局部胸壁的浮动，但一般不软化，只有当合并肋骨骨折时才可能出现真正的浮动胸壁和反常呼吸[3]。低位肋软骨骨折可合并肋弓的骨折，此时可以摸到离断的肋弓，断端明显，活动度大。闭合性肋软骨骨折可合并其他结构的损伤，开放性肋弓骨折可以局限，也可以有较大范围的损伤。

五、检查

肋软骨骨折的基本检查同样是体格检查。如果需要获得更详细的信息，则需要实施影像学检查。软骨组织在 X 线检查中不显影，因此用 X 线不能发现肋软骨的骨折。超声检查有一定的作用，但对肋软骨骨折的显示有一定的局限性[5]。CT 检查可以明确骨折局部和周围细节，是较为实用的检查手段。最佳的检查是三维重建检查，这种检查不仅能够显示肋软骨骨折的征象，还可以对胸壁以及整个胸部的情况做显示，是一种非常有价值的检查。但这种检查有其自身的局限性。

六、诊断

肋软骨骨折的诊断并不困难，通过受伤的经过、主要的临床表现以及检查结果可以轻易得到诊断。但是，要想为治疗提供有价值的指导，必须明确三个问题：①是否为单纯的肋软骨骨折。由于此类骨折经常与其他骨性结构骨折合并存在，因此在诊断肋软骨骨折前一定要排除其他骨折的可能。②肋骨和胸骨的受伤情况。如果肋软骨骨折同时合并了肋骨和胸骨的骨折，则必须对其骨折情况做出诊断，这将直接关系到手术的策略。③其他部位合并损伤的情况。如果存在肋软骨之外的损伤，比如胸腔脏器、腹腔脏器以及肩胛骨、锁骨、胸椎等近处结构的损伤，必须同时进行诊断，这些损伤的情况同样关系到手术的策略，因此必须明确。

七、手术

（一）手术适应证

单处的肋软骨骨折如果不存在明显的并发症，可以保守治疗。如果局部损伤严重，伴有明显的并发症或者合并有周围其他结构损伤时，均需要手术治疗。需要手术的肋软骨骨折包括如下内容：①多处肋软骨骨折。这样的骨折即便没有明显的并发症，也会影响整个胸廓的稳定性，最终影响胸廓的功能，因此有必要实施手术治疗。②合并肋骨或者胸骨骨折的肋软骨骨折。这样的情况往往相当于多处的骨性结构骨折，不仅对胸廓稳定性有影响，还可能出现浮动胸壁，因此必须手术治疗。③出现肋弓骨折的肋软骨骨折。肋弓骨折是较为严重的骨折，此处的骨折一旦发生，将严重影响胸廓下部的稳定性，不仅会影响胸廓的功能，还可能令患者极其痛苦，因此需要实施手术。④合并有胸腔内脏器损伤的肋软骨骨折。胸腔内脏器损伤往往比肋软骨骨折更严重，这样的损伤都需要尽快手术治疗，因此合并的肋软骨骨折也需要同期完成治疗。⑤开放性外伤中的肋软骨骨折。开放性外伤本身就是必然的手术指征，因此合并肋软骨骨折时，手术不能避免。⑥粉碎性的肋软骨骨折。这类骨折即便不影响胸廓的稳定性，离断的肋软骨也有潜在的危害性，因此必须手术。⑦局部有重要血管损伤的肋软骨骨折。血管损伤意味着出血，如果出血严重，则必须尽快手术。

（二）手术治疗

肋软骨的固定方法有很多种，可大致分为三类：①直接缝合固定；②用环抱式固定板固定；③用 MatrixRIB 固定[1,4]。直接缝合一般采用缝线对肋软骨两断端进行缝合，这样的方法比较简单，但固定效果不良。当针对单处肋软骨骨折做缝合时，效果较为满意。如果对多条多处肋软骨做缝合，固定效果可能不太满意。环抱式固定板是针对肋骨骨折设计的固定材料，满意的固定需要加压于肋骨。当这种材料用于肋软骨固定时，如果加压过大，可能将肋软骨夹碎，因此只能适可而止，不能非常牢固地固定。MatrixRIB 同样是用于肋骨固定的材料，标准的固定方法是用螺丝钉拧入断端两侧的肋骨进行固定。肋软骨骨质较脆，拧入螺丝钉时很容易将软骨拧碎而使固定失败。由此可见，三种固定方法各有特点，对固定部位都有特殊要求，在实施具体的固定时，必须根据实际情况进行妥善操作。

为了手术操作方便，我们将肋软骨骨折分成五种基本形式（图5-4-2）：Ⅰ型，胸肋关节处骨折；Ⅱ型，肋软骨中间骨折；Ⅲ型，肋骨与肋软骨连接处骨折；Ⅳ型，肋软骨与肋弓连接处骨折；Ⅴ型，肋弓骨折。五种形式的骨折情况明显不同，具体固定的方法也不同。

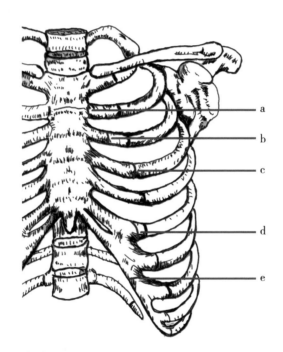

图5-4-2 肋软骨骨折的分型（a. Ⅰ型；b. Ⅱ型；c. Ⅲ型；d. Ⅳ型；e. Ⅴ型）

Ⅰ型肋软骨骨折位于胸肋关节处，此型骨折非常特殊，由于一侧没有残余肋软骨，因此无法使用各种形式的环抱式固定板。另外，由于胸骨坚硬，缝合困难，普通缝线难以穿过，因此也不适合采用缝线进行固定。但是，如果使用带针的钢丝进行缝合，则可以轻松穿过胸骨和肋软骨，这种缝合的方式可以考虑。除了这种方法外，还可以考虑使用 MatrixRIB 进行固定。板的一端可以固定于胸骨表面，另一端可以跨越骨折部位而固定于另外一侧的肋软骨残端。如果担心直接固定肋软骨效果不佳，可以选用较长的板完全覆盖肋软骨而直接固定于肋骨之上，这样一般可以获得满意的效果。

Ⅱ型肋软骨骨折是位于肋软骨中间骨折,三种固定方法都可以用在此类骨折的固定中。首先可以直接进行缝合,这是最简单的固定方法。使用环抱式固定板同样可以完成固定,但固定效果不一定满意。使用 MatrixRIB 进行固定时,最好选择较长的板超越整条肋软骨,一端固定于胸骨,另一端固定于肋骨,中间可以在肋软骨骨折端的两侧加固,这种方法往往可以获得非常满意的固定效果。

Ⅲ型肋软骨骨折位于肋骨与肋软骨连接处,由于肋骨端骨质坚硬,即便用带针钢丝都难以缝合成功,因此不能考虑缝合固定。环抱式固定板可以固定,但肋软骨侧固定可能不太牢固。最理想的固定方式依然是 MatrixRIB 板,方法同样是超越整条肋软骨,一端固定于肋骨,另一端固定于胸骨。

Ⅳ型肋软骨骨折位于肋软骨与肋弓连接处,由于骨折两端都是软骨组织,因此可以考虑直接缝合。由于骨折一侧的肋弓与肋软骨不在一个方向上,很难用环抱式固定板进行固定。此时依然可以考虑使用 MatrixRIB 进行固定。具体方法是先于肋弓表面放一条 Matrix-RIB 与肋弓自身固定,然后用另外一条 MatrixRIB 完成骨折的固定,MatrixRIB 的一端固定于肋软骨骨折处远端的肋骨上,另一端固定于肋弓的 MatrixRIB 之上。这是一种综合的固定方法,更能体现胸壁整形的理念。

Ⅴ型肋软骨骨折是肋弓骨折,这种骨折与所有形式的肋软骨骨折都不同。肋骨本身较粗大,一侧边缘平直,另一侧边缘有肋软骨相连,连接处宽窄不一,极不规则。考虑到骨折端都是软骨,可以直接缝合,也可以用 MatrixRIB 板直接进行固定,但不适合使用环抱式固定板进行固定。

以上五种类型的肋软骨骨折基本涵盖了所有的肋软骨骨折类型,这些类型都是单纯的肋软骨骨折。必须指出的是,临床中单纯的肋软骨骨折并不多见,多数情况下会合并其他骨性结构的骨折,此时要想使所有的骨折都得到满意固定,必须根据具体的情况做出决策(图5-4-3)。

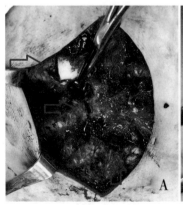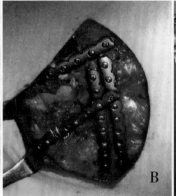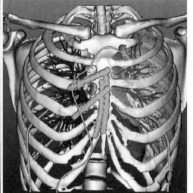

图5-4-3 右侧第3、4肋软骨骨折合并胸骨下端骨折

在所有骨折的固定手术中，关键的问题是固定材料的选择。由以上分析可以看出，环抱式固定板并不能满足所有固定操作的需要，而 MatrixRIB 却恰好相反，在每一种骨折类型中都可以发挥好的作用，因此可以当做首选的材料来使用。尤其当骨折的具体位置和结构不太清楚时，更应该准备这样的材料，以应对各种骨折固定的需要。

八、预后

肋软骨骨折的固定手术相对容易，即便合并其他骨性结构的骨折，只要材料选择合适，并按照基本的原则进行固定，一般均可以获得好的效果。但是，像所有其他种类的骨折一样，由于肋软骨骨折经常会合并胸腔内或者身体其他部位的损伤，这使得整体的损伤存在很大的不确定性。但不管伤情多么复杂，基本的救治原则是相对固定的，只要严格按照这样的原则进行救治，最终的效果都将比较满意。

参考文献

[1] EL-AKKAWI A I, DE PAOLI F V, ANDERSEN G, et al. A case of severe flail chest with several dislocated sterno-chondral fractures. Int J surg case rep, 2019, 65: 52 –56.

[2] MCADAMS T R, DEIMEL J F, FERGUSON J, et al. Chondral rib fractures in professional american football: two cases and current practice patterns among NFL team physicians. Orthop J sports med, 2016, 4 (2): 2325967115627623.

[3] MOHAMED S, OSMAN A, PATEL A, et al. Delayed cardiac tamponade following blunt chest trauma due to disruption of fourth costal cartilage with posterior dislocation. Trauma case rep, 2020, 29: 100340.

[4] PRINS J T H, WIJFFELS M M E. Operative treatment of multiple costochondral dislocations in a patient with severe rib fractures and a flail chest following trauma. BMJ case rep, 2021, 14 (3): e239511.

[5] MATTOX R, RECKELHOFF K E, WELK A B, et al. Sonography of occult rib and costal cartilage fractures: a case series. J chiropr med, 2014, 13 (2): 139 –143.

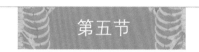

第五节

胸骨骨折

胸骨骨折是一种较少见的胸壁外伤，在人体所有的骨折中，胸骨骨折占的比例低于0.5%[1]；在胸壁创伤中的比例相对较高，但无准确数据。多种因素可导致胸骨骨折，最多见的情况是车祸，伤者经常为驾驶员，因方向盘挤压而致伤[1,2]。其他原因也可以导致胸骨骨折，比如摔伤、砸伤、撞击伤，也是较为常见的致伤因素。胸骨是胸廓的重要组成结构，胸骨骨折可影响整个胸廓的形状和功能，因此必须给予其足够重视。

一、机理

胸骨位于前胸壁正中，是胸廓的主要结构。由于所有的肋骨都直接或者间接附着于胸骨，因此胸骨是胸廓主要的承重结构。胸骨自身相对粗壮，是前胸壁最强壮的骨骼。这种特性使其具有强大的抗破坏作用。但是，由于胸骨位于前胸壁正中主要的部位，且占有较大的面积，因此受伤的机会相对较多。当外力超过胸骨承受的极限时，骨折就可能发生。这种外力多来自正前方，是造成胸骨骨折的主要因素[2]。胸骨两侧有肋软骨和肋骨遮掩，因此侧向的外力一般不会直接导致胸骨骨折。由于胸骨比其他骨性结构更粗壮，当外力导致胸骨骨折时，周围的其他结构也多会受损伤。因此，单纯的胸骨骨折相对少见。也就是说，一旦胸骨受损伤，周围的结构和脏器很可能同时合并有损伤。临床上经常见到的情况是胸骨骨折合并多发性肋骨骨折、肋软骨骨折、心脏大血管的损伤、肺部的损伤、气管的损伤等。这些情况发生时，伤情会变得极其复杂[1-3]。

二、病理特征

胸骨骨折的部位主要发生在胸骨体，其次是胸骨柄骨折，胸骨角和剑突骨折非常罕见[1]。骨折多为单处，创伤严重时可有两处、多处甚至粉碎性骨折。骨折的好发部位与很多因素有关，其中各部分所占的面积是主要的因素。受伤最严重的部位多是直接受到外力作用的部位。骨折可表现为单纯的离断，严重者可出现错位，可向前后两个方向错位[1]，最严重的情况为胸骨的部分缺失，这种情况为创伤性的继发性胸骨缺损。

三、危害

胸骨骨折发生后，主要的危害有两方面[1-3]：其一是胸骨自身的危害，其二是对胸廓功能的影响。胸骨自身的危害主要是骨折端对周围结构的影响，可以导致周围的血管损伤，引起局部出血，或者损伤其他重要结构和脏器，导致相应的并发症。对胸廓功能的影响主要涉及胸壁外观和对呼吸等生理功能的影响。胸骨单纯骨折不一定引起外观的异常。如果断端错位，或者多处骨折发生时，可有局部的凹陷或者其他畸形发生。由于呼吸动作可能导致局部剧烈疼痛，患者呼吸可能受到影响，这是对脏器功能影响的直接体现。

四、临床症状

胸骨骨折主要的症状是疼痛[4]。疼痛定位清晰，位于骨折附近，可随呼吸和活动加重。患者会因为疼痛而不敢用力呼吸，由此表现出呼吸道症状。如果同时合并有肺部损伤，则呼吸道症状更加明显。如果有心脏受压、出血或者因其他原因导致失血，则可能有明显的循环系统功能不全症状。由于胸骨骨折发生时致伤力量往往较为强大，患者多合并周围其他结构的损伤，可表现出各种合并伤的症状。

从体征上看，胸骨骨折局部体征较为明显，可触及胸骨的断端，局部有明显的压痛，且可以发现局部的活动。伴随周围肋软骨和肋骨骨折时，可触及较大范围多处的骨折端。如果局部胸壁软化，可有胸壁的浮动以及反常呼吸。合并肺部损伤时，可以合并肺部体征。心脏和大血管受损时，可表现出相应体征。

五、检查

胸骨骨折检查的第一步是体格检查。对于单纯的胸骨骨折尤其比较瘦弱的伤者来说，体格检查基本上能明确骨折的部位和性质。肥胖伤者由于胸骨前方有软组织遮掩，有时仅能发现压痛，其他体征都难以发现。进一步检查首选 X 线检查，正位片中由于胸骨与脊柱影重叠，难以发现骨折部位（图 5-5-1A）。侧位片检查效果较理想，还可以看出骨折端大致的位置（图 5-5-1B）。CT 检查对诊断有较大帮助，不仅可显示骨折端的位置，还可以对整个胸部的情况进行检查，对排除胸部的合并伤有很大帮助（图 5-5-1C、D）[4]。超声检查是近年来出现的一种新手段[5]，可以非常清晰地描述骨折端的情况，可以当做胸骨骨折检查的一个选项，其唯一的遗憾是无法提供像 X 线那样更为直观的图像，这对习惯于看 X 线的外科医生来说需要逐渐适应。随着技术的不断进步，超声检查的设备和技术不断进步，如今已有供术中使用的超声设备，这样的设备对于术中定位有很大的帮助，尤其当实施某些微创操作时，术中超声是一种很有价值的检查。临床上最直接的显示是三维重建，即直接对包括胸骨在内的所有胸部结构进行三维成像（图5-5-1E）。这样的检查不仅可以显示骨折的细节，而且可以显示手术所需的所有信息。但是，这种检查最大的问题是时间问题，由于不能在最短的时间内出结果，而很多胸骨骨折的患者需要急诊手术，因此其实用性有待于提高。

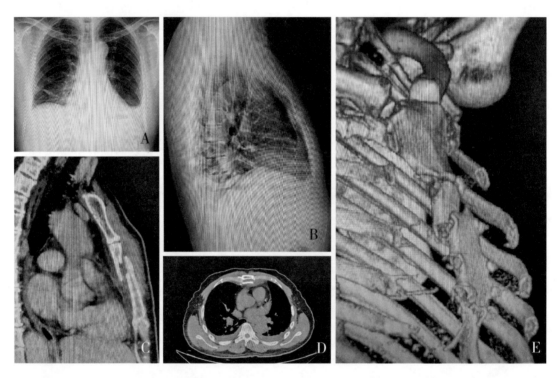

图5-5-1　胸骨骨折的影像学检查（A. X线正位片。胸骨影与纵隔重叠，难以显示胸骨骨折。B. X线侧位片。胸骨影位于最前方，可以显示胸骨骨折局部。C. CT的矢状位图。可以清晰显示胸骨骨折局部以及纵隔的相关信息。D. CT截面图。可以显示胸骨骨折的部分信息。E. 三维重建图。可以显示胸骨骨折局部的立体图像）

　　胸骨骨折局部的检查并没有太大的难度，但由于经常合并其他结构损伤，因此在实施检查时必须同时对合并的损伤做检查。这方面的检查主要包括三项内容：①胸骨骨折周围的肋软骨和肋骨的损伤情况。由于肋骨或者肋软骨的固定需要特殊材料和器械，如果术前没有准备而术中临时发现损伤的话，将影响术中的固定，因此术前必须明确这些部位有没有损伤，以便做好相应的准备工作。临床中最容易漏诊的是肋软骨骨折。由于X线检查时肋软骨无法显示，如果术前只做X线检查而不做其他检查的话，就可能造成漏诊。为了避免肋软骨漏诊，应该重点检查胸骨骨折端附近肋软骨的情况，做 CT 检查和超声检查可以轻易发现肋软骨骨折。②胸腔内脏器的损伤情况。胸腔内脏器一旦合并损伤，危害往往比胸骨骨折更严重，在手术时需要优先处理。如果只考虑胸骨骨折而忽视了胸腔内损伤的处理，一旦在术中临时发现，将给相关处理工作带来麻烦。③身体其他部位的合并伤。胸骨骨折可能合并身体其他部位的损伤，而这些损伤的处理同样会影响胸骨骨折的处理，因此术前必须认真完成全身的检查，不能使这些损伤遗漏。

六、诊断

单纯胸骨骨折的诊断较为容易，根据外伤史、症状及体征可以做出初步的诊断，影像学检查可以帮助确诊。由于胸骨骨折常合并周围其他结构以及其他部位的损伤，因此诊断时必须对周围结构的损伤进行详细筛查，避免合并伤的遗漏。总的来说，胸骨骨折的诊断重点其实并不在胸骨骨折本身，而在于排除合并伤，这是避免漏诊的关键。

七、治疗

（一）保守治疗

胸骨骨折诊断明确后，接下来就是治疗的问题。关于胸骨骨折的治疗有很多观点，不同人的观点难以统一。以往一些人对于手术治疗并不积极，认为多数情况下都可以保守治疗[2,4]。与之相反，另外有人则主张要积极手术。客观地讲，治疗的决策应该从多方面进行权衡。如果保守治疗可以有效消除症状，促进骨折愈合，避免并发症发生，当然是不错的选择。而如果这样的措施无法奏效，则必须毫不犹豫地选择手术。

保守治疗的指征如下：①骨折端对合良好，没有错位，不随呼吸或者运动移位。这样的骨折虽有实际的离断，却并不存在明显的危害。如果对此类骨折做固定，不仅不能改善骨折端的对合情况，反而会因为手术而增加新的损伤，因此手术没有意义，不建议手术治疗。②胸骨骨折发生后未及时就诊，骨折端已经错位愈合的骨折。此类患者实施检查时可以发现明显的胸骨骨折，且骨折端对合不良，错位明显，但骨折端两侧已经完全固定。胸骨骨折手术的目的就是固定，既然已经自行固定，便没有手术的必要。如果强行手术，反而需要破坏形成的骨痂，增加新的损伤。③单纯胸骨骨折，不影响胸廓稳定性，但合并身体其他部位严重的损伤。这样的损伤可能发生于身体其他部位，比如颅脑部。由于颅脑手术的体位不适合同时完成胸骨骨折手术，且额外的手术可能给患者带来危险，因此单纯胸骨骨折可以考虑保守治疗，不实施手术治疗。

保守治疗措施主要包括必要的对症治疗、支持治疗以及康复治疗等。对于不适合保守治疗的患者，则需要手术治疗。

(二) 手术治疗

除了上述需要保守治疗的情况外，多数情况下的胸骨骨折需要手术治疗。手术治疗往往有非常充足的理由：①胸骨是前胸壁最重要的承重结构。胸骨结构的稳定是维持身体重力平衡的关键。由于前胸壁所有的软组织、骨性结构都直接或者间接附着于胸骨上，纵隔的部分重力也间接地加载于胸骨上，如果胸骨无法承载这些力量，人体的姿势或者形状就必然改变，这将给人体带来很多问题。胸骨骨折后，尤其是错位后的胸骨，由于对合不良，承重能力会严重受损，必将对人体造成严重影响，因此有必要实施手术固定。②胸骨是胸廓的核心结构。如果胸骨自身不稳定，就可能影响整个胸廓的稳定性，从而带来一系列的问题。因此一旦有骨折，必须做处理。③胸骨骨折后，由于断端随呼吸运动而移动，如果不做处理患者将非常痛苦，因此有必要对断端做固定。④胸骨骨折发生后，经常伴有周围结构的损伤，这些损伤如果不做及时处理，其危害可能比胸骨骨折自身的危害更严重，因此必须进行处理。⑤胸骨骨折即便为单纯骨折，但由于周围有大量重要的结构和脏器，如果不及时固定，骨折端可能会继续损伤周围结构，导致相应损伤，因此有必要进行处理，以预防这些损伤的发生。总之，对于胸骨骨折来说，只要不是单纯的骨折端离断，都应该积极手术。

胸骨骨折手术的基本原则是：①合理固定骨折端；②积极处理合并伤；③有效防止并发症。

胸骨骨折的固定有多年的历史，第一台固定手术由 Mckim 于 1943 年完成[2]。在漫长的临床实践中，先后有多种方法被用于临床。早年没有特殊的固定装置，固定方式五花八门，最常见的方法是钢丝直接固定。由于胸骨皮质坚硬，很难缝穿，钢丝固定极其艰难，且固定效果不一定令人满意。随着固定技术的发展，临床上有很多专门用于胸骨固定的材料被研发出来[6-9]。这些材料采用不同的原理实施固定，但效果不一定令人满意，主要原因是设计过于理想化，没有考虑胸骨结构的特征。常见的问题有如下几方面：①设计过于僵硬，材料采用坚硬的直板设计，没有考虑胸骨表面的曲度。这样的设计很难保证材料紧贴胸骨，即便能有一定的固定效果，也会使材料在某些局部翘起，不仅不利于切口的缝合，也不利于切口的愈合。②很多材料都过厚，只考虑固定的力度问题，却忽略了位置的特殊性。由于胸骨表面软组织较少，血运并不丰富。如果材料过厚，不仅会影响术后的愈合，而且会使异物的痕迹突出体表，不仅难看而且容易碰伤，给患者带来痛苦。③有的材料是从胸骨两侧夹持胸骨以获得固定效果，由于材料夹持的部位很难与肋间位置匹配，经常给手术带来麻烦，影响手术的效果。

固定材料不满意，手术的效果就会打折扣。因此，材料的设计和选择是决定手术效果的重要因素。我们曾用多种材料实施过胸骨骨折手术，相比之下，我们认为 MatrixRIB 是一种较为理想的固定材料[2,4]。具体的方法是（图5-5-2）：先于前胸壁正中做切口，切口上下两端跨越骨折部位足够长度，显露骨折部位后，向两侧沿胸壁骨性结构表面做适当游离；清除骨折端的积血以及周围的血肿，对合胸骨断端，然后用2~3条MatrixRIB跨越骨折端做固定；骨折端两侧分别固定2~3颗螺丝钉；固定结束后，用切口内的软组织尽量包埋MatrixRIB，然后关闭皮肤切口；术中如果合并有肋软骨或者肋骨骨折，可以同时用MatrixRIB进行固定。

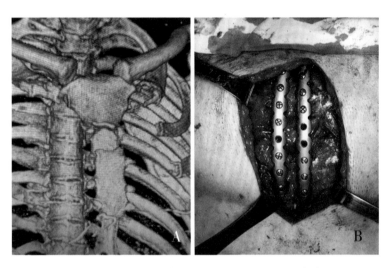

图5-5-2　使用MatrixRIB实施胸骨骨折的固定（A. 胸骨骨折的三维重建图。骨折位于胸骨体，骨折端明显错位。B. 先显露骨折局部，复位骨折，然后用MatrixRIB实施局部胸骨固定）

　　MatrixRIB是针对肋骨骨折设计的材料，但如果用在胸骨骨折中，同样可以获得满意的效果。其主要的优点如下：①MatrixRIB材料厚度适中，既有足够的强度，能满足固定需要，又不至于过厚，术后不影响愈合，不影响外观，也不容易被碰撞；②MatrixRIB可以随意塑形，固定前可以根据胸骨表面情况对板的形状做调整，能够保证板与胸骨紧密贴合，不仅保证了固定效果，而且不会使板的局部翘起；③MatrixRIB采用螺丝钉固定，可以同时跨越胸骨的前后皮质，固定相当牢固，能保证良好的固定效果；④MatrixRIB只需要在胸骨表面做固定，不需要过多考虑形状问题，这使手术操作更简单，效果更容易控制；⑤MatrixRIB本身可以满足肋骨骨折和肋软骨骨折的固定需要，如果合并了这些部位的骨折，可同时实施固定，这使得材料的准备工作更加简单；⑥MatrixRIB可以终身存留于体内，不需要再次手术取出，这将减少患者因取钢板而增加的代价和痛苦。

　　胸骨骨折的固定手术虽然是正中切口，但由于没有锯开胸骨，因此与真正的胸骨正中切口完全不同。经这样的切口不可能完成胸腔内损伤的处理。如果要实施处理，有两个基本的方法：其一是锯开胸骨然后经纵隔显露胸腔内结构，其二是通过另外的侧胸壁切口完成胸腔内结构的显露。当胸骨骨折合并有纵隔内大血管或者心脏损伤时，必须纵行锯开胸骨。先完成纵隔内损伤的处理，然后再对胸骨做处理。胸骨本来只是横断的骨折而已，而此时的胸骨又被完全从正中锯开，破坏更加严重，但无法避免。胸骨骨折威胁了患者的生命，为了挽救患者的生命，不得不对胸骨做如此处理，这只能被当做骨折的代价，是一种无奈之举。

胸骨被劈开后，固定的操作又多了新内容，为了尽可能固定满意，可以参照正中胸骨劈开切口的固定方法，先将劈开的部分用钢丝牢固固定，然后再对骨折端做固定。表面上看，这些操作非常复杂，其实并非如此。只要注意操作细节，固定效果一般都比较满意。

当胸骨骨折合并胸腔内脏器损伤时，考虑到皮肤切口及术后的疤痕问题，也可以考虑做胸骨正中的劈开，然后经纵隔对胸腔内损伤做处理。这种路径虽然可行，但有时会有不小难度。另外的方法是在胸骨旁经肋间进入胸腔完成操作。这样的径路显露范围有限，操作有很大难度。为了使操作简单，可以考虑做侧胸壁切口，具体的方法可以根据伤情的轻重做决定。由于同时要处理胸骨和胸腔内损伤，且切口需要采取不同的体位，此时需要考虑损伤处理的先后问题。一般需要优先处理较重的损伤，处理结束后，先关闭切口，变换体位，然后再做另外部位损伤的处理。由于涉及体位的变换以及消毒的问题，术前必须对操作的具体流程和细节做出好的设计，只有这样才能获得好的效果。

八、预后

随着汽车的普及，各种交通事故时有发生，因此胸骨骨折的发生率逐渐上升。胸骨骨折一旦确诊，应该对其危害做好评估。单纯胸骨骨折如果没有明显错位且不合并重要脏器损伤，不一定需要手术治疗。如果骨折明显错位且合并有其他胸部外伤，则需要积极手术治疗。积极治疗往往会有理想的结果，否则可能错过救治时机，导致严重后果。

参考文献

[1] KLEI D S, DE JONG M B, ÖNER F C, et al. Current treatment and outcomes of traumatic sternal fractures: a systematic review. Int orthop, 2019, 43 (6): 1455 - 1464.

[2] SCHULZ-DROST S, MAUERER A, GRUPP S, et al. Surgical fixation of sternal fractures: locked plate fixation by low-profile titanium plates—surgical safety through depth limited drilling. Int orthop, 2014, 38 (1): 133 - 139.

[3] AUDETTE J S, ÉMOND M, SCOTT H, et al. Investigation of myocardial contusion

with sternal fracture in the emergency department: multicentre review. Can fam physician, 2014, 60 (2): e126 – e130.

[4] SCHULZ-DROST S, OPPEL P, GRUPP S, et al. Surgical fixation of sternal fractures: preoperative planning and a safe surgical technique using locked titanium plates and depth limited drilling. J vis exp, 2015, (95): 52124.

[5] SESIA S B, PRÜFER F, MAYR J. Sternal fracture in children: diagnosis by ultrasonography. European J pediatr surg rep, 2017, 5 (1): e39 – e42.

[6] ZHAO Y, YANG Y, GAO Z, et al. Treatment of traumatic sternal fractures with titanium plate internal fixation: a retrospective study. J cardiothorac surg, 2017, 12: 22.

[7] BYUN C S, PARK I H, HWANG W J, et al. Analysis of sternal fixation results according to plate type in sternal fracture. Korean J thorac cardiovasc surg, 2016, 49 (5): 361 – 365.

[8] XU S, ZHU J, YU Q, et al. Surgical treatment of sternum comminuted fracture with memory alloy embracing fixator. J thorac dis, 2021, 13 (4): 2194 – 2202.

[9] PARK J B, LEE H P, YOO D G, et al. Fixation of traumatic sternal fractures using sternalock plating system. Korean J thorac cardiovasc surg, 2013, 46 (4): 309 – 311.

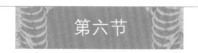

第六节

连枷胸

连枷胸是胸壁创伤中最严重的创伤类型，之所以被称为连枷，是因为损伤后的胸壁骨骼形似连枷而得名。临床上将多根多处肋骨骨折所形成的胸壁当做连枷胸[1]。这种观点基本上算是一种共识，但存在明显的问题，因为当胸骨骨折时，如果两侧骨性结构有损伤，也可以导致连枷胸[2]。因此，连枷胸准确的定义应该是大面积胸壁骨折所造成的损伤，不一定单指肋骨骨折。

一、致伤原因

相对于单纯的肋骨骨折或者胸骨骨折来说，连枷胸是较严重的胸壁外伤。这种外伤之所以发生，根本原因有两个：一个是致伤因素必须有特定的属性，另一个是骨性结构的承受能力较差。一般的锐器伤局部破坏力较大，但不至于引起大面积骨性结构破坏，不是主要的致伤因素。钝器伤致伤面积大，可使较大范围的骨性结构破坏，引起连枷胸。其他复合型的损伤比如摔伤、砸伤、撞击伤等也可使较大面积骨性结构破坏，也是导致连枷胸的致伤因素。除了外力的作用外，连枷胸的发生尚与伤者自身骨性结构的性质有关。老年人骨质脆弱，对外力承受能力差，更容易导致连枷胸。

二、病理生理表现

连枷胸最根本的病变特征是胸壁骨性结构的大范围破坏，这样的破坏直接影响胸廓的完整性和稳定性，所有与胸廓相关的功能都会受到影响[3]。最直观的影响是胸壁的外观。由于胸廓的支撑作用消失，损伤局部将出现塌陷。但是，由于胸腔内压力随着呼吸动度而改变，此时的胸壁也会随呼吸运动而运动，于是便形成了所谓的浮动胸壁。浮动胸壁运动的方向与正常胸壁运动刚好相反，因此被称为反常呼吸运动（图 5 - 6 - 1）[4,5]。

正常呼吸运动的维持需要很多因素，其中重要的一个因素就是胸廓的支撑作用。如果胸廓失去正常的硬度，就可能消耗呼吸做功，不仅导致呼吸费力，而且可能影响呼吸功能，引起呼吸功能不全甚至衰竭。因此，连枷胸患者呼吸功能都有不同程度的损害。

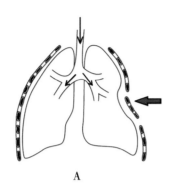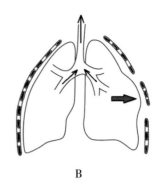

A   B

图 5-6-1　反常呼吸形成机理（A. 吸气时，胸腔内负压值增大，跨胸壁压差增大。当压差超出胸壁自身应力的抵抗时，可使胸壁局部出现内向的运动，形成局部凹陷。B. 呼气时，胸腔负压值减小，跨胸壁压差缩小，使胸壁回复原有位置，甚至导致局部膨出。由于吸气与呼气时局部胸壁运动方向与胸廓正常运动方向相反，因此被称为反常呼吸)

　　浮动胸壁出现时，两侧胸腔内压力将发生改变。如果出现不对称的改变，将会导致纵隔摆动。纵隔摆动与浮动胸壁一样，首先会消耗呼吸做功，影响呼吸功能；另外，由于直接对心脏和血管造成影响，可能影响循环系统功能。

三、临床表现

　　单纯连枷胸的临床表现与胸壁的创伤有关，主要包括如下内容：①疼痛[4]。这是最常见的症状。疼痛的原因来自骨折本身，也来自对肋间神经的刺激。由于骨折端可能随呼吸而摩擦，疼痛会因呼吸运动而加重。②呼吸困难。这是最常见也是最严重的临床表现。呼吸困难的原因首先来自胸壁的疼痛，患者常因呼吸时剧烈疼痛而不敢呼吸。第二个原因来自浮动胸壁对呼吸做功的消耗，由于必须对抗做功的消耗，患者呼吸将非常困难。第三个原因可能来自肺组织的损伤。由于连枷胸患者常有肺组织损伤，可以直接增加呼吸的难度。第四个原因可能来自胸腔的积血或者积气。当血胸和气胸存在时，肺组织的舒张受到限制，也可能导致呼吸困难。总的来说，连枷胸发生时，可以通过多种机制影响呼吸功能，导致呼吸困难发生。③心慌。心慌与心率加快有直接关系。心率加快可能来自疼痛的刺激，也可能来自血容量的改变，也与心脏直接的损害有关。多种因素对心脏产生影响时，心率可能加快，导致心慌发生。④咳嗽。咳嗽的发生与肺或者胸膜的刺激有关。连枷胸发生时，胸膜的刺激难以避免，如果损伤较深，也会引起肺组织的损伤，因此咳嗽是较为常见的症状。⑤咯血。咯血是肺组织或者气道损伤的表现。咯血一旦出现，说明胸腔内脏器受到了损伤。

　　单纯连枷胸临床表现较为单一，主要为胸部的症状。在现实中，连枷胸一旦发生，受伤多较严重，且多伴有其他脏器的损伤，患者会表现出更多更复杂的症状，这些症状使患者非常痛苦，需要尽快救治。

连枷胸的体征首先是损伤局部的表现，除了骨折自身的体征外，可有典型的浮动胸壁、反常呼吸等体征，从外观看，尚可能有明确的创口。这些体征有利于连枷胸的诊断。

四、检查

连枷胸首先需要实施体格检查，通过初步的体格检查可以明确外伤的部位、性质和程度，并对合并的其他伤害有初步的了解。进一步检查需要通过影像学检查完成。

X 线检查是最简单也是非常有效的检查，可以明确骨折的大致部位和程度，同时也可以对胸腔内的损伤情况做大致的显示。对于单纯的连枷胸来说，X 线检查已经足够。但是考虑到其他合并伤的可能，必须通过进一步的检查才能明确。CT 检查可以提供更多的信息，不仅可以显示胸壁外伤情况，而且可以显示胸腔内损伤的细节。但是，对于胸壁的骨折来说，由于 CT 检查不能完整显示胸廓的整体轮廓，因此诊断效果有限。最理想的检查方法是三维重建，不仅可以显示整个胸廓的结构，还可以显示胸腔内损伤的情况[6,7]。如果条件允许，应该做相应检查。必须指出的是，连枷胸多是非常严重的外伤，有的甚至需要呼吸机辅助呼吸，这样的伤者无法随意搬动，因此除了 X 线检查外其他多种检查都不现实，此时 X 线检查几乎成了最有用的检查。

连枷胸有时可能合并心血管系统损伤，为了排除这样的可能，可以进行超声检查。床旁的超声检查还可以对骨折以及胸腔内积液等进行检查，因此如果有必要，可以在床旁完成。

连枷胸的创伤可不仅仅局限于胸壁和胸部，也可能累及身体其他部位。为了避免创伤的遗漏，在完善胸壁体格检查的同时，要根据情况做全身的检查，尽可能使所有创伤都及时发现，及时得到治疗。

五、诊断

连枷胸的诊断较为容易。根据外伤史、症状、体征以及相关检查可以轻易得到诊断。对于有连枷胸的伤者来说，诊断的重点还应该包括排除合并损伤，这直接关系到救治策略的制定。第一个需要明确的是有没有合并胸腔内的损伤；第二个需要明确的是有没有合并身体其他部位的损伤；第三个需要明确的是有没有重要脏器功能的损坏。只有当以上三种情况被排除后，才能专心治疗连枷胸。

六、治疗

连枷胸的治疗可以分为两种，一种是保守治疗，另一种是手术治疗[8-10]。由于连枷胸最大的危害是浮动胸壁和反常呼吸，因此不管是保守治疗还是手术治疗，基本原则都应该是尽快消除浮动胸壁，恢复胸廓的完整性，使肺部功能尽早恢复。考虑到手术的代价和自身的并发症，早年的观点倾向于保守治疗，近年随着各项技术的不断改进，越来越多的人主张手术治疗[8-11]。但是，对于一些无法手术的病人，依然要采取保守治疗。

（一）保守治疗

保守治疗是对连枷胸实施的非手术处理。在一些特殊情况下需要实施保守治疗。这些情况包括：①医疗条件差，没有能力实施手术治疗。连枷胸作为重度的胸壁骨性结构的损伤，要想实施手术治疗，需要一定的医疗条件和技术支撑。如果没有这样的条件，就只能采用保守治疗。②伤情极其危重不允许马上手术。手术治疗意味着新的创伤和打击。如果伤者伤情极其严重，尤其在全身状况极差的情况下，不能立即实施手术治疗，就只能暂时做保守治疗。③合并有其他重要脏器损伤不允许手术治疗。连枷胸如果合并其他部位严重损伤，比如脑外伤或者其他部位的大出血或者严重损伤时，需要优先考虑其他部位损伤的救治，如果连枷胸不能同期手术，就需要保守治疗。④创口严重污染的开放性外伤。由于手术固定需要放置各种固定材料，而污染的创口放置这些材料后可能导致感染，因此不适合采取手术治疗。

保守治疗的方法有如下内容[4,5,9,10]：①止痛。疼痛是患者主要的症状，疼痛本身不仅给患者带来痛苦，而且会影响呼吸，因此必须首先给予有效的止痛。②辅助呼吸，改善患者缺氧状况。连枷胸最大的危害是对呼吸功能的影响，伤者可有严重的缺氧表现。一般的被动式给氧很难满足伤者需要，因此需要主动辅助呼吸。这是救治连枷胸首先需要采取的措施。③固定胸壁，消除反常呼吸。连枷胸诸多损害的根源在于胸壁的软化。如果软化得不到控制，浮动胸壁、反常呼吸就无法消除，因此必须消除软化。具体的方法有两种：其一，局部加压包扎。这是一种应急的处理方法。可以用棉垫局部压迫胸壁，使局部维持在一个塌陷的状态而得到固定。这种方法可以使胸壁得到有效固定。但是，由于胸壁塌陷后胸腔容积减小，可能加重呼吸困难，因此在具体实施时要根据情况进行操作。如果呼吸困难加重，则需要放弃该方法，而采用其他方法进行处理。其二，悬吊固定。一般的做法是用巾钳勾住浮动胸壁的肋骨，然后悬吊于体外的支架上，从而起到固定的作用。这种方法在消除胸壁浮动的同时并没有减小胸腔的容量，因此是一种相对较好的方法。但是，由于需要体外悬吊，一方面会限制伤者的活动，另一方面也会让其感到痛苦。

保守治疗对连枷胸患者浮动胸壁的消除有一定的作用，可以使其呼吸功能得到改善，为外伤的康复赢得时间。但是，由于其没有对骨折的肋骨做彻底固定，会引起种种问题，不仅会影响愈合的效果，也会给患者带来巨大痛苦。因此，越来越多的人建议手术治疗[9,11]。

（二）手术治疗

连枷胸是胸壁骨性结构的严重损伤，一般来说，只要条件允许，都应该积极实施手术治疗。在实施手术前，需要做好充分的术前准备：第一个准备是建立液体通道；第二个准备是建立监测通道；第三个准备是改善一般状况。术前准备应该紧张有序，不能过于烦琐。如果病情危重，则应该尽可能简化。

单纯连枷胸手术指的是针对骨折完成的固定操作[10-13]。这些操作本身并不复杂。但是，临床上的情况往往比骨折复杂得多。患者可能有身体其他部位的损伤，也可能有胸腔内的损伤。有的损伤明显要比胸壁的骨折更严重，因此，实施手术时需要有全局观，必须统筹安排，有条不紊地实施救治。

一般来说，手术的基本原则是：①优先处理危及生命的损伤；②优先处理重要脏器的损伤；③优先处理危害重要脏器功能的损伤。在严格遵守三项优先原则的前提下，再考虑骨折的固定，是最合理的操作。

连枷胸手术的作用在于：①可以帮助恢复胸廓的形状，恢复胸廓的正常功能。最直接的效果是消除浮动胸壁和反常呼吸，使呼吸功能得到恢复。②可以消除骨折端的摩擦，减小甚至消除疼痛。③消除骨折端的错位，避免骨折端损伤胸腔内脏器，避免畸形愈合。④连枷胸手术过程中，由于气管插管的应用，可以通过插管吸痰，使肺不张部分复张，减少肺部并发症的发生。⑤通过连枷胸手术切口可以做胸腔内损伤探查，为胸腔内手术提供手术入路。

骨折的固定方法简单，可以用多种材料进行固定[2,4,5,13]。固定要尽可能彻底，尽可能有效，尽可能牢固，只有当胸廓的骨性结构妥善固定后，胸廓才能恢复正常结构，发挥正常功能。

七、预后

连枷胸固定技术非常成熟，单纯连枷胸本身的手术效果较满意。但是，这种伤者是否能得到满意的救治，往往不取决于骨折固定本身，而取决于其他因素。这些因素主要是合并伤的处理。比如最严重的心脏外伤。这样的外伤一旦发生，情况非常危急，需要尽可能快地实施手术。如果速度稍慢或者方法不得当，救治就可能失败。对于这样的伤者来说，急救期固定骨折毫无疑义。再比如脑损伤或者脊柱损伤，如果只是固定了肋骨而不能使这些损伤得到救治的话，预后也将很不乐观。

总的来说，连枷胸一旦发生，不光意味着胸壁外伤非常严重，而且可能有全身多处严重损伤，此时既要看到连枷胸的存在，更要有全局视野，只有这样才能保证最终救治成功。

参考文献

［1］GETZ P, MOMMSEN P, CLAUSEN J D, et al. Limited influence of flail chest in patients with blunt thoracic trauma: a matched-pair analysis. In vivo, 2019, 33（1）: 133 – 139.

［2］LEE S K, KANG D K. Nuss procedure for surgical stabilization of flail chest with horizontal sternal body fracture and multiple bilateral rib fractures. J thorac dis, 2016, 8（6）: E390 – E392.

［3］NAIDOO K, HANBALI L, BATES P. The natural history of flail chest injuries. Chin J traumatol, 2017, 20（5）: 293 – 296.

［4］XIA H, ZHU D, LI J, et al. Current status and research progress of minimally invasive surgery for flail chest. Exp ther med, 2020, 19（1）: 421 – 427.

［5］LODHIA J V, KONSTANTINIDIS K, PAPAGIANNOPOULOS K. Surgical management of multiple rib fractures/flail chest. J thorac dis, 2019, 11（4）: 1668 – 1675.

［6］JAYLE C P M, ALLAIN G, INGRAND P, et al. Flail chest in polytraumatized patients: surgical fixation using stracos reduces ventilator time and hospital stay. Biomed res int, 2015; 2015: 624723.

［7］QIU M, SHI Z, XIAO J, et al. Potential benefits of rib fracture fixation in patients with flail chest and multiple non-flail rib fractures. Indian J surg, 2016, 78（6）: 458 – 463.

［8］BEKS R B, REETZ D, DE JONG M B, et al. Rib fixation versus non-operative treatment for flail chest and multiple rib fractures after blunt thoracic trauma: a multicenter cohort study. Eur J trauma emerg surg, 2019, 45（4）: 655 – 663.

［9］INGOE H M, COLEMAN E, EARDLEY W, et al. Systematic review of systematic reviews for effectiveness of internal fixation for flail chest and rib fractures in adults. BMJ open, 2019, 9（4）: e023444.

［10］WIJFFELS M M E, HAGENAARS T, LATIFI D, et al. Early results after operatively versus non-operatively treated flail chest: a retrospective study focusing on outcome and complications. Eur J trauma emerg surg, 2020, 46（3）: 539 – 547.

[11] SCHUURMANS J, GOSLINGS J C, SCHEPERS T. Operative management versus non-operative management of rib fractures in flail chest injuries: a systematic review. Eur J trauma emerg surg, 2017, 43 (2): 163 – 168.

[12] GUERNELLI N, BRAGAGLIA R B, BRICCOLI A, et al. Technique for the management of anterior flail chest. Thorax, 1979, 34 (2): 247 – 248.

[13] PARÍS F, TARAZONA V, BLASCO E, et al. Surgical stabilization of traumatic flail chest. Thorax, 1975, 30 (5): 521 – 527.

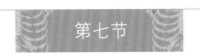

第七节

胸壁皮肤及软组织损伤

胸壁由三种基本成分构成，即骨骼、软组织和皮肤[1]。三种成分密切相连构成一个有机的整体。当胸壁受到外力伤害时，各种成分都可能受到损伤。前面章节中主要介绍了骨性结构的损伤，本节对皮肤和软组织的损伤进行介绍。

一、结构与基本功能

皮肤位于身体的表面，既是保护身体的屏障，也是维持美观的重要因素。皮肤一旦受到损伤，将会带来很多问题。皮肤的深层为皮下组织，更深的层次为其他各种各样的软组织。胸壁的软组织主要包括胸壁的肌肉、脂肪以及皮下组织，这些软组织除了自身特定的功能外，还有其他重要的功能[1]：①填充功能。人体的主要架构是骨骼，而骨骼并不是完全没有缝隙的整体，每种骨骼之间都留有较大的缝隙，都需要组织填充。这个工作的承担者就是各种软组织。在胸壁的各种结构中，肋间存在的缝隙不仅数量多，而且范围广，需要大量软组织填充其中。其他所有的缝隙之间也都有软组织存在。软组织的填充功能极其强大，为维持胸壁的完整性起到了巨大作用。②联络功能。胸廓的基本结构是骨骼，骨骼本是相互独立的结构，但每一种骨骼之间都有大量软组织存在，使胸壁成为一个有机的整体。在这个整体中，各种软组织起到了很强大的联络作用。③美观功能。胸壁内的各种骨折形状不一，表面不可能形成光滑的平面。如果这些骨性结构的轮廓显露于皮肤表面，将严重影响美观。而这些骨性结构的表面有大量软组织存在，这些软组织对骨骼不平的表面进行覆盖后，可有效遮掩不美观的骨骼表面，使胸壁呈现出饱满且美观的轮廓。④缓冲功能。骨性结构非常坚硬，与任何外界结构的碰撞都可能造成损伤。软组织位于骨性结构表面，具有良好的缓冲作用，这种作用可以有效缓解来自外界的各种力量。⑤保护功能。软组织不仅可以保护胸壁的骨骼免受碰撞，还可以保护胸壁的血管、神经等重要结构，因此具有强大的保护作用。⑥供血功能。软组织内有大量血管存在，这些血管不仅为软组织自身提供血运，还为胸壁所有其他结构提供血运，因此具有良好的供血功能。⑦营养功能。软组织与胸壁各结构紧密相连而成为一个整体，由于软组织内可以提供充足的血运，因此具有良好的营养功能。

由以上分析可以看出，皮肤和软组织均有重要的功能，受到损伤后将出现各种问题，因此皮肤和软组织的损伤同样必须受到重视。但是，在以往关于胸外伤的文献中，极少提及皮肤软组织损伤[2]，尤其在胸外科专业书籍中，这部分内容几乎是空白。胸壁外科关注整个胸壁的疾病，因此皮肤软组织损伤同样是胸壁外科研究的内容。

二、病理改变

皮肤是人体的第一道防线，当皮肤受到损伤时，如果损伤较轻，可能仅限于皮肤；损伤严重时，软组织将受到损伤。导致皮肤软组织损伤的因素有很多，所有导致胸壁创伤的因素都可以使皮肤软组织受损，因此致伤因素没有特异性。

从损伤的性质来看，皮肤软组织损伤以往被分成三类，即挫伤、裂伤以及挫裂伤。这种观点流行了很多年，直到今天，在多数教材中依然沿用这样的表述。事实上，这种表述并不完全，因为缺少了一种最严重的类型，即缺损。当胸壁受到极其严重的外力作用时，皮肤和软组织可以整块地被除去，此时胸壁上将留下明确的缺损[1]。这样的损伤显然与其他形式的外伤都不同，更需要胸壁外科医生关注。

挫伤是一种特殊的损伤类型，主要由侧向外力导致。皮肤受到挤压的同时尚有侧向的摩擦，结果出现面积较大的损伤。这种损伤程度可以较深，但没有明显的结构撕裂。损伤只是破坏了皮肤的细微结构，主要的架构未受破坏，可以看出基本皮肤形状。挫伤发生后，创面会出现出血点、淤血、渗出、水肿等，但不会有大的出血。创面经常会被污染，如果处理及时会很快结痂，否则将导致创面感染，并向深部侵犯。

裂伤是较为局限的损伤类型，致伤因素多为锐器，皮肤结构被割裂，形成一条深沟，沟内皮肤全层被离断[3]。裂伤的损害主要集中于创口内，由于血运较丰富，创口常有血液溢出。与挫伤相比，裂伤往往较为严重。

挫裂伤介于挫伤与裂伤之间，受伤因素可能更为强大，在出现挫伤的同时导致了皮肤结构的断裂，从而又合并了裂伤的存在。因此挫裂伤既有较大面积的挫伤，其中又有裂伤，实际上应该是一种复合型的损伤。挫裂伤发生时，创口局部可能出现综合性的表现，既有广泛的创面出血、渗出，又有裂口内血液的溢出。挫裂伤虽然是挫伤与裂伤中间的类型，却不是挫伤到裂伤的过渡，而是二者的相加，因此更为严重。

软组织位于皮肤之下，当软组织出现损伤时，尤其在开放性外伤中，一般都伴有皮肤的严重损伤，皮肤可出现明确的缺损，因此软组织的挫伤、裂伤、挫裂伤都较皮肤的损伤严重。

除了开放性损伤外，软组织的损伤还可能发生在闭合性胸壁外伤中，主要由强大的外界暴力直接作用引起。由于皮肤有很好的韧性，皮肤没有出现创口，但深部的软组织可能会有损伤。此时也可能出现挫伤，但外表看不到。局部的表现是明显肿胀，可有局部血肿[4]。闭合性胸壁外伤几乎都有软组织损伤，可伴有骨性结构损伤，也可以单独出现。

缺损是皮肤软组织损伤中最严重的类型。这种损伤的致伤原因有多种，但有一个共同的特征，就是强度足够大。皮肤软组织缺损的范围可大可小，深度也不一。由于胸壁各层均有血管存在，当局部缺损发生时，血管断裂，将有血液溢出。缺损边缘可以看到不同的组织断层。软组织全层缺损时，可显露出骨性结构，这些结构可直接暴露于创口。全层软组织缺损常累及骨性结构。如果这些结构也出现缺损，将成为全胸壁的缺损。此时不仅胸腔被打开，胸腔脏器显露出来，而且可能伴有胸腔内的各种损伤，此时的创伤将极其严重。

三、临床表现

皮肤软组织损伤的主要症状是疼痛[1]，由于损伤部位位于体表，因此定位准确。如果损伤严重，可能在呼吸运动时加重疼痛。如果出现重度缺损，尤其是侵犯胸腔后，则可能出现呼吸困难、胸闷等症状。如果局部有大量失血，则可能出现循环功能障碍的表现。皮肤软组织损伤的体征比较明显，会在胸壁表现出程度不同的损伤，一般比较容易辨认。

四、检查

像其他的胸壁创伤一样，最基本的检查是体格检查。要想获得更多更详细的信息，需要进行影像学检查，其中 X 线检查是最初级的检查。X 线检查对皮肤软组织损伤几乎没有太大的意义，但可以用来排除骨性结构的损伤。另外，该检查对发现胸腔内损伤也有一定意义。比较实用的检查是 CT 检查，不仅可以明确软组织损伤的情况，也可以对胸壁、胸腔合并损伤情况进行详细显示[4]。由于损伤局部有创口存在，因此不建议进行超声检查，但可以考虑三维重建。尤其当怀疑存在骨性结构损伤时，可以考虑检查。

五、诊断

临床接诊皮肤软组织损伤的患者后，凭借症状与体征基本可以明确诊断。但这样的诊断显然不够，因为皮肤软组织损伤经常只是表面现象，患者可能同时伴有胸壁深层甚至胸腔内的损伤，因此必须同时做出诊断[1]。另外，对于极其严重的外伤患者，还要考虑远处其他部位损伤的可能。

六、治疗

皮肤软组织损伤的治疗受很多因素影响，不同程度的损伤治疗措施相差甚远，因此在具体的处理过程中，必须根据具体的情况做出合适的处理[1]。

（1）单纯的皮肤挫伤：这样的损伤不需要手术治疗，只需要清洁创面，定时换药即可。由于创面早期有大量渗出，可以考虑用凡士林纱布覆盖。在处理过程中，必须彻底消除创面污染，注意无菌原则，这是创面愈合的关键。当创面较大时，患者可能出现全身症状，需要做相应处理。

（2）单纯的皮肤裂伤：皮肤裂伤虽然伤及皮肤全层，但对于胸壁来说只能算是较浅的外伤。处理的要点是彻底清创，然后直接缝合。

（3）单纯的皮肤挫裂伤：这种损伤面积较大，但只有局部皮肤完全裂开，有明显裂口。处理的第一步是彻底清创，第二步是缝合裂口，第三步是用凡士林纱布覆盖后定期换药。

（4）皮肤软组织挫伤：皮肤挫伤严重，深及软组织，皮肤局部可能存在缺损。如果缺损范围较小，可以在清创之后直接做皮肤创口缝合。如果缝合困难，可以先换药，让皮肤缺损慢慢愈合。如果后期愈合困难，需要用皮瓣技术进行处理。

（5）皮肤软组织裂伤：皮肤裂伤深及软组织时，可以导致裂口更深的损伤，此时的处理首先依然要做清创，清创的同时对创口内部进行探查。如果没有重要结构损伤，尤其在排除了深层骨性结构损伤的基础上，可以直接缝合。

（6）皮肤软组织挫裂伤：此时损伤较为严重，皮肤可能存在缺损，软组织有明显挫伤，局部有裂伤。此时的处理较为复杂，需要根据具体情况做处理。第一步依然要做清创，清创结束后，如果所有创面均较局限，可以将皮肤拉紧对合后直接缝合。如果范围很广，则需要利用皮瓣进行处理。

（7）皮肤软组织缺损：真正的缺损一旦发生，周围结构的损伤将非常严重。此时需要首先进行清创。清创有四个基本的操作内容要完成：其一，清除污染的异物；其二，清除坏死的组织；其三，清除完全游离的组织；其四，对创口边缘做修整。清创操作完成后，如果缺损不大，可以考虑直接缝合。如果直接缝合难度大或者根本不可能，则需要做整形手术。考虑到切口污染的问题，可择期实施整形手术。

（8）闭合性胸壁外伤中的软组织损伤：如果合并骨性结构损伤，在实施相关手术时可以对软组织的病变比如局部血肿进行处理；如果组织损伤严重，可以做部分清除；如果不严重，可以不做多余处理；如果为单纯软组织损伤，可以进行保守治疗。

（9）皮肤软组织损伤合并胸腔内脏器损伤：要优先处理胸腔脏器内损伤，处理结束后，根据皮肤软组织损伤情况做出相应处理。

除了闭合性的软组织伤之外，其他所有类型的皮肤软组织损伤都是开放性损伤，因此均涉及创口的清创操作。在此基础上，如果皮肤或者软组织存在裂口或者缺损，则需要对创口进行整形方面的处理。在以往胸外科的手术中，这部分内容没有人专门提及，因此处理方法五花八门，效果很不理想。但是，如果用整形的理念进行处理，效果就会截然不同。这正是胸壁外科与传统胸外科最大的不同之处。

　　整形处理的目的是获得更美观的效果。这种效果对于皮肤软组织损伤来说往往更有意义。为了达到这个目的，在进行具体的操作时，需要充分利用整形的理念进行操作，这样才会大幅度提高创伤救治的质量。

　　皮肤和软组织相当于胸壁和胸腔的门户，很多胸壁和胸腔内的创伤都存在皮肤软组织的损伤。相对于其他损伤来说，皮肤软组织损伤因为相对较轻微而不受重视，这无疑会影响相关损伤的救治。而经上述介绍可以看出，针对此类创伤同样需要做很多的工作。在处理其他损伤的基础上，如果能对皮肤和软组织损伤给予足够重视，将更有利于胸壁创伤的救治。

参考文献

［1］ 王文林. 胸壁外伤中的皮肤和软组织损伤. 今日头条，2021－11－04.

［2］ DOGRUL B N，KILICCALAN I，ASCI E S，et al. Blunt trauma related chest wall and pulmonary injuries：an overview. Chin J traumatol，2020，23（3）：125－138.

［3］ SWANN I J，MACMILLANA R，WATSON A A. A study of stab wounds. Arch emerg med，1985，2（1）：31－36.

［4］ OIKONOMOU A，PRASSOPOULOS P. CT imaging of blunt chest trauma. Insights Imaging，2011，2（3）：281－295.

第八节

胸壁创伤手术中的整形问题

传统胸外科专业对胸外伤进行处理时，重点考虑的内容是治病，也就是救命，较少考虑美观问题。几乎没有任何一部专业书籍在论述胸外伤救治时专门关注美观问题。而在胸壁外科的工作中却完全不同。胸壁创伤手术属于胸壁外科手术，因此必须遵循胸壁外科手术的一般原则，既要治病，也要整形[1,2]。治病主要指的是创伤的救治，整形为的是术后的美观。在创伤救治面前，整形似乎不应该过分考虑。但是，对于较轻的创伤，或者并没有威胁患者生命的创伤，患者有权利要求一个较为美观的效果。因此，在处理胸壁外伤的过程中，胸壁外科医生应该有全新的观念，而不能用传统胸外科的理念处理胸壁的创伤。这也是胸壁外科医生与胸外科医生最大的不同。

一、治病与整形的关系

胸壁创伤发生后，创伤本身对人的伤害是尤其需要关注的内容。此时手术的根本目的是救治创伤，也就是胸壁外科手术中关于治病的属性。当创伤极其危急时，救命是压倒一切的任务，此时可以不计成本不计代价。此处所说的代价就包括了胸壁外观的代价。比如胸壁外伤合并心脏破裂时，由于情况危急，需要马上开胸止血，此时几乎可以用最原始的方法以最快的速度开胸，然后对心脏破口进行处理[3]。这是挽救生命最有效的措施，此时的开胸不可能过多考虑美观的问题。如果因为美观的顾虑而犹豫不决的话，很可能会错失抢救机会，使伤者失去生命。由此可以看出，当创伤极其严重的时候，救命是第一位的，整形的问题可以完全忽略。但是，如此紧急的情况并不多见，尤其对于多数的胸壁创伤来说，一般都会有足够的时间允许医生考虑术后胸壁的美观问题，因此非常有必要去考虑美观的问题[4]。在考虑治病与整形的关系问题时，必须先救人，再考虑整形，这是胸壁创伤救治的基本原则。

二、整形理念的具体体现

整形的理念是一种习惯。对于一个素质良好的胸壁外科医生来说，这种习惯应该随时体现在自己的每一个操作中，不需要规定，不需要提醒，更不需要强制实行。具体到胸壁创伤的救治过程，其中的每一步都应该打上整形理念的烙印。

（一）注重切口的实施

切口的实施是整形理念最直接的体现。由于每一个切口都意味着术后的疤痕，关注整形效果，就必须对切口做好设计与操作。在传统胸外科的救治过程中，由于医生只关注创伤的救治，因此极少有人对手术切口的问题做过多的思考。如果不考虑美观问题而只考虑救治的话，某些切口对救治本身的操作可能有好处。但是，过分随意的切口可能留下很不美观的疤痕。这对术后胸壁的外观会造成很大的影响。在力所能及的前提下，医生只要多做些整形方面的考虑，就可能获得完全不同的效果。这对患者肯定有很多益处。

（1）开放性创伤的切口问题[2]。对于开放性胸壁创伤，由于皮肤有破口，而破口本身需要做修整，因此必须尽可能利用破口做切口。这样的切口往往正好位于深部损伤的附近，此处做切口有利于损伤结构的显露。如果破口距离深部操作部位较远，手术切口可在其他部位实施，此时依然要尽可能利用皮肤的破口，破口有可能利于操作的显露，也可能对其他操作有帮助。

（2）闭合性创伤的切口问题[2]。闭合性胸壁创伤位置不定，切口的实施要首先根据操作部位而定。如果不考虑整形的问题，切口肯定要在损伤处表面直接实施，但此时有可能造成极其严重的整形问题。比如说，胸骨柄的骨折，如果切口采用正中胸骨切口，切口的最上端应该超越胸骨上窝，这是显露骨折的最佳切口位置。但是，此处的切口刚好位于领口上方，平时穿的衣服多无法遮掩术后的疤痕，这样的切口显然不是理想的切口。要想避免这样的疤痕，可以从两方面做设计，其一是尽可能使切口上端下移，其二是采用横切口，这样可以保证术后的疤痕尽可能隐蔽，不至于带来很大的美观问题。再举个例子，比如成年女性前胸壁肋骨骨折的处理。由于有乳腺的遮掩，显露骨折部位并不容易。如果不考虑术后美观的问题，可以从乳腺上方或者周围任意的部位做切口，这样的切口肯定离操作部位比较近。但是，这样的切口并不理想，因为不但可能损及乳腺结构，而且可能导致前胸壁明显的疤痕。这都是不太美观的操作，因此不能随意实施。闭合性胸壁创伤手术切口实施的原则是，在保证显露的前提下，使切口尽可能短小，尽可能隐蔽。胸壁最隐蔽的部位是腋下，其次是侧胸壁，女性比较隐蔽的部位还包括乳腺下方皮肤的皱褶，这些部位都是需要优先考虑的切口位置。只有当这些位置的切口实施存在问题时，才考虑其他部位的切口。

（3）创口的修整[2]。开放性创伤都有明确的皮肤创口。如果为锐器伤，切口的边缘比较整齐；如果由不规则物体导致，则可能出现边缘不规则的创口。这样的创口在最终缝合时必须做修整，否则将残留一个很不美观的疤痕。修整创口的时候需要考虑术后疤痕的形状和位置，以获得尽可能美观的效果。

（4）操作过程中尽可能保护切口。经过创口实施切口时，由于创伤本身已经损害了皮肤，此时尤其要做好皮肤的保护。如果不做良好的保护，牵拉切口的过程中可能增加损伤，不仅会影响切口的愈合，而且可能导致术后较大的疤痕。

（5）缝合问题。很多外科医生在实施外伤救治后对切口的缝合极不重视，一般会使用普通丝线做间断缝合。如果不是因为切口愈合有特殊的需求，这种缝合的方法无疑会造成较明显的疤痕。如果医生有些许整形理念的话，就不会如此草率地做缝合。这其实是医生习惯或者素质的基本反映。

（二）注重保留组织

胸壁创伤会累及各种胸壁组织和结构，这些结构和组织本身不仅可能出现损伤，而且会出现污染、坏死等变化。在手术过程中，需要对这些结构和组织做果断的处理。但是，作为构成胸壁结构的一部分，任何结构和组织的存在都是必要的。如果处理不当，同样会影响术后整形的效果，因此必须特别注意。

（1）软组织尽可能保留[2]。软组织在胸壁中有非常重要的功能。在创伤处理的过程中，如果因为软组织自身问题需要清除的话，必须非常谨慎，要尽可能多地保留软组织，这不仅关系到切口的愈合，更关系到术后胸壁的外观。这是整形的操作中必须重视的问题。

（2）骨骼不要轻易剔除[2]。胸壁创伤中发生骨折时，有时会出现粉碎性骨折，其中的某段骨骼可能完全游离。有人认为这样的骨骼应该毫不犹豫地清除。这种做法值得商榷。胸廓的骨性结构是一个有机结合的整体，其中任何一个结构都不多余。如果随意清除了某段骨骼的话，就可能造成局部的缺损。这是胸壁外科的大忌。因此，在条件允许的情况下，尽可能保留骨骼，不仅有利于患者术后胸廓完整性的维持，也可能避免因为缺损而影响胸壁的外观。

（3）尽可能保留皮肤[2]。在胸壁创伤中，经常存在皮肤的损伤。皮肤可以发生裂伤、挫伤等具体的损害，还可能出现较大范围的撕裂，在创口局部形成蒂部狭窄的不规则皮瓣。裂伤发生时，创口周围整齐，处理较为简单。当严重挫伤发生时，皮肤结构遭到严重破坏。没有经验的医生可能会将局部皮肤清除。这其实是处理挫伤的大忌。皮肤虽有挫伤，却不等于完全坏死，其基本的结构还在，只要处理得当，完全可以得到修复，因此这样的皮肤绝对不能清除。而对于因皮肤撕裂导致的皮瓣，同样不能轻易去除。要在彻底清创的基础上尽可能保留所有的皮肤。这样不仅有利于切口的愈合，而且可能获得较好的美观效果。

（三）注重胸壁整体的轮廓

整形的目的是获得尽可能正常或者美观的胸壁外观。而胸壁外观维持的核心结构是胸廓，也就是胸壁的骨性结构，因此在处理外伤的过程中，必须特别重视。除了胸廓这种核心结构外，胸壁的软组织和皮肤也参与了外观的维持，因此在手术的过程中同样要给予足够的重视。

（1）骨骼固定不能有畸形[2]。胸壁创伤一个重要的内容就是胸壁骨性结构的损伤，也就是所谓的骨折。骨折的固定需要按照基本的原则进行。如果违背了这些原则，就可能出现各种问题，问题之一就是畸形愈合。这样的形状必然影响整个胸壁的轮廓。畸形愈合可能发生在手术中，也可能发生在保守治疗中。典型的代表是连枷胸的保守治疗。有人会采用局部压迫的方法消除反常呼吸。这种做法相当于对骨折做了外固定，但是固定的结果却很不理想，必然造成局部的继发性凹陷畸形，这无疑会严重影响胸壁的外观。由此可见，在实施骨折固定时，必须使固定后的骨骼恢复原来的形状，这是最基本的要求，否则固定就不完美。连枷胸的固定是一种无奈之举，如果想避免凹陷畸形，就要果断地实施手术固定，彻底放弃保守治疗。

（2）如果有缺损，需要进行重建[2]。胸壁创伤可能造成不同结构和组织的彻底破坏，这些破坏的结构有时需要彻底清除，而清除之后的胸壁将残留缺损，缺损的存在不仅会影响美观，也将影响病人的生理功能，甚至还会影响其生活质量。因此，只要有缺损，就应该尽可能实施重建。重建的内容可以是单纯骨性结构的重建，也可以是软组织和皮肤的重建。软组织和皮肤的重建需要考虑皮瓣的使用。如果邻近软组织和皮肤不足以满足手术需要，则需要考虑其他皮瓣进行重建。

三、美容问题

整形是对胸壁形状的修整，为的是获得理想的形状。由于各类胸壁创伤的临床表现较为复杂，整形的效果必然存在差异。依据整形效果的不同可以将其分为不同的等级[2]。初级的整形能够保证基本的生理功能，使胸壁形状接近正常。中级的整形在保证生理功能的基础上，可以使胸壁形状基本正常。最高级的整形多出了美观方面的要求，使最终的胸壁外观不仅正常而且较为美观，这样的整形实际上相当于美容。在创伤的救治过程中，如果创伤严重，初级的整形是较为合理的整形。如果创伤不严重，则应该尽可能达到中级程度的整形效果。当然，如果能获得最高级别的整形效果，将是最满意的结果，但这样的效果一般很难获得。

为了使胸壁外观尽可能美观，一般的做法是在创伤救治成功后再做美容手术。这样的手术不再是胸壁外科工作的内容。但是，对于一些最基本的操作，比如胸壁巨大疤痕的处理，或者影响美观的胸壁病变的切除手术，都可以由胸壁外科完成。这并没有超出胸壁外科工作的基本范畴，属于胸壁外科分内的工作，相当于各种胸壁创伤的延伸治疗。如果患者有需求，胸壁外科医生应该认真完成。

参考文献

［1］王文林. 胸壁外科手术的基本性质. 今日头条, 2021 – 10 – 31.

［2］王文林. 胸壁外伤创面的处理问题. 今日头条, 2021 – 11 – 04.

［3］GONZÁLEZ-HADAD A, ORDOÑEZ C A, PARRA M W, et al. Damage control in penetrating cardiac trauma. Colomb med（Cali）, 2021, 52（2）：e4034519.

［4］DOGRUL B N, KILICCALAN I, ASCI E S, et al. Blunt trauma related chest wall and pulmonary injuries：an overview. Chin J traumatol, 2020, 23（3）：125 – 138.

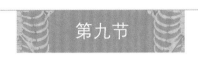

第九节

胸腔镜技术在胸壁创伤手术中的应用

　　胸外科发展至今，已经进入了微创手术时代，其主要的标志就是胸腔镜的使用。胸腔镜是用来完成胸腔内操作的装置。胸壁位于胸腔的表面，操作几乎全部都能经体表直接完成，因此在胸壁外科手术中一般不需要使用胸腔镜。但是，由于胸壁创伤经常会合并胸腔内脏器的损伤，这为胸腔镜的使用提供了可能[1,2]。理论上讲，胸壁创伤中适合使用胸腔镜的情况只有一种，即胸壁存在开放性创口同时伴有胸腔内脏器损伤的情况。在此情况下，如果不用胸腔镜，则需要一个长的开放性切口实施胸腔内的操作。如果只是为了实施胸腔内操作而做很长切口的话，切口本身的创伤有可能大于胸壁创口的创伤。这对伤者来说非常不利，因此使用胸腔镜便有了充足的理由。除此之外，似乎没有其他情况适用胸腔镜。这种理念曾经被多数人接受。但是，任何理念都可能随着技术的进步而改变，胸腔镜使用的问题也随着技术的进步而发生了变化。当胸腔镜下肋骨骨折手术成为可能后，胸腔镜使用的理念终于有了改变[2-6]。如今的理念认为，以下数种场合适合使用胸腔镜：①单纯的肋骨骨折；②肋骨骨折合并胸腔内脏器损伤；③胸壁创伤较为局限，但合并有胸腔内脏器损伤。

　　胸壁创伤位于体表，从外表面直接实施操作是最合理的选择。但有人早就发现，肋骨的固定可以在其内表面完成。这样的操作使胸壁外科手术再一次与胸腔内手术对接，于是胸腔镜有了使用的理由。在此基础上，如果合并了胸腔内脏器损伤的话，胸腔镜的使用就有了更加充分的理由。胸壁创伤除了肋骨骨折外，其他所有的损伤都不能经过胸腔镜从胸腔内完成，因此其他损伤合并胸腔内脏器损伤时，使用胸腔镜进行手术的理由并不充分。尤其当胸壁创口非常巨大时，由于可直接经过胸壁创口完成胸腔内损伤的处理，此时如果再使用胸腔镜则显得格外多余。但是，如果轻微的胸壁创伤合并了胸腔内脏器损伤的话，胸腔镜的使用便具有了合理性。

一、胸腔镜下的肋骨骨折手术

（一）可行性

　　如上所述，胸壁创伤中适合使用胸腔镜的场合有三种，但胸腔镜直接参与胸壁创伤治疗的情况只有一种，那便是对肋骨骨折的固定。在传统的胸壁外科手术中，肋骨骨折都是通过胸壁表面的切口直接固定的，利用胸腔镜的做法颠覆了传统的手术理念[2,3]。但是，如果仔细研究操作的细节，会发现这种手术具有良好的可行性[6]：①显露方便。肋骨的内表面只有一层壁层胸膜，肋间只有较薄的肋间肌，这样的结构特征使之非常容易经过内表面进行显露，而且游离也非常方便。如果从胸腔内对肋骨做游离，损伤的结构比体表直接显露时损伤的结构更要少，因此更符合微创手术的要求。②固定可行。目前肋骨骨折固定的方法有三种，如果从胸腔内进行固定，髓内固定有一定困难；皮质表面用钢板做固定的话，关键操作在于螺丝钉的固定，这样的操作如果经过合理设计可以完成；环抱式固定板固定是一种非常简单的操作，如果从内表面进行固定，手术并不复杂。③技术保证。近年来，胸腔镜技术得到了大力发展，借助这样的技术可以完成高难度的胸腔内手术操作。肋骨内表面固定的操作虽然有一定难度，但与其他胸腔内手术操作相比难度并不大，因此可以轻易完成。④材料、器械保证。胸腔内完成肋骨骨折固定需要特殊的材料和器械，近年来相关的研发工作取得了较大的进步，能够很好满足手术的需要，这为手术的完成提供了另外一种保证。

（二）优点

胸腔镜辅助下完成肋骨骨折固定操作的可行性客观存在。在各种因素的推动下，临床上很快成了现实。目前其已经与数种材料被用于临床，很多医院开展了这样的手术并取得了可喜的成绩。与直视下肋骨骨折固定手术相比，胸腔镜下的手术具有明显的优点，这些优点包括[3-6]：

（1）微创：胸腔镜下实施肋骨骨折固定的微小创伤不仅仅表现在切口自身创伤的缩小上，更体现在显露骨折过程中创伤的缩小上。胸腔内显露骨折处的肋骨不需要在骨折表面做大范围的切口，不需要横断骨折表面的肌肉，不需要做大范围的游离，因此创伤明显减小。另外，由于完全可以借助胸腔镜通过操作孔完成操作，不需要对切口做强有力的牵拉，因此切口局部因为牵引导致的损伤也得以避免，总体的创伤比直视下的固定明显减小。

（2）美观：在直视下实施肋骨骨折固定时，一般需要在表面做切口，为了显露方便，切口往往需要超越骨折部位。这样的切口不仅容易暴露，而且长度较长，术后的疤痕很不美观。而在利用胸腔镜实施肋骨骨折固定时，可以充分遵循美观的原则，将切口选择在侧胸壁较为隐蔽的部位，由于切口本身只是胸壁上的孔，因此其长度也可以足够短小。这些因素都更符合美观的要求，术后效果更容易被患者接受。

（3）显露方便：在直视下实施肋骨骨折固定时，尽管多数部位的骨折显露都较理想，但一些特定部位的骨折显露较困难，比如女性乳腺深部的骨折或者肩胛骨深面的骨折，显露难度都很大。为了显露这些骨折，不得不从较远的部位做切口进行远程显露。这样的显露虽然可行，但必须做更大的切口，否则显露几乎不可能。而在胸腔镜手术中，经胸腔内对这些部位的肋骨显露非常方便，操作变得简单易行，这是直视手术无法比拟的优点。

（4）高效：胸腔镜手术除了可以直接处理肋骨骨折外，还可以对胸腔内损伤情况进行探查。如果有胸腔内脏器损伤存在，可以直接进行处理。因此，这种手术的效率非常高，胸腔镜手术的优势可以得到最大限度的发挥。

（三）缺陷

借助胸腔镜实施肋骨骨折固定具有很多优点。但是，任何操作都不可能十全十美，尤其对于这种在临床上使用不久的新技术来说，必然有很多的缺陷。这些缺陷包括如下诸方面[6]：

（1）技术门槛高，不利于推广。胸腔镜技术本身是一种需要特殊培训的技术，而应用该技术完成骨折处理也需要相应的培训。由于技术要求高，无疑会增加学习的成本。另外，由于手术需要特殊的材料和器械，一般的医院难以开展此技术。但是，目前开展肋骨骨折处理的单位基本上都是基层医院，这样的医院要想开展此技术，将面临更大困难，这其实是技术与需求的矛盾。基层医院的医生如果不能在一定时间内掌握该技术，可能会更乐意使用传统的直视下固定手术。

（2）手术花费高，病人难以承受。胸腔镜技术本身意味着更高的花费。胸腔镜下固定骨折的操作需要特定的器械和材料，这些材料价格都较高，这将使手术的费用明显升高。如果大部分病人接受不了这种技术的费用，将会影响技术的最终推广。

（3）某些部位的肋骨骨折处理较为困难。胸腔镜在胸腔内虽然有较好的视野，但这是一个相对的概念。当胸腔镜放置位置固定时，其视野也存在一定盲区。为了对某些特定部位做显露，有时不得不将切口选在一些特殊的部位。这样的部位有可能影响术后皮肤的美观。而如果坚持在较为隐蔽的部位做切口，一些部位的显露必然成问题，这无疑会影响这些部位的操作。所以在胸腔镜下实施肋骨骨折的固定时，有些部位的骨折显露并不容易，这将直接影响固定操作。与直视下切开固定相比，这成了其明显的硬伤。

（4）某些类型的肋骨骨折无法固定。多数情况下，肋骨骨折断端都有足够的长度，这为固定手术提供了结构基础。但是，有些肋骨骨折非常严重，比如粉碎性骨折，固定将非常困难。对于这样的骨折来说，如果依然要坚持在胸腔镜下完成固定操作的话，肯定无法获得满意效果。

（5）固定不太牢固。固定肋骨一般都是通过器械完成的，但最终都需要较大的力量。通过胸腔镜完成固定时，由于操作部位距离骨折处较远，用力的强度会受到限制。用力不够就难以固定牢固。如果考虑到材料自身的某些缺陷，有时会使牢固固定成为一种奢望。另外，固定的效果还与肋骨自身的物理特性有很大关系。如果肋骨较为纤细，或者质地较为疏松的话，同样很难使固定牢固。在对这样的肋骨骨折使用胸腔镜进行手术时，固定效果可想而知。手术连基本的固定目的都达不到，效果必然受到影响。

（6）操作较困难。不管使用胸腔镜的技术多么熟练，不能否认的事实是，这种技术一定比直视下固定困难很多。任何技术的发展都应该是朝着有利于技术应用的方向发展的，使用胸腔镜进行肋骨骨折固定的操作似乎背离了这种发展的方向，这将成为阻碍其广泛应用的另外一个硬伤。

（7）操作更繁琐。胸腔镜操作本身就需要更多的步骤，也要准备更多的材料和器械。与直视手术相比，胸腔镜手术本来就显得更加繁琐。如果实施肋骨骨折固定操作的话，繁琐程度会进一步增加。好技术的发展都是顺着极简的方向进行的，而胸腔镜下骨折固定技术与这种大的发展方向不符，因此容易受到质疑。

（8）材料不能取出。目前多数用于肋骨骨折固定的材料都需要再次手术取出。如果胸腔镜下固定的材料需要取出的话，通过胸腔镜取出的难度可想而知。那将是难度极大的操作。正因为如此，如今应用的材料都不取出。材料不取出必然带来相应的问题，这些问题如果解决不了，同样会限制手术的应用。

（四）前景

胸腔镜技术发展到今天，已经成为一种非常成熟的技术，这种技术在肋骨骨折中的使用已成为一种趋势，任何力量都阻止不了其应用。但是，由于目前该技术中尚存在一定的缺陷，因此需要从多方面不断优化技术，改善各方面的应用条件，只有这样才能使技术不断成熟，被更多人接受。

该技术需要改进的问题主要集中于如下几个方面[6]：①器械的改进。如今临床中使用的器械有很多问题，只能保证最基本的操作，无法保证操作能熟练完成，因此器械的改进将是一个尤其需要重视的工作。②材料的改进。材料直接用于骨折的固定，由于胸腔镜下对固定的要求更高，这对固定材料提出了更高的要求。这同样是必须不断改进的内容。③技术的改进。技术的改进是全方位的改进，包括胸腔镜技术本身的改进，也包括固定技术的改进。只有当技术真正成熟的时候，才会有更多人接受。

总的来说，胸腔镜下实施肋骨骨折已经成为一种趋势，很多医院和医生都在积极开展此项目。作为一种有着诸多优点的新技术，胸腔镜技术受人追捧是可以理解的。但是，受追捧的东西不一定是好东西，因此在追捧的时候必须保持头脑冷静，绝对不能一哄而上[6]。这就是说，不能对任何一种肋骨骨折手术都不假思索地使用该手术。这其实是一个有关手术适应证的问题。适应证的实质就是该技术与直视下肋骨骨折手术的对比问题。客观地讲，很多直视下固定肋骨骨折的手术都可以在非常微小的切口中完成。如果骨折本身位于较为表浅的部位，切口完全可以选择在损伤的表面，此时的手术将极其简单也方便，损伤也不可能太大，直视手术将具有明确的优势。如果考虑到胸腔镜手术自身切口的大小以及其中的种种缺陷的话，至少在这种部位骨折的处理中胸腔镜手术没有明显优势。既然没有优势，胸腔镜的使用就没有理由了。由此可见，在选择手术方式时，必须冷静地做综合评价，切莫盲目跟风。只有充分认识到各种操作的优势和缺点，才能理智而科学地做出最合适的选择，让患者更加满意。如果只是为了赶潮流而不顾一切地使用胸腔镜手术的话，不仅可能增加操作的代价，而且可能导致手术失败，那将是最大的不幸。

二、胸腔镜在胸壁外伤合并胸腔内脏器损伤中的使用

合并胸腔内脏器损伤的胸壁外伤有两种：其一是开放性胸壁外伤，其二是闭合性胸壁外伤。单纯的开放性胸壁外伤需要经过胸壁创口完成手术，这样的外伤不可能使用胸腔镜。但是，如果开放性外伤合并有胸腔内脏器损伤，则有可能需要使用胸腔镜[2,6]。当胸壁创口较大时，胸壁和胸腔内的损伤都可以通过胸壁创口完成手术，此时没有使用胸腔镜的理由。但是，如果胸壁创口不大而又存在胸腔内的损伤时，可以考虑使用胸腔镜。对于闭合性胸壁外伤来说，如果有肋骨骨折，而同时又合并有胸腔内脏器损伤的话，也可以考虑使用胸腔镜。两种情况虽然都可以使用胸腔镜，其作用却有明显的差异。在第一种情况中，胸腔镜的作用仅限于胸腔内脏器损伤的处理；而在第二种情况中，胸腔镜不仅要用于胸腔内脏器损伤的处理，还要用于肋骨骨折的处理。

利用胸腔镜对胸腔内脏器损伤进行处理并不存在特殊的困难。处理的第一步是进行损伤的探查，第二步是对损伤进行处理。从技术的角度来说，这样的操作一般没有太大的难度。只有当存在异常凶猛且难以控制的出血时，才需要立即做开胸切口进行处理，除此之外均可以在胸腔镜下完成操作。

从本质上看，胸腔镜下胸腔内脏器损伤的处理已经超出了胸壁外科的范畴。但是，对于胸壁外伤这种特殊的胸壁外科病种来说，并发症的处理也是分内的工作，因此同样需要胸壁外科医生给予重视。

总的来说，胸腔镜是用于胸腔内手术的装置，对于胸壁外科手术来说作用并不大。但是，对于某些胸壁外伤来说，如果胸腔镜的使用能给患者带来更多益处的话，其使用具有合理性，胸壁外科医生不仅不能排斥，反而应该积极学会使用。

参考文献

［1］ FOKIN A A，HUS N，WYCECH J，et al. Surgical stabilization of rib fractures：indications，techniques，and pitfalls. JBJS essent surg tech，2020，10（2）：e0032.

［2］ POWELL L，CHAI J，SHAIKH A，et al. Experience with acute diaphragmatic trauma and multiple rib fractures using routine thoracoscopy. J thorac dis，2019，11（Suppl 8）：S1024 – S1028.

［3］ BAUMAN Z M, BEARD R, CEMAJ S. When less is more：a minimally invasive, intrathoracic approach to surgical stabilization of rib fractures. Trauma case rep, 2021, 32：100452.

［4］ PIERACCI F M. Completely thoracoscopic surgical stabilization of rib fractures：can it be done and is it worth it. J thorac dis, 2019, 11 (Suppl 8)：S1061 － S1069.

［5］ BUI J T, BROWDER S E, WILSON H K, et al. Does routine uniportal thoracoscopy during rib fixation identify more injuries and impact outcomes? . J thorac dis, 2020, 12 (10)：5281 － 5288.

［6］ 王文林. 胸腔镜下肋骨骨折的手术问题. 今日头条, 2021 － 11 － 03.

06
CHAPTER 第六章

胸壁感染

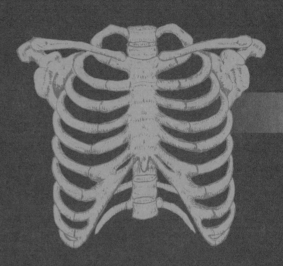

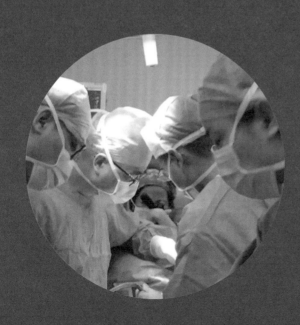

第一节

胸壁感染的基本概念

胸壁感染是胸壁外科一种重要的疾病，指的是发生于胸壁各结构和组织的感染性病变。感染可位于皮肤表面，也可深及软组织甚至骨性结构，贯穿胸壁全层[1-3]。感染可以有多种病理表现，除了局部表现外，还可以出现严重的全身症状。如果不及时治疗，可能带来严重后果。

一、分类

胸壁感染可以从不同角度进行分类。根据胸壁感染发病的情况，胸壁感染可以分为急性感染和慢性感染。急性感染发病紧急，局部体征和全身症状都较明显。慢性感染可由急性感染迁延而致，全身症状不明显，但局部病变较严重。按照病原菌的不同，胸壁感染可分为非特异性感染和特异性感染[2]。多数情况下病原菌为常见的化脓性病原菌，这样的感染为非特异性感染[4,5]；少数情况为特异性的病菌感染，比如结核性的感染，这是典型的特异性感染[3,6,7]。

二、病因

导致胸壁感染的原因有多种，最常见的有五种：①创伤[2,8]。创伤是导致胸壁感染的重要原因，其中开放性胸壁创伤是最常见的原因。创伤发生后，创口一般都会发生污染，如果清创不满意，就可能导致局部感染。有的创伤在术后早期并不会出现感染，而经过一段时间后才出现感染，可能与病灶的潜伏有关。②手术[9-12]。手术是导致胸壁感染的另外一个重要因素，主要原因是在术中病原菌沾染术野而导致的感染。如果操作过程中不严格按照无菌原则实施手术，或者器械、材料、敷料消毒存在问题的话，都可能导致手术后的感染。术后的感染多见于开胸手术后的切口感染。感染发生时，切口首先出现红肿。如果治疗及时可能阻止感染恶化。如果感染无法控制，则切口将无法愈合，可能分泌脓性分泌物，局部出现组织结构坏死，迁延不愈。这是临床上各种开胸手术后一个非常棘手的并发症。③隐匿性感染[13]。隐匿性感染也可视为原发性感染，发病隐匿，没有明确的原因，最大的可能是身体其他部位的感染灶经血液传播所致，但原发感染灶难以被发现。临床上最多见的是结核性胸壁感染，也可以为化脓性感染。④直接传播[14-16]。主要是来自胸腔内的感染，当肺部或者胸腔存在感染灶时，如果不能及时控制，感染可能向胸壁扩散，导致胸壁感染。这种感染往往非常严重，除了局部症状外，多有明显的呼吸系统甚至全身症状。⑤组织坏死后的感染。因为种种原因导致胸壁局部组织坏死后，可能使皮肤出现破口。破口的出现使皮肤的防御功能彻底丧失，病原菌可以长驱直入，导致感染发生。最常见的组织坏死是胸壁肿瘤的局部坏死。肿瘤细胞生长迅速，如果血液供应不能满足细胞生长需要，就可能导致局部的缺血性坏死。坏死累及皮肤时，就可能导致感染。

三、易感因素

正常情况下，人体具有强大的抗感染能力，因此胸壁感染的出现应该是外部病源与机体抵抗力博弈的结果。感染最终之所以出现，是因为人体抵抗力下降，出现了某些易感的因素。这些因素包括以下诸方面[11,17]：①全身营养状况差。营养状况直接关系到机体的抵抗力，如果长期营养不良，抵抗力就会低下，病原菌乘虚而入而引起感染。②慢性病。机体患有慢性疾病时，抵抗力会降低，容易发生感染。比如糖尿病、肝肾功能不全的病人，抵抗力往往较为低下，感染机会要明显高于正常人。③消耗性疾病。一些肿瘤患者身体极度消耗，抵抗力低下，也容易发生感染。④创伤打击。人体遭受创伤时，抵抗力也会降低，可能为感染提供机会。⑤手术打击。手术对人体来说也意味着较大的打击，直接影响患者的抵抗力，感染机会高于正常人。⑥过度劳累。过度劳累时人体抵抗力下降，感染机会明显增高。除了以上因素外，还有很多其他易感因素可导致机体抵抗外力下降，这都将为病原体的侵袭提供条件。

四、病理改变

胸壁感染病灶可从胸壁深层开始发病，逐渐向浅层蔓延；也可以由皮肤表面开始，向深层侵犯。从病理上看，胸壁感染可有如下几种基本的病变[1,15,16]：

（1）局部红肿。急性感染或者感染的早期可出现局部红肿，是炎症因子刺激局部血管渗出增加所致（图6-1-1）。感染如果及时得到控制，红肿可以消失；如果控制无效，可能发生其他病理改变。

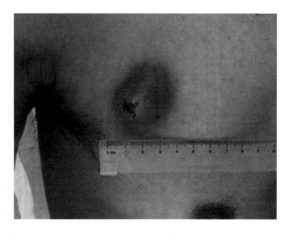

图6-1-1 局部红肿

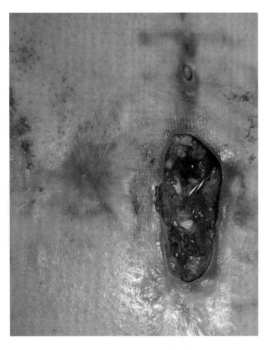

图 6 - 1 - 2　皮肤破溃

（2）皮肤破溃。感染可以起源于皮肤，可以来自正常皮肤，也可以来自创伤的创面。浅表感染不及时控制，可能在局部形成皮肤的破溃。破溃的皮肤局部有脓性分泌物，会有坏死组织，这是皮肤感染的典型表现。对于更为严重的感染，皮肤破口常为深处感染灶与外界的通道，可有脓性分泌物不断排出体外，严重的患者破口会逐渐增大，最终形成缺损（图 6 - 1 - 2）。

（3）瘘道。瘘道为深层结构感染后逐渐突破皮肤而形成的瘘管状感染灶（图 6 - 1 - 3）。瘘道周围为坏死组织和感染灶，还有纤维组织增生。坏死组织为细菌提供了生长的环境，使这种病灶很难自行愈合。

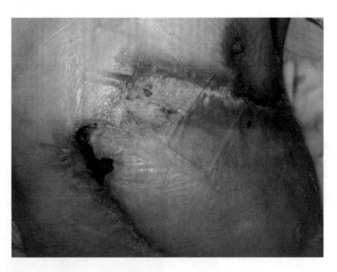

图 6 - 1 - 3　瘘道

（4）脓肿。脓肿为胸壁内深层的严重感染灶，由脓液和坏死组织被纤维增生结构包裹而成（图 6 - 1 - 4）。脓肿可以局限并长期存在，但几乎不可能被吸收。如果内部脓液增加，压力过高，可向周围扩散。扩散的方向可为胸壁内，也可向胸腔内破溃，还可以破到皮肤。脓肿破溃后，皮肤局部形成破口，脓液连续分泌，长期无法愈合。

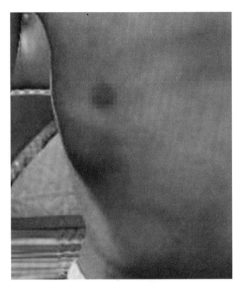

图 6 - 1 - 4 脓肿

（5）骨髓炎。骨性结构发生感染时，可能出现骨髓炎。骨髓炎一旦出现，往往会成为顽固的感染灶。如果不彻底清除，极难自行愈合（图 6 - 1 - 5）。

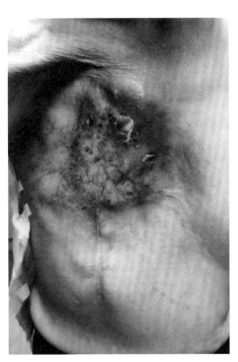

图 6 - 1 - 5 局部反复感染，病灶侵犯深层结构，形成慢性骨髓炎

（6）大面积缺损。慢性感染灶不断扩大，不断侵蚀，可使局部组织逐渐坏死、溶解、脱落，最终形成皮肤、软组织、骨性结构等不同层面的缺损（图6-1-6）。这种缺损是继发性胸壁缺损的一种。由于其由感染引起，因此在胸壁感染章节重点讨论。

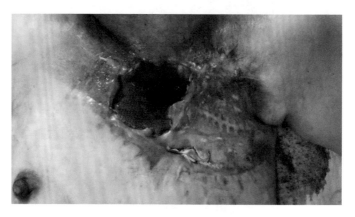

图6-1-6　大面积缺损

（7）新生物形成。感染灶内一些组织不断坏死，又有其他组织增生。如果皮肤无法愈合，增生组织会突出破口形成新生物。新生物的出现并不意味着感染灶能自行愈合，相反，由于新生物阻碍了皮肤细胞向破口正中的生长与接触，破口局部几乎无法愈合（图6-1-7）。要想使其愈合，必须将新生物清除。

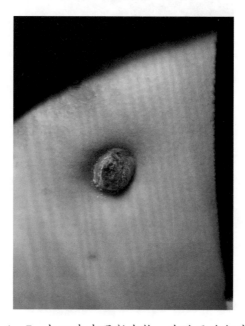

图6-1-7　切口内出现新生物，皮肤无法彻底愈合

以上病变为胸壁感染的几种常见病理改变。病变性质不同，对人体的危害不同，处理的难度和方法也不同。因此在接诊胸壁感染患者时，必须了解上述基本的病理改变，只有这样才能有的放矢，制订出合适的治疗方案。

五、临床表现

胸壁感染发生时，患者的临床症状可以有两种，一种是局部症状，另一种是全身症状[2,13,17]。局部症状主要为疼痛。疼痛的定位明确，急性期较严重，慢性期明显减轻或者无疼痛。全身症状主要由感染扩散或者毒素分泌导致，可为体温升高、全身疼痛等症状。胸壁感染体征非常明确，可有典型的病灶，不同程度的病灶可有不同的病理改变。病灶是诊断胸壁感染的直接依据。

六、检查

胸壁感染的检查与其他胸壁外科疾病相同，首先依据的是体格检查。体格检查可以明确感染的基本信息，对感染病灶做出初步的判断。进一步的检查需要进行影像学检查。X线和CT检查均为必要检查，如果条件允许可以考虑做三维重建检查。另外，对于一些特殊的情况，比如继发于心脏手术后的切口感染，需要对心脏情况做了解，此时要做心脏的超声检查。胸壁感染作为一种感染性疾病，病原的检查必不可少。病原检查可以为抗感染治疗提供重要依据。术前可以通过破口局部分泌物培养或者血液培养完成此项检查。

七、诊断与鉴别诊断

胸壁感染的诊断较为容易。多数感染灶都有典型的特征，诊断多没有难度。但是，只做定性诊断显然不够，尚需要了解感染灶及周围结构的信息，这对治疗感染很有必要。多数感染病灶皮肤表面破口较小，而深部病灶较大。通过皮肤表面的征象不一定能了解病灶的全部信息，有必要通过检查获得更多的信息。除了病灶信息外，周围结构的信息同样重要，尤其对于手术后切口感染的患者来说，这样的信息更有价值。另外，在做出最终诊断前，病原学诊断也是一个重要的信息。如果能明确感染的病菌并通过药敏试验找到敏感抗生素的话，对治疗将起到重要的作用。

鉴别诊断需要与肿瘤坏死导致的局部溃疡相鉴别。后者也可能有皮肤破口，且可能合并感染，但是破口周围是肿瘤组织，而非正常组织。二者的鉴别直接关系到手术的切除范围及手术方式的选择，因此鉴别非常有必要。还有一种很特殊的情况需要鉴别，即乳腺癌术后肿瘤复发导致的局部坏死与手术后切口感染的鉴别。前者的根本原因在于肿瘤的复发，而后者则是单纯的切口感染。二者发生的原因和机制都不同，因此治疗的决策也不同。

八、治疗

胸壁感染一旦诊断明确，就要积极考虑治疗。胸壁感染的治疗有两种方式[12,13,18-20]：其一是保守治疗，其二是手术治疗。保守治疗主要通过全身和局部处理完成治疗，手术治疗则需要将病灶完整切除，然后根据情况做进一步处理。

(一) 保守治疗

胸壁感染有很多具体的病理类型，不同类型的感染轻重不一，因此不一定全部都要实施手术治疗。对于一些较轻的感染可以考虑保守治疗。保守治疗主要包括全身使用抗生素、营养支持以及局部处理，局部处理是保守治疗的重要内容。

对于局限性的胸壁脓肿，保守治疗主要指切开引流，这是最基本的处理方法[20]。瘘道的保守治疗包括充分引流、局部换药治疗等。对于皮肤溃烂，如果面积较小，可以通过局部换药使皮肤逐渐生长。开胸手术后的切口感染是最严重的感染，处理起来相当棘手，是一项严峻的挑战。保守治疗的方法主要是局部换药外加局部治疗，但效果往往并不满意。如果保守治疗不能彻底消除病灶，则需要考虑手术治疗。

(二) 手术治疗

1. 术前准备

手术是治疗胸壁感染的一种重要措施。为了保证手术成功，术前需要做好充分的准备。这些准备包括[20]：①全身营养状况的改善。一些胸壁感染患者存在有机体的消耗，抵抗力低下是患者发生感染的重要诱因。为了使感染得到良好控制，术前必须改善患者的全身状况，增强抵抗力，为手术治疗创造条件。②有效的抗生素应用。抗生素可以直接杀灭细菌，使病灶状况得到改善，这将有利于手术的成功，因此术前有必要对病原菌实施针对性治疗。③对一些慢性疾病的治疗。慢性全身性疾病对人体有严重危害，由于抵抗力低下，不利于创面愈合，也不利于切口生长，因此必须有效控制。④病灶局部的准备。胸壁感染手术的目标部位就是病灶。为了保证手术成功，术前必须对病灶做处理，清除坏死组织，促进肉芽生长，改善血液循环，这样的措施对感染的控制具有重要作用。近年来有人建议使用负压吸引装置做术前病灶的准备。这种方法可以获得较满意的效果。但是不能过长时间使用，且要把握好适应证，不然会适得其反[12]。⑤供区皮瓣的准备。很多慢性感染手术需要皮瓣移植。由于皮瓣必须在身体其他部位获取，因此术前一方面要对皮瓣做良好的设计，另一方面要对皮瓣供区的情况进行详细调查，为手术做好充分准备。

胸壁感染是一种特殊的疾病，由于病灶本身存在感染，术后很容易导致感染复发。为了彻底控制感染，获得满意效果，术前必须认真做好相关准备，只有这样才能提高手术的成功率。

2. 手术原则

胸壁感染的临床表现极其复杂，可有多种不同的病变。病变不同，手术的具体方法也不同。总的来说，手术需要遵循如下的原则[20]：

（1）彻底消除坏死组织。坏死组织对创面的愈合有很多的危害。第一，坏死组织的存在将影响切口的对合。切口无法对合，就无法愈合。第二，坏死组织可能容纳大量的病原菌。坏死组织不清除，其中隐藏的病原菌就不可能得到消除，术后会导致感染复发。第三，坏死组织会释放各种坏死因子，直接影响创面愈合。第四，坏死组织会向周围结构蔓延，直接造成病灶的扩大。由此可见，坏死组织是病灶愈合的巨大障碍，要想使病灶彻底愈合，坏死组织必须彻底清除。

（2）彻底消除感染灶。感染灶不仅包括坏死组织，还包括周围增生的纤维组织、病灶内的各种分泌物等。这些结构不仅有大量病原菌，而且有大量不利于创面愈合的成分，因此必须彻底消除。

（3）保护血供。感染灶要彻底愈合，需要充足的营养。营养的来源靠血液提供，因此充足的血供是创面愈合的基本保证。如果没有满意的血供，手术很容易失败。另外，血液供应还可以提供免疫细胞、抗体以及静脉输注的抗生素，这对病灶的愈合具有重要作用。

（4）软组织填充。感染灶被清除后，局部可能留下较大范围的缺损，这种缺损首先是软组织的缺损。如果缺损不能有效消除，可能形成大的死腔。死腔的存在将存留渗出物，不仅直接影响愈合，还会成为病原菌滋生的理想场所。可见，消除死腔是手术必须完成的操作。消除死腔的方法有两种：其一是直接紧密闭合创面，其二是用软组织填充。如果创面较小，可以直接闭合创面，但多数情况下创面都较大，此时需要用充足的软组织进行填充。常用的软组织有两种：一种是肌肉[18-21]，一种是大网膜[22]。在实际操作中，可根据病灶的位置和特性进行选择。

（5）尽量避免使用人工材料[23]。胸壁感染往往侵犯较大范围的胸壁结构，要想将这些结构彻底清除，术后必然留下大范围的胸壁缺损。如果骨性结构出现缺损，理论上需要用人工材料进行胸壁重建。但是，由于所有的人工材料都是异物，这种材料很可能成为病原菌存留并繁殖的理想部位。这些部位的病原菌很难被消灭，术后容易出现感染复发，导致手术失败。因此，对于绝大多数胸壁感染的手术来说，术后不主张使用人工材料。为了避免骨性结构缺失导致的胸壁软化与反常呼吸，可以使用其他方法进行防范。胸壁的感染灶得到控制后，如果有必要，可以在二期实施胸壁骨性结构的重建，但最初处理感染病变时，最好不要用人工材料。

九、预后

在胸壁外科的五种基本疾病中，胸壁感染是最为顽固的疾病。绝大多数胸外科医生在这种疾病面前都会束手无策。这说明其预后始终不尽如人意。但是，当胸壁外科的理念出现后，胸壁感染的治疗发生了大的改观。由于治疗的理念和方法均与以往胸外科的处理方法不同，治疗的效果也完全不同。目前一般的胸壁感染多能得到满意治疗，最难治疗的手术后切口感染也取得了不错的效果。可以设想，随着各项技术的进一步完善，胸壁感染的治疗效果必将更加令人满意。

参考文献

[1] BROWN R B, TRENTON J. Chronic abscesses and sinuses of the chest wall：the treatment of costal chondritis and sternal osteomyelitis. Ann surg. 1952, 135 (1)：44 – 51.

[2] 袁洪志, 唐莉鸿, 廉亮亮. 外伤后迟发性胸壁脓肿 13 例的外科治疗. 中国微创外科杂志, 2016, 16 (2)：187 – 188.

[3] ANAND P, SARIN N. Isolated sternal tuberculosis presenting as a chest wall abscess：a case report. Iran J med sci, 2018, 43 (4)：440 – 443.

[4] TONZIELLO G, VALENTINOTTI R, ARBORE E, et al. Salmonella typhimurium abscess of the chest wall. Am J case rep, 2013, 14：502 – 506.

[5] DADLANI A, BANDIKATLA S, KOCH J A. A rare case of escherichia coli chest wall abscess with rib osteomyelitis in a patient with crohn's disease. Cureus, 2021, 13 (3)：e13860.

[6] KEUM D Y, KIM J B, PARK C K. Surgical treatment of a tuberculous abscess of the chest wall. Korean J thorac cardiovasc surg, 2012, 45 (3)：177 – 182.

[7] TANAKA S, AOKI M, NAKANISHI T, et al. Retrospective case series analysing the clinical data and treatment options of patients with a tubercular abscess of the chest wall. Interact cardiovasc thorac surg, 2012, 14 (3)：249 – 252.

[8] YAMAOKA Y, YAMAMURA J, MASUDA N, et al. Primary chest wall abscess mimicking a breast tumor that occurred after blunt chest trauma：a case report. Case rep med, 2014, 2014：620876.

[9] DAI J, GREIFFENSTEIN P, PETRELLA F, et al. Treatment of a lung lobectomy

patient with severe post-surgical infection in the anterior thoracic wall by multiple debridement and drainage procedures: a case report. J thorac dis, 2020, 12 (12): 7481 – 7487.

[10] DUBERT M, POURBAIX A, ALKHODER S, et al. Sternal wound infection after cardiac surgery: management and outcome. PLoS one, 2015, 10 (9): e0139122.

[11] KUBOTA H, MIYATA H, MOTOMURA N, et al. Deep sternal wound infection after cardiac surgery. J cardiothorac surg, 2013, 8: 132.

[12] FLECK T, FLECK M. Negative pressure wound therapy for the treatment of sternal wound infections after cardiac surgery. Int wound J, 2014, 11 (3): 240 – 245.

[13] TANAKA Y, KATO H, SHIRAI K, et al. Sternoclavicular joint septic arthritis with chest wall abscess in a healthy adult: a case report. J med case rep, 2016, 10: 69.

[14] KO K, TOBINO K, YASUDA Y, et al. A community-acquired lung abscess attributable to streptococcus pneumoniae which extended directly into the chest wall. Intern med, 2017, 56 (1): 109 – 113.

[15] KARIM S H A, ZAIN W Z W, HASHIM M N M, et al. Empyema thoracis presented as giant back abscess. Radiol case rep, 2021, 16 (5): 1061 – 1064.

[16] RAJPUT A K, VARDHAN V, RAJAN K E. A persistent transpleural fistulous communication between lung and chest wall. Med J armed forces india, 2000, 56 (3): 259 – 261.

[17] 杨秦蔷. 心脏术后胸骨正中切口感染的原因分析及防治. 中国保健营养, 2013, 12 (上): 7088 – 7089.

[18] BORISOV V, STIELTJES B, WIESE M, et al. Reconstruction of the chest wall with a latissimus dorsi muscle flap after an infection of alloplastic material: a case report. J surg case rep, 2020, 2020 (8): rjaa213.

[19] ZEITANI J, RUSSO M, POMPEO E, et al. Pectoralis muscle flap repair reduces paradoxical motion of the chest wall in complex sternal wound dehiscence. Korean J thorac cardiovasc surg, 2016, 49 (5): 366 – 373.

[20] 王文林. 胸壁感染的治疗原则. 今日头条, 2021 – 11 – 01.

[21] BAKRI K, MARDINI S, EVANS K K, et al. Workhorse flaps in chest wall reconstruction: the pectoralis major, latissimus dorsi, and rectus abdominis flaps. Semin plast surg, 2011, 25 (1): 43 – 54.

[22] YASUURA, OKAMOTO H, MORITA S, et al. Results of omental flap transposition for deep sternal wound infection after cardiovascular surgery. Ann surg, 1998, 227 (3): 455 – 459.

[23] 王文林. 胸壁脓肿的处理策略. 今日头条, 2021 – 11 – 01.

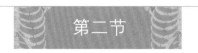

第二节

胸壁脓肿

胸壁脓肿是胸壁感染的一种形式或者病理变化，严格来讲并不是独立的疾病。但是，由于其病变特殊，治疗有特殊要求，因此有必要单独讨论。胸壁脓肿指的是发生于胸壁各层之间的脓性包裹性病灶，是感染病变发展到一定程度的结果。胸壁脓肿可由多种病因引起，外伤[1,2]、手术[3,4]、特殊的治疗或者处置[5,6]以及身体其他病灶转移[7-11]等，都可以引起胸壁脓肿。胸壁脓肿可急性发病，也可迁延不愈而形成慢性脓肿。脓肿发生后，首先会对胸壁局部结构产生破坏，进而会对周围结构以及身体其他部位产生危害[12]，因此脓肿是一种严重的胸壁感染病变，需要认真对待。

一、病因与病理特征

胸壁脓肿是胸壁感染的一种基本形式。胸壁感染有特异性感染和非特异性感染之分，因此胸壁脓肿也有特异性感染导致的脓肿和非特异性感染导致的脓肿之分。特异性感染导致的脓肿最多见的是结核性脓肿[13]，临床上将其称为冷脓肿。由于其病变特殊，将在另外的章节讨论。非特异性脓肿的病原菌是非特异性病原菌，可为化脓性病菌，也可为少见的其他病菌。病原菌虽然不同，但病理特征基本相同[12,14,15]。

胸壁脓肿的发生一般都起源于特定的感染灶，也可以由周围的其他病灶侵袭而致[8-11]。早期病灶局限，可表现为一般的急性感染性病变，病变局部可有水肿、渗出、细胞浸润等变化。如果能得到及时有效的控制，病灶可逐渐消失，不会进一步发展。如果得不到控制，病变可能加重，局部渗出增加，结构溶解、液化、坏死，细菌大量繁殖，不断被白细胞吞噬，逐渐形成脓液。病灶最初可在一定范围内扩散，随后周围出现纤维组织增生，逐渐形成包裹，最终形成典型的脓肿。脓肿如果得到及时处理，可以完全治愈。如果继续发展，可能破溃形成皮肤的瘘口，迁延不愈[4,11]。

胸壁脓肿本身是一种病理性改变，不一定独立存在，可以是胸壁感染的某一个特殊阶段，也可以出现在其他胸壁外科疾病中，比如胸壁肿瘤、胸壁创伤、胸壁缺损等，如果这些疾病因为某些特殊的原因并发感染的话，都可能形成胸壁脓肿。

二、危害

胸壁脓肿的危害来自三个方面[2,4,11]，即病灶局部的危害、周围的危害以及全身的危害。局部的危害主要是对病灶中组织结构的破坏。一旦胸壁某个部位发生脓肿，软组织、骨性结构将会发生一系列特征性改变，局部结构溶解、坏死、脱落，逐渐形成脓腔，脓腔内聚集脓液，脓液逐渐增多，内部压力可增高，最终可能出现皮肤破溃。脓肿的局部破坏力极强，正常的结构几乎不复存在。脓肿周围的危害可分为两部分：一部分是脓肿的挤压造成的机械性破坏，另一部分则是脓肿可能的破裂或者侵蚀导致的直接危害。脓肿一旦形成，局部将形成一个密闭的空间，这样的空间非常适合病原菌生长。由于脓液越来越多，脓腔的压力越来越大，这样的压力将施加于周围的结构上，可能导致局部结构缺血缺氧，轻则影响这些结构的功能，重则可能导致周围结构坏死。脓肿发展到一定程度后，外周多有纤维囊存在。这样的结构对脓肿的局限有一定作用。但是，当脓肿继续增大时，纤维囊也可能遭破坏，使脓肿向周围侵蚀并扩散，周围的结构将不断遭受破坏，造成更加严重的后果。脓肿为局限性感染灶，全身性危害不会太大。如果脓肿巨大，持续时间过长，可能对机体造成全身性影响，出现全身性的消耗性改变。有的细菌具有极强的侵袭性，可以通过各种途径向全身扩散，不仅可引起强烈的全身反应，而且可能危及生命[12]。

胸壁脓肿可发生于胸壁的任何一个部位。小的脓肿可以多年没有变化，也可以进一步变小、机化，最终在局部形成一个机化灶。但是，这样的情况并不多见，最多见的是脓肿不断增大后破溃。具体表现是脓肿的某个局部出现破口，脓液向周围溢出。脓肿破溃可向任一方向发展，包括周围的胸壁结构、胸腔和皮肤表面[10,11]。破向胸壁内部等于是脓肿的蔓延。破向胸腔后，可能引起脓胸，并使感染很快扩散，后果极其严重。相比之下，破向皮肤表面是危害最小的结果。

三、临床表现

胸壁脓肿位置不同，病变特征不同，临床表现也不完全相同[2,10,15]。早期较为表浅的病灶局部可有红肿热痛，深的病灶可没有明显不适（图6-2-1）。脓肿不断增大，内部压力过高时，局部疼痛加剧，可表现为剧烈的跳疼。脓肿一旦破溃，疼痛会明显减轻，破口将有脓液溢出。胸壁脓肿的全身表现主要是发烧，多在较严重的急性期出现，慢性脓肿可没有全身症状。胸壁脓肿的局部体征较为典型，一般表现为局部的囊性包块，边界清晰，有波动感，诊断性穿刺可抽出脓液。但如果病灶位置较深，局部体征可能不典型。

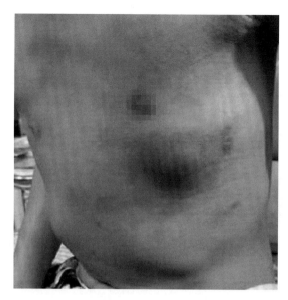

图6-2-1 左侧胸壁脓肿（局部隆起，皮肤发红，有波动感，有压痛。局部可抽出脓液）

四、检查

胸壁脓肿可以通过体格检查获得基本信息，进一步检查可以通过各种影像学检查完成。X线检查对脓肿的显示效果不佳，CT检查不仅可以显示病灶的信息，还可以提供周围结构以及胸腔内的相关信息，可以当做常规的检查。超声检查可以直接针对病灶进行探查，对明确病灶的性质有巨大帮助。胸壁结构的三维重建可以清晰显示病灶、骨性结构以及其他结构的立体影像，是一种先进的检查手段。穿刺抽吸脓液做化验检查可以获得病原学依据。

五、诊断

胸壁脓肿的诊断可以通过病史、症状、体征以及必要的检查完成。多数情况下诊断并不复杂，但需要与胸壁其他疾病相鉴别。第一个需要鉴别的疾病是肿瘤坏死导致的脓肿，此脓肿继发于肿瘤，虽然有脓肿存在，其实质病变却是肿瘤，因此不能因为诊断脓肿而错过了肿瘤的治疗；第二个需要鉴别的是脓肿样的恶性肿瘤[16]，一些恶性肿瘤可以直接以胸壁脓肿就诊，但实质为恶性肿瘤；第三个需要鉴别的是良性肿瘤，比如胸壁的肉芽肿，可以有早期脓肿的表现，但并没有典型的脓肿结构[17]；第四个需要鉴别的是寄生虫病，比如包虫病，其胸壁的征象可以类似脓肿，可以通过影像学和病原学检查进行鉴别[18,19]。

六、治疗

胸壁脓肿一旦确诊，要对脓肿进行治疗，治疗的主要措施是消除脓肿病灶。具体方法有两种[3,4,7]：一种是切开引流，另一种是完全清除病灶。切开引流的方法相对保守，可以看做是独立的治疗手段，也可以看做是正式治疗前的准备。清除病灶的做法更彻底，相当于根治性的手术。

（一）切开引流

切开引流是胸壁脓肿最简单也是最基础的处理方法。切开引流后，脓腔内的脓液、坏死组织、坏死结构都可以直接排出体外，使病灶局部情况得到改善，为进一步愈合奠定基础。切开引流的具体操作非常简单，对于浅表的脓肿可以直接切开。如果脓肿过深，则可以在周围合适的部位做切开，使脓腔与外界相通。

切开引流操作的要点有三条[20]：①切口足够大。要想使脓肿内的脓液彻底引出体外，必须保证切口有足够的大小，这是引流的基本要求。②引流要畅通。切开引流的目的是使脓液流出，因此引流的通道必须畅通，如果脓液无法完全引出就起不到治疗的作用。③坏死组织要尽量清除。在切开引流的过程中，必须对脓腔内的坏死组织进行清除，否则就会影响引流。

切开引流的操作完成后，一般尚需要实施局部治疗。局部治疗方法有多种，最简单的方法是局部换药。在操作中需要保持创面干净，促进周围肉芽生长，最终消除病灶。换药的同时可以做局部的药物治疗，比如局部使用抗生素，可有助于控制感染。近年有人提倡使用负压吸引对创面做后期的治疗，可获得较好的效果[4]。

对于多数胸壁脓肿患者，切开引流之后局部病灶一般都会逐渐好转，有的甚至会彻底治愈。但是，另外一些脓肿会非常顽固，脓液持续溢出，病灶迁延不愈，这种病灶最终需要直接清除。

（二）清除病灶

直接清除病灶指的是彻底将病灶完整除去的操作。具体操作方法较简单，直接在脓肿表面和周围做切口，先清除脓液，然后将其中的坏死结构以及周围的纤维囊肿结构彻底切除，直到健康组织露出。脓肿如果仅局限于软组织层，可以在骨性结构表面完成此操作。如果脓肿累及骨性结构，并伴随骨髓炎发生，则应连同病变骨骼一并切除，直至正常骨骼显露出来。

脓肿周围纤维囊为致密结构，结构中无血液供应，因此切面多为白色或者黄白色结构。新鲜健康组织的标志是切面有血液渗出。如果没有血液渗出，即便到了健康组织的层面也有必要进一步做切除，只有当切面有血供时，才能保证创面有足够的血液供应，为创面愈合提供条件。

清除病灶的操作适用于所有的胸壁脓肿，但尤其适用于脓肿范围较广的病变。这样的病变单靠切开引流很难使脓肿愈合。由于脓肿内部的坏死组织无法靠切开引流根除，脓肿切开后反而使病变转化成慢性开放性的感染灶。对于这样的病灶，唯一有效的方法就是彻底将病灶清除。

与切开引流相比，直接清除病灶操作的动作更大，损伤会明显增加。但是，对于多数种类的胸壁脓肿来说，这几乎是唯一有效的方法。如果不做这样的手术而任由感染病灶发展下去，将对患者造成极大伤害，因此即使有代价也必须进行清除。

清除病灶的手术包括了两个基本的操作：第一步是除去病灶，将感染病灶变成清洁病灶；第二步是对病灶进行处理，使之完全闭合。

胸壁脓肿本身是感染病灶，要想通过简单切除达到无菌病灶几乎不可能，较低的要求是变成清洁病灶。这种病灶虽依然可能有少量病原菌存在，但由于坏死组织被健康组织代替，病灶的局部环境将有利于创面的愈合。

为了完成第一步操作的目标，至少要做三方面的工作[20]：①术前的准备，主要包括事先的切开引流、清理坏死组织、使用负压吸引装置做处理、局部抗菌处理等；②手术台上的消毒，包括反复严格的术野、创面消毒，并严格按照无菌原则进行各项操作；③术中彻底清除坏死组织，直到新鲜组织显露出来。

经过如上处理，清洁病灶的目标基本可以实现，接下来需要做的工作是对创面进行处理。清除病灶的过程中，由于需要切除大量胸壁结构，操作完成后胸壁将残留较大的缺损，这是典型的继发性胸壁缺损。要想使该缺损完美闭合，必须对其中的结构进行重建。在胸壁缺损章节已经介绍，缺损涉及的基本结构有三种，即骨性结构、软组织和皮肤。骨性结构如果被部分切除，理论上讲需要做骨性结构的重建。但是，由于创面并非无菌创面，如果使用人工材料进行重建很可能导致手术失败，因此一般要避免使用人工材料[20]。在无法使用人工材料实施重建的前提下，如果能通过较为保守的方法消除骨性结构缺失的弊端，对创面的愈合将具有重要作用。如果缺损后续的影响明显，可以在创面完全修复后再次针对骨性结构做重建。

皮肤软组织的缺损经常会存在，软组织的缺损可以用其他软组织填充。如果皮肤也有缺损，则可以考虑用肌皮瓣做重建。这样的结构可以同时完成皮肤和软组织缺损的重建。

在实施皮肤和软组织重建的过程中，必须清楚一些技术要点[4,21,22]：①必须保证充足的血供。软组织填充的目的是让其在缺损内继续生长，以替代缺损中缺失的结构。软组织要生长，就必须有血供。因此，在获取软组织填充结构时，要始终关注软组织自身的血液供应。这是手术成功的关键。②不能有死腔。实施软组织重建的目的是消除局部的缺损，死腔意味着依然有缺损存在，而这样的死腔将蓄积创面的渗出，为病原菌提供滋生的环境，对创面愈合极其不利。因此，在用软组织进行重建时，必须尽可能消除所有的死腔，为创面愈合创造理想环境。③必须有合适的引流。任何创面都可能有一定量的渗出，渗出如果存留于创口内，同样可以滋养病原菌，因此必须给予消除。消除渗出的方法是引流。一般手术结束后都必须放置合适的引流管，引流越彻底，越利于术后的愈合。

（三）术后的巩固治疗

胸壁脓肿是感染性病变，不管是切开引流还是病灶清除都不可能使病原菌彻底消除。为了增加手术成功的概率，术后需要进行巩固治疗。巩固治疗包括两方面：其一是局部巩固治疗，其二是全身支持治疗。局部治疗主要是切口的处理，除了正常的换药操作外，可以采用红外线灯照射等方法促进愈合。全身的支持治疗主要包括全身营养支持以及抗生素的使用等。术后这些措施的使用，对创口的愈合可以起到积极的促进作用。

七、预后

胸壁脓肿是胸壁感染中较为常见的病变类型，局限于软组织的脓肿只累及一定范围，不管经过怎样的处理，只要方法得当都较容易治愈。如果侵及骨骼等深层结构，尤其有骨髓炎存在时，治疗将非常困难，任何一个细节出现问题，都将影响治疗效果。

参考文献

［1］ ICHIMURA H，OZAWA Y，SATO T，et al. Sternal osteomyelitis and abscess caused by elbowing during a basketball game. Case rep med. 2012，2012：298187.

［2］ PATRÍCIO C，RIBEIRO R，MALHEIRO R，et al. A chest wall pulsating mass. BMJ case rep，2015，2015：bcr2014207972.

［3］ AHMED H，TAMBURRINI A，KHAN M，et al. Chest wall silicone granuloma following ruptured silicone breast implant causes giant chest wall abscess and osteomyelitis：the first report. Eur J breast health，2021，17（4）：383 – 385.

［4］ 刘志军，何忠良，沈立峰，等. 游离股外侧肌皮瓣移植术治疗慢性脓胸和胸壁窦道疗效分析. 浙江医学，2019，41（4）：362 – 364.

［5］ TANG H L，LAU K K，SAM R，et al. Chest wall abscesses due to continuous application of silicone gel sheets for keloid management. BMJ case rep，2015，2015：bcr2014206777.

［6］ GOROSPE L，BERMUDEZ-CORONEL-PRATS I，GOMEZ-BARBOSA C F，et al. Parvimonas micra chest wall abscess following transthoracic lung needle biopsy. Korean J intern med, 2014, 29 (6): 834 – 837.

［7］TANAKA Y, KATO H, SHIRAI K, et al. Sternoclavicular joint septic arthritis with chest wall abscess in a healthy adult: a case report. J med case rep, 2016, 10: 69.

［8］KO K, TOBINO K, YASUDA Y, et al. A community-acquired lung abscess attributable to streptococcus pneumoniae which extended directly into the chest wall. Intern med, 2017, 56 (1): 109 – 113.

［9］RAJPUT A K, VARDHAN V, RAJAN K E. A persistent transpleural fistulous communication between lung and chest wall. Med J armed forces india, 2000, 56 (3): 259 – 261.

［10］KARIM S H A, ZAIN W Z W, HASHIM M N M, et al. Empyema thoracis presented as giant back abscess. Radiol case rep, 2021, 16 (5): 1061 – 1064.

［11］BROWN R B, TRENTION J. Chronic abscesses and sinuses of the chest wall: the treatment of costal chondritis and sternal osteomyelitis. Ann surg, 1952, 135 (1): 44 – 51.

［12］SIMMONDS N J, GYI K M. Cystic fibrosis, a Burkholderia cenocepacia chest wall abscess and rapid clinical deterioration. J R soc med, 2008, 101 (Suppl 1): S46 – S50.

［13］TANAKA S, AOKI M, NAKANISHI T, et al. Retrospective case series analysing the clinical data and treatment options of patients with a tubercular abscess of the chest wall. Interact Cardiovasc thorac surg, 2012, 14 (3): 249 – 252.

［14］DADLANI A, BANDIKATLA S, KOCH J A. A rare case of escherichia coli chest wall abscess with rib osteomyelitis in a patient with crohn's disease. Cureus, 2021, 13 (3): e13860.

［15］TONZIELLO G, VALENTINOTTI R, ARBORE E, et al. Salmonella typhimurium abscess of the chest wall. Am J case rep, 2013, 14: 502 – 506.

［16］SHIN Y S, CHOI C H, KIM Y J, et al. Primary squamous cell carcinoma in the chest wall mimicking abscess. J thorac dis, 2015, 7 (7): E179 – E181.

［17］LEE H S, SEO K J, KIM J J. Chest wall granuloma associated with BCG vaccination presenting as hot abscess in an immunocompetent infant. J cardiothorac surg, 2015, 10: 29.

［18］SALIH A M, AHMED D M, KAKAMAD F H, et al. Primary chest wall hydatid cyst: review of literature with report of a new case. Int J surg case rep. 2017, 41: 404 – 406.

［19］DURHAN G, TAN A A, DÜZGÜN S A, et al. Radiological manifestations of thoracic hydatid cysts: pulmonary and extrapulmonary findings. Insights imaging, 2020, 11: 116.

［20］王文林. 胸壁脓肿的处理策略. 今日头条, 2021 – 11 – 01.

［21］郑少逸, 赖文, 黄志锋, 等. 双侧胸大肌肌瓣治疗开胸术后胸骨骨髓炎临床效果. 中华烧伤杂志, 2015, 31 (1): 61 – 63.

［22］唐霈, 李正勇, 岑瑛. 胸骨切口深部感染胸壁重建研究进展. 中华整形外科杂志, 2021, 37 (7): 810 – 816.

胸壁结核

胸壁结核是结核病在胸壁的局部表现，可仅存在于胸壁，也可以作为全身结核病的一部分，多合并其他部位的结核，其中肺部结核最多见。胸壁结核可直接来自肺结核的转移，也可经淋巴途径或者血液途径转移而至[1,2]。胸壁结核发生后，可在局部出现各种形式的病理改变，对胸壁造成程度不同的影响，因此需要进行治疗。

一、病理改变

早期胸壁结核病灶小，特征不明显。随着病灶加大，可出现干酪样坏死、脓肿、瘘道以及骨髓炎。结核性脓肿一般没有局部发热表现，因此被称为冷脓肿[2]。病灶可以位于浅表软组织，也可以侵犯深层结构，甚至可超越骨性结构在胸腔内形成病灶。当病灶跨越胸壁存在于胸腔内外时，病灶可呈哑铃形[3]。胸壁结核的瘘道没有特定规律，可向任意方向发展。这个特性使胸壁结核表现出极其多样的病理特征，也成为一些部位的病灶难以发现的根本原因[4,5]。

二、危害

胸壁结核发生后，其主要的危害首先局限于病灶局部，可导致局部组织出现结核病变，严重者结构彻底破坏，形成坏死组织。胸壁病灶向周围扩散，危害可能逐渐扩大。当病灶扩散到胸腔时，可形成结核性脓胸；扩散到体表时，可使皮肤出现破口，严重影响患者的身心健康。

胸壁是一个由多种结构组成的有机整体，胸壁本身有其特殊的功能。当胸壁局部出现病变时，如果病变范围较小，可能不至于影响胸壁的功能。如果病变范围广，尤其当一些重要的结构受到侵犯时，就可能影响胸壁的功能。胸壁结核对胸壁功能的影响可以体现在各种方面，比如胸壁的呼吸功能、保护功能、运动功能等，都可能受到影响。

胸壁结核除了对胸壁局部造成影响外，常有结核病的全身性危害，患者可表现出严重不适。另外，病灶还可以向身体其他部位转移，导致新的感染灶出现，造成其他危害[6]。

三、临床表现

胸壁结核的临床表现分为两种：一种是局部症状，一种是全身症状。局部症状可为病灶局部的不适，可有疼痛，也可不明显[2]。全身症状主要是结核病的全身性表现，可有潮热盗汗。如果病灶局限，全身症状可以不明显[7]。胸壁结核的局部体征有多种形式。发病早期可以非常局限，可为实质性病灶。如果形成结核性脓肿，则会表现出胸壁脓肿的征象。

四、检查

胸壁结核的检查首先是体格检查。通过一般的体格检查可以明确病灶的基本位置、大小、边界、属性等信息。进一步检查需要借助影像学检查完成。在各种影像学检查项目中，CT检查最有价值[3,8]，可以明确众多有价值的信息：①病灶自身的位置；②瘘道的位置；③胸腔内病灶的情况；④周围结构的情况。超声检查对胸壁结核也有一定价值。三维重建可以提供病灶及周围结构的立体图像，是较为理想的检查手段。如果有条件，可以考虑实施。

胸壁结核是胸壁的特异性感染，之所以特异，是因为有特异性的病原体感染。这样的病原体就是结核杆菌。结核杆菌是诊断胸壁结核的重要依据，因此在对患者进行检查时，必须进行结核方面的检查。可以做结核菌素试验，也可以直接从病灶中找结核杆菌，但阳性率可能不高，有可能影响胸壁结核的诊断[4,5,9]。

五、诊断与鉴别诊断

胸壁结核的诊断要点有两条：①胸壁局部病灶。局部病灶没有特异性，如果为"冷脓肿"，则有助于诊断，但这种征象并非特异性体征。②病灶内检出结核杆菌。这是诊断胸壁结核的金标准。但病灶内经常难以检出结核杆菌，此时需要结合结核菌素试验以及病史进行判断。如果结核菌素试验阳性，且身体其他部位有结核病灶存在，将有助于胸壁结核的诊断。由于病原学检查阳性率低，胸壁结核的诊断往往较为困难。很多患者通过术后病理检查才得到确诊[1]。

鉴别诊断主要与胸壁脓肿和胸壁肿瘤相鉴别[10]。胸壁脓肿为非特异性细菌感染，可有明显的全身性感染症状，慢性可无症状。胸壁结核的全身症状特征鲜明，与一般的胸壁脓肿有差异。如果病灶内发现有结核杆菌，将有助于二者的鉴别。胸壁肿瘤出现局部坏死并形成瘘道时，需要与胸壁结核鉴别。这种病变周围有明确的肿瘤组织，病灶内可检出肿瘤细胞，结合病史可以与胸壁结核轻松鉴别。

六、治疗

胸壁结核危害巨大，一旦确诊需要尽快治疗。治疗方法有两种：一种是保守治疗，一种是手术治疗[11]。保守治疗主要是全身抗痨加局部治疗。局部治疗包括切开引流与局部换药。保守治疗主要用于病灶表浅且局限的病灶。如果病灶深、范围广的话，需要手术治疗。

（一）保守治疗

针对病变较轻的患者可以考虑保守治疗。保守治疗首先需要进行规范的抗痨治疗，在此基础上做局部的处理。局部处理主要是针对结核性脓肿进行的治疗，具体方法是切开引流，可直接于病灶表面做切口，彻底清除病灶内的脓液与坏死组织后，进行换药等后续处理，具体方法与胸壁脓肿的相关处理方法相同。

（二）手术治疗

较为严重的胸壁结核使用保守治疗效果不佳，需要接受手术治疗。考虑到胸壁结核的特殊性，必须先做充分的术前准备，然后才可以实施手术。

1. 术前准备

胸壁结核的术前准备可以包括很多方面，有病灶局部的、全身的、材料方面的、手术方法的准备等，但最重要的术前准备是术前的抗痨治疗。为了充分抑制结核杆菌生长，防止病菌在术后扩散，一般建议术前强力抗痨 2 周。如果胸壁的感染灶极其严重或者有向周围扩散的征象，则要抗痨 3 个月以上。这种处理被认为可以缩小胸壁的病灶，使身体其他部位的结核病灶处于稳定状态，有利于提高手术的成功率。这种方法有一定的科学性，但必须明确的是，胸壁结核一旦发展到需要手术治疗的阶段，抗痨治疗往往作用有限，几乎没有太好的效果，过分强调术前抗痨可能给患者带来更多麻烦，甚至会延误病情，因此抗痨应该适度，需要根据病情特点灵活掌握。

2. 手术操作

胸壁结核最大的特点是病灶的不确定性，因此手术本身也没有固定术式，需要根据术中具体情况做出决策。为了保证手术顺利完成，一些问题需要特别注意：①切口的问题[12]。胸壁结核手术的切口与一般的胸壁感染切口不同，这主要与胸壁结核的扩散规律有关。多数情况下，病灶更容易向下方扩散，为了更好地显露原发病灶，一般要将切口选在较高的位置。这样可以避免病灶的遗漏。前胸壁的切口一般需要与肋骨走行方向平行，这样有利于显露；其他部位的切口可根据具体情况做选择。如果皮肤局部受侵袭或者有瘘口的话，需要做梭形皮肤切口，绕开病灶。②病灶的追踪问题[13]。结核瘘道走行方向不固定，位置隐蔽，有时难以发现。在清除病灶过程中必须认真检查，对每个可疑的瘘道都进行追踪，这样才能避免病灶的遗漏。③骨性结构的处理问题[10]。严重的结核病灶经常侵犯骨性结构，可导致不同程度的骨质破坏。此类病灶必须彻底清除，否则可能导致病变复发。④胸腔内病灶的处理问题。不少胸壁结核病变合并有胸腔内病变，胸腔内、外病灶通过肋间的侵犯部位相互连接。术前如果没有做认真检查或者术中没有仔细探查的话，可能无法发现胸腔内病灶，造成病灶的遗漏。在对胸腔内的病灶清除的同时，必须仔细检查胸壁的结构，如果肋骨或者肋间结构有病变，同样要彻底清除。⑤胸壁的重建问题。胸壁骨性结构切除过多，会形成局部缺损，理论上需要做胸壁重建。但是，由于病灶为感染性病灶，如果放置人工材料做重建可能造成感染复发，因此必须谨慎对待重建问题（图6-3-1）。为了尽可能消除损伤，可以考虑用组织瓣做填充[14]。这样不仅可以部分消除缺损，也有利于切口愈合。⑥皮肤缺损的处理问题。病灶切除时，如果皮肤被部分切除，将在局部形成皮肤缺损。较小范围的皮肤缺损可以直接缝合，缺损较大时需要用皮瓣进行重建。

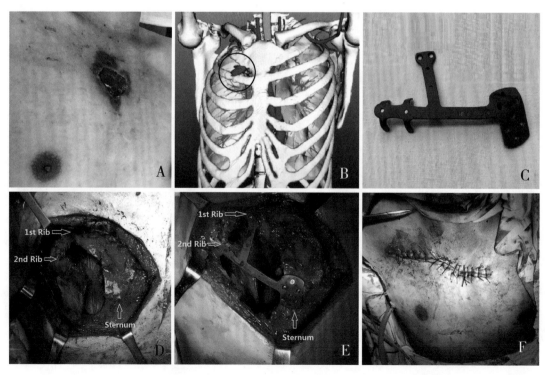

图6-3-1　胸壁结核病灶切除＋胸壁数字材料重建（A. 胸壁局部破溃，皮肤缺损；B. 胸廓三维重建图，显示病灶位置；C. 根据病灶信息设计的个性化数字材料；D. 彻底切除病灶；E. 将数字材料植入体内，并进行妥善固定；F. 直接缝合切口）

3. 术后处理

手术主要的操作完成后，为了巩固手术效果，需要做术后的局部处理。局部的处理包括三个内容：第一个内容是充分引流。由于术野较大，多处组织受侵犯，术野多会有较多的渗出。渗出不排除，会形成局部的积液。积液的存在可影响切口愈合，导致手术失败。因此，积液必须通过合适的引流引出。第二个内容是局部的冲洗，一般用链霉素做冲洗。胸壁结核病灶内有大量结核杆菌存在，切除病灶虽然可以使病灶的主体被清除，却不能保证结核杆菌能被彻底清除。这些病菌的存在是潜在的危险，可能导致病灶再次复发。为了尽可能清除病菌，可使用链霉素对创面进行反复冲洗，这样可以有效消除残余的结核杆菌，防止结核复发。第三个内容是局部加压。创面闭合后，要想使创面愈合良好，必须消除死腔。消除死腔的方法之一就是局部加压，一般术后要加压 3 周左右。但不能过于严重，否则会影响局部血运。

4. 巩固治疗

胸壁结核是胸壁局部病变，尽管有的病变范围较广，甚至侵犯胸腔内的结构，但经过手术治疗后病灶基本上都可以被清除。因此，手术成功的概率较大。但是，手术成功不等于能绝对防止病灶复发。考虑到结核杆菌强大的感染力，要想彻底治愈疾病，尚需要在术后实施巩固治疗。这是防止病灶复发的重要措施。

巩固治疗主要包括四方面的基本内容[11,13,14]：①抗痨治疗。由于手术中不可能将结核杆菌完全清除，且有可能使其他部位的结核病灶扩散，因此术后有必要进行抗痨治疗。抗痨应该持续半年左右，且必须规范治疗，规范的治疗有利于彻底消除结核病灶。②全身支持治疗。结核病本身是消耗性疾病，患者全身状况普遍不佳。手术对患者来说意味着新的打击。要想使患者术后尽早康复，必须注重全身的支持治疗。③针对普通感染的预防。胸壁结核手术虽然针对的是结核病灶，却同样有感染非特异性化脓性细菌的可能。因此，必须采取预防感染措施，避免感染发生。④切口局部处理。手术成功的标志之一是切口的完美愈合。对于特异性感染病灶来说，切口的愈合尤为重要。如果切口无法愈合，深处将出现感染，导致手术失败。这种因为切口愈合不良导致的病变复发无疑是最大的遗憾。为了避免这种遗憾的发生，需要采取种种有益的措施进行处理，使切口完美愈合。

七、复发问题

胸壁结核是一种较为顽固的疾病，但顽固并不代表无法治愈。只要在每一个细节上下功夫，这样的疾病并不难治愈。但是，像很多慢性感染的病变一样，不管多么用心进行治疗，失败的手术都无法完全避免。有部分患者会迁延不愈，形成难治性的病变。分析手术失败或者复发的原因，可能与以下因素有关[7,10,11]：

（1）抗痨治疗不当。慢性结核病变虽然不一定对抗痨治疗敏感，但合理的术前用药可以防止病菌扩散，术后的用药可以有效防止复发。如果用药不规范，就可能导致复发。

（2）没有彻底清除病灶。彻底清除病灶是杜绝复发的关键，如果因为种种原因导致病灶遗留，复发将难以避免。常见病灶遗留的原因如下：①如果术前诊断不彻底或者对病灶认识不清楚，将病灶当做一般的感染进行处理的话，可能会遗留某些病灶；②对于哑铃型脓肿，如果只清除了胸壁的病灶而不对胸腔内的病灶进行处理的话，会导致胸腔内病灶的遗留；③如果病灶累及骨性结构而未及时发现或者切除不足的话，也可能造成病灶遗留；④前上胸壁病灶容易侵犯锁骨下淋巴结，此淋巴结如果不清除，也可能导致病灶遗留；⑤胸骨旁病灶可累及胸骨旁淋巴结，此淋巴结也需要清除，如果清除不彻底同样会遗留病灶；⑥胸壁结核可通过瘘道四处传播，瘘道可以非常纤细，而在瘘道另一端则可能隐藏较大的病灶。如果没有发现，也可以造成病灶遗留。

（3）病原未清除。胸壁结核的发生可能来源于周围脏器或者结构的病变，比如结核性脓胸或者脊柱结核性脓肿等，这些病变可以直接蔓延到胸壁而形成胸壁结核。在对胸壁结合实施手术时，如果原发的病灶没有发现或者清除不彻底，就可能导致病变复发。

（4）手术时间选择不当。胸壁结核经全身抗痨后，中毒症状的明显改善可以当做手术治疗的基本条件。如果患者一般状况差，身体其他部位结核没有得到良好的控制，术后就比较容易复发。

（5）术野死腔过大。病灶切除后，如果术野残留的死腔过大，腔内积液或者积血容易再次发生感染，使病灶复发。

（6）引流管使用不当。术后使用引流管进行引流时，必须保证引流管绝对通畅。如果引流效果不佳，将造成积液存留，引起病灶复发。

（7）术后全身状况差。结核病是消耗性疾病，如果术后营养状况差，全身状况不良，抵抗力低下，病变就容易复发。

（8）耐药结核菌出现。耐药结核菌出现后，各种抗痨药不起作用，可能导致复发。

（9）远处结核病灶再次传播至胸壁，导致复发。胸壁周围的病灶比较容易发现，如果原发病灶位于身体较远的部位，如果未及时发现，病灶可能在术后再次传播到胸壁，从而导致复发。

（10）切口内有结核病变。切口内有结核病变时，术后可导致切口愈合不良，病变也可因此而复发。

胸壁结核术后复发时，病变可能加重，也可能比原来病变减轻，不管减轻还是加重都需要再次处理。处理的方法可以根据病灶的具体特征决定，可以保守治疗，也可以再次手术。手术的基本方法与第一次手术基本相同，但必须注意手术操作的细节，否则可能再次失败，使结核再次复发。

八、预后

胸壁结核是一种特殊的胸壁外科疾病。早年卫生条件差，结核病患病率高，胸壁结核时有发生。近年这种疾病非常少见，尤其在城市地区更为少见，目前主要的病例集中于边远地区。在早年的治疗过程中，少数单位摸索出较为成熟的治疗方法，取得了一定的成绩。但是，由于这种疾病本身变异大，病变顽固，复发率高，其治疗始终是一个巨大的挑战[12,13]。为了更好地完成该疾病的治疗，必须严格按照治疗的基本原则开展工作，把控好每一个治疗细节，只有这样才能保证手术成功，否则将使病变复发，导致手术失败。

参考文献

[1] KEUM D Y, KIM J B, PARK C K. Surgical treatment of a tuberculous abscess of the chest wall. Korean J thorac cardiovasc surg, 2012, 45 (3): 177 - 182.

[2] KABIRI E H, ALASSANE E A, KAMDEM M K, et al. Tuberculous cold abscess of the chest wall: a clinical and surgical experience. Report of 16 cases (case series). Ann med surg (Lond), 2020, 51: 54 - 58.

[3] 全昌斌, 敖国昆, 李红, 等. 胸壁结核的 CT 诊断. 中华临床医师杂志 (电子版), 2011, 5 (20): 5925 - 5929.

[4] TANAKA S, AOKI M, NAKANISHI T, et al. Retrospective case series analysing the clinical data and treatment options of patients with a tubercular abscess of the chest wall. Interact cardiovasc thorac surg, 2012, 14 (3): 249 - 252.

[5] ZHANG W, CHEN J, WU X, et al. Preoperative ultra-short-course chemotherapy combined with surgery for the treatment of chest wall tuberculosis. Infect drug resist, 2020, 13: 2277 - 2284.

[6] HSU H E, CHEN C Y. Tuberculous retropharyngeal abscess with Pott disease and tuberculous abscess of the chest wall: a case report. Medicine (Baltimore), 2019, 98 (27): e16280.

[7] 金锋, 王成, 杨宝岭. 胸壁结核术后复发的再手术治疗. 山东医药, 2005, 45 (30): 40 - 41.

[8] GROVER S B, JAIN M, DUMEER S, et al. Chest wall tuberculosis: a clinical and imaging experience. Indian J radiol imaging, 2011, 21 (1): 28 - 33.

[9] PAPAVRAMIDIS T S, PAPADOPOULOS V N, MICHALOPOULOS A, et al. Anteri-

or chest wall tuberculous abscess: a case report. J med case reports, 2007, 1: 152.

[10] 姜友定, 陈穗, 江涛. 346 例胸壁结核脓肿的治疗总结并文献复习. 中华胸心血管外科杂志, 2014, 30 (7): 417 - 418.

[11] 吕晓武, 贾赤宇, 冯胜娟, 等. 胸壁结核性创面外科治疗进展. 感染、炎症、修复, 2014, 15 (2): 122 - 124.

[12] 解记臣, 孙留安, 马亚杰, 等. 彻底清除术治疗胸壁结核的临床研究. 中国防痨杂志, 2009, 31 (10): 605 - 607.

[13] 王海红, 夏照华, 李红春. 胸壁结核外科治疗探讨. 中国现代医生, 2010, 48 (18): 127 - 130.

[14] 徐澄澄, 付向宁. 带蒂大网膜移植在难治性胸壁结核外科治疗中的应用. 临床外科杂志, 2011, 19 (6): 411 - 413.

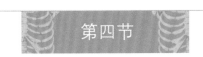

开胸术后切口感染

开胸手术一般都是大手术，以往的传统手术会有较长的切口。近年随着微创手术的开展，虽然传统手术越来越少，但对于一些特殊的胸腔内疾病来说，依然不得不经过较长的切口完成治疗。切口长意味着创伤大，感染的可能性会增加。切口感染是开胸术后一种特殊的并发症，也是非常严重的并发症。感染一旦发生，不仅切口愈合出现问题，还可能导致深部术野受侵犯，后果非常严重，因此切口感染是开胸手术后需要重视的问题[1,2]。但是，由于切口感染处理起来非常棘手，很多胸外科医生对切口感染充满恐惧。这样的心态反而不利于感染的处理。近年来，有专家专门致力于切口感染的研究，积累了丰富的经验，使这种并发症的治疗水平有了明显的提高。

一、发病原因

切口感染可发生于所有胸部手术后，包括肺手术、食道手术、纵隔手术以及胸壁自身的手术后。心脏手术后同样会发生切口感染，由于情况特殊，将在下一节单独介绍。

切口感染的发生与多种因素有关，有客观因素，也有主观因素[3]。客观因素主要包括如下诸方面：①局部的血运不良。切口愈合需要有足够的营养、足够的抗炎因子、理想的愈合环境，而这一切均需要良好的血运。如果血运不良，就可能影响切口愈合。②切口内的异物。异物包括各种植入物、各种材料以及缝线等，异物尽管都经过严格消毒，但对局部组织会有刺激作用。组织受到刺激后会出现各种不良反应，在此基础上如果有病原菌存在，则很容易发生感染。③切口局部软组织情况。切口愈合需要良好的软组织覆盖，如果皮肤深面缺乏足够软组织，愈合将受到影响，可能发生切口的延期愈合，最终导致感染。④患者的全身状况。患者全身抵抗力较差时，将不利于切口愈合，同样会导致切口感染。

主观因素主要与患者和医生个人因素有关，患者的因素主要指患者对切口的人为损害，比如过早洗澡、过早活动或者人为损伤切口等，都可能导致切口受伤害，引起切口感染。

医生的因素主要是技术因素[3]，包括对无菌原则的重视程度、缝合的方法、引流的情况、术后换药的情况等，都可能影响切口愈合。无菌原则是必须时刻牢记的基本原则，如果操作过程中导致切口污染，则很容易发生术后的切口感染。缝合的方法也对切口愈合有明显的影响。缝合时必须保证切口对合良好，松紧适宜。对合不良将直接使皮肤断面外露，影响愈合。缝合过紧可能影响血供，过松可能使渗出过多，都可能影响切口愈合。切口的愈合还与引流情况有关。如果引流不畅，渗出将聚集于切口内，可能将切口撑开，也可能成为病菌的培养基，增加感染可能。切口缝合后，需要定时换药，如果换药不按照基本原则进行，同样可能导致感染。在导致切口感染的众多因素中，医生的技术因素往往是决定性的因素。只有在医生不断提高自己的技术水平后，感染发生的可能性才会降低。

二、病理改变

切口感染早期可以出现急性感染征象，表现为切口局部的红肿热痛。感染如果得不到及时控制，将在切口内部出现渗出、组织坏死、液化、化脓等病变。脓液压力过高时，可导致脓液外溢，或将切口直接撑开，形成开放性的病灶（图6-4-1）。

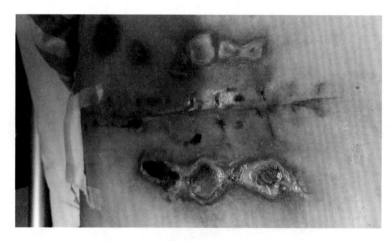

图6-4-1　胸部手术后的切口感染

切口感染的具体病变包括如下几种[4]：①局部的肿块。感染的早期，切口局部肿胀，质地较硬，与切口周围的质地不同。可伴有局部的红肿，体表温度升高，有明显压痛。②脓肿。感染继续发展，内部逐渐出现脓液，如果不能及时排出体外会形成脓肿。脓肿可突出体表形成包块，可有触痛，有波动感。③切口裂开[5]。脓肿形成后，内部压力逐渐增高，可将皮肤切口撑破，使脓液外溢，切口可能完全裂开。④瘘道[6]。切口深部的脓肿可从切口局部溢出，也可穿破切口周围正常而溢出。此时脓液流出的通道将成为瘘道。瘘道反复流出脓液，如果不做妥善处理，将很难愈合。⑤切口全层感染。切口内的感染如果得不到控制，可使感染灶不断扩大，最终使切口裂开，脓性持续流出。⑥骨髓炎[7]。骨骼位于胸壁最深层，当切口软组织出现严重感染后，可累及骨骼，使骨骼出现化脓性骨髓炎。

⑦感染扩散。切口感染如果得不到有效控制，可导致感染扩散，不仅向周围胸壁结构扩散，还可能向深部结构扩散，甚至累及胸腔内，形成更大范围的感染。

三、危害

任何一种需要开胸治疗的疾病都不是一般的疾病，其本身都可能有较大的危害。对于这样的患者来说，治病是手术唯一的目的。之所以做切口，是因为手术显露的需要。如果术后切口能顺利愈合，切口算是完成了自己的使命。但是，如果切口发生感染，等于在治疗了胸腔内疾病之后又患上了胸壁的疾病。这不仅增加了手术的代价，还带来了额外的危害。如果病灶迁延不愈，或者向周围甚至胸腔内蔓延的话，患者会付出更大的代价，甚至会危及生命。由此可见，切口一旦发生感染，必须想尽一切办法进行控制，这是降低手术代价的唯一方法。

四、临床表现

切口感染的临床表现主要在局部，也可以有全身症状[3]。早期或者急性期的感染表现为切口附近的红肿热痛。如果无法控制，疼痛可能加重，并逐渐出现跳疼，切口局部肿胀。肿胀发展到一定时期，切口可能裂开，有脓液溢出，此时疼痛可能减轻。全身症状主要是全身感染的表现，可出现发烧、畏寒、乏力等症状。如果感染累及胸腔内，可出现呼吸系统症状，表现为咳嗽、胸痛、呼吸困难等。如果是胸腔内手术操作部位出现感染，则可出现更多其他相关的症状。

五、检查

怀疑切口感染时首先需要行体格检查，对切口局部和周围的情况做直接检查，可以获得关于切口和病灶的初步信息。如果切口已经裂开，需要彻底敞开切口，可以对切口深层病灶做更进一步的检查。对于切口感染局部的病变来说，影像学检查意义不大。但是，如果要了解病灶周围以及胸腔内的情况，则需要做影像学检查（图6-4-2）。X线检查较为简单，但不够精确。CT检查价值较大，可以帮助了解病灶、周围结构以及胸腔内的情况。如果条件允许，可以做三维重建检查。另外，为了明确感染的病原菌，可以考虑做相应的病原学检查。

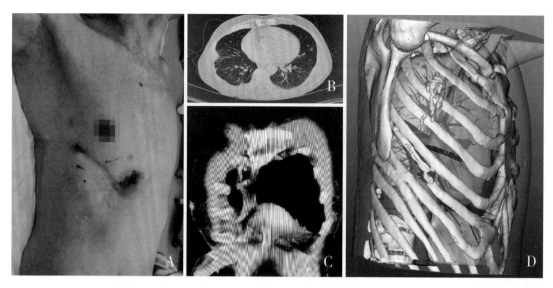

图 6-4-2　切口感染的影像学检查（A. 胸部手术后切口感染，迁延不愈，反复有脓液溢出；B. CT 截面提示胸壁病灶；C. CT 图像显示右侧胸壁和胸腔内病变；D. 三维重建图提示右侧胸壁骨性结构异常，第 6 肋中段和前端有明显病变）

六、诊断

切口感染的诊断较容易，但必须强调两个诊断要点：①近期实施过开胸手术；②切口未愈合前出现感染。强调近期手术是为了强调切口与感染的因果关系。强调感染出现的时间也是为了强调切口与感染的因果关系。如果切口愈合后再出现感染的话，则不属于切口感染的范畴，而是普通的胸壁感染。由于二者处理原则和方法完全不同，因此需要做鉴别。

七、治疗

切口感染可以表现为多种形式，但治疗的原则只有一个，那便是将感染创口先变为清洁创口，然后做二次缝合。

将感染切口变为清洁伤口的基本方法是换药。换药的目的是清除切口内的脓液、异物、坏死组织，使化脓切口变为清洁切口并逐渐愈合。如果感染并不严重，经过换药后周围肉芽组织会逐渐增生，并不断填充创口。皮肤组织也可以不断向创口正中生长，最终有可能完全愈合。

如果创面过大，单凭换药难以消除感染，此时需要对病灶做切除（图 6-4-3）。具体操作步骤是[4]：①彻底消毒。在正式消毒前先实施初步的清创，清创结束后进行彻底消毒、铺巾，并对切口内、深层的病灶再实施清除，清除结束后，再次消毒、铺巾，接着完成进一步的操作。②彻底清除坏死组织。坏死组织包括软组织和骨性结构，必须将所有病变的结构完全清除。③彻底清除感染灶。要将表面的和深部隐匿的感染灶一并清除。④彻底清除所有异物。切口内所有异物都必须彻底清除，包括各种塑形板、填充物、钢丝、缝线等。

　　经过以上处理后，病灶基本上被完全清除。在清除病灶的过程中，坏死结构除去较多可能形成局部缺损。如果直接缝合创口，因为缺损的存在将很难完成缝合。此时可以考虑使用自体组织进行填充。最常用的自体组织是大网膜[8]和周围的组织瓣[9]。如果皮肤有缺损，则需要用皮瓣进行修复。

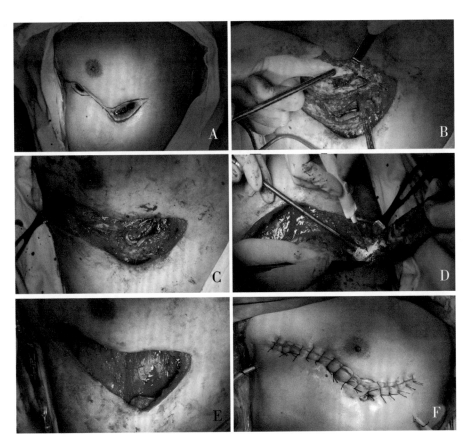

图6-4-3　胸部切口术后感染的手术治疗（A. 先从皮肤破溃口注入染色剂，显示病灶范围，沿病灶周围对皮肤做梭形切口；B、C、D、E. 将病灶内坏死组织全部清除；F. 关闭切口）

　　在上述操作过程中，一些问题需要注意[4]：①在对缺损进行重建时，不建议用人工材料进行重建。坏死组织和感染灶被彻底清除后，许多正常组织被清除，局部多会形成较大的缺损。按照缺损重建的原则，需要对这些结构做重建才能恢复胸壁的完整性。但是，重建意味着必须使用新的材料，这些材料多半都是异物，异物的使用将为病原菌的存留提供载体，因此不建议使用。②彻底消除死腔。死腔将导致渗出物存留，不仅会成为细菌的培养基，而且还将阻隔切口对合，对愈合极其不利，所以必须彻底消除。③充分引流。切口内部积液的存在不利于切口愈合，必须使积液顺畅引出。为了达到此目标，引流管不仅要放置于切口内，还要放置于深部的间隙中，使所有可能的积液都被引出体外。④全层间断缝合皮肤。这种方法可以有效止血，防止渗出，且能减少缝线的使用，是最合理的缝合方法，此时不能为了美观而不切实际地使用皮内美容缝合。⑤减张缝合。由于皮肤可能存在缺损，因此缝合时张力有可能较大。张力过大将影响血供，挤压局部皮肤，很容易导致皮肤坏死。坏死一旦发生，将使切口再次面临风险，因此必须进行减张缝合，使切口局部张力尽可能降低。⑥加强营养。全身营养状况直接关系到感染的控制，尤其对于切口感染的病人来说，由于经历过以往的手术和感染灶的二次手术，患者全身状况会受到影响，因此必须采取相关措施进行改善。⑦抗感染处理。切口感染一般为局部感染，但手术本身可能导致感染扩散，因此有必要在术后使用强有力的抗生素进行处理，这样可以有效配合切口局部的治疗。

切口感染处理的过程中，往往不得不破坏胸廓的完整性，此时不仅会导致继发性的胸壁畸形，还可能影响胸壁的功能，甚至出现浮动胸壁、反常呼吸等并发症。这样的情况对患者术后恢复十分不利。但此时感染的处理是第一位的使命，胸廓结构的改变是完成感染控制必须做出的牺牲。为了消除其不利影响，可以在术后用外部加压的办法消除反常呼吸，使患者平稳度过围手术期。如果畸形明显，或者局部凹陷对深部重要结构产生了压迫，可以考虑在感染完全消除后再实施胸廓的矫形或者重建手术。这等于是将切口感染的手术分成两次进行。

八、预后

切口感染是一个具有极大挑战性的病症，要想完成处理需要做很大努力。轻度的切口感染经过合适处理可以获得满意效果。但是，有的感染极其顽固，尽管做出了极大的努力效果却不理想，切口再次出现感染。遇到这样的情况，需要认真总结经验，对操作细节进行深刻反思，经过充分准备后再次实施手术治疗，直到手术成功[4]。

参考文献

[1] SCHIRALDI L, JABBOUR G, CENTOFANTI P, et al. Deep sternal wound infec-

tions：evidence for prevention，treatment，and reconstructive surgery. Arch plast surg, 2019，46（4）：291 – 302.

［2］REISS N，SCHUETT U，KEMPER M，et al. New method for sternal closure after vacuum-assisted therapy in deep sternal infections after cardiac surgery. Ann thorac surg, 2007，83（6）：2246 – 2247.

［3］王文林. 胸骨正中切口感染的危害与临床表现. 今日头条，2021 – 11 – 01.

［4］王文林. 胸壁外科创口感染清创问题. 今日头条，2021 – 11 – 01.

［5］NADIR A，KAPTANOGLU M，SAHIN E，et al. Post-thoracotomy wound separation（dehiscence）：a disturbing complication. Clinics（Sao Paulo），2013，68（1）：1 – 4.

［6］袁天柱，王奇，贾育红，等. 顽固性胸壁切口窦道的外科修复. 重庆医学，2011，40（2）：207.

［7］WYCHMAN A，ABDELRAHMAN I，STEINVALL I，et al. Reconstruction of sternal defects after sternotomy with postoperative osteomyelitis，using a unilateral pectoralis major advancement muscle flap. Sci rep, 2020，10：8380.

［8］YASUURA，OKAMOTO H，MORITA S，et al. Results of omental flap transposition for deep sternal wound infection after cardiovascular surgery. Ann surg, 1998，227（3）：455 – 459.

［9］SPINDLER N，KADE S，SPIEGL U，et al. Deep sternal wound infection：latissimus dorsi flap is a reliable option for reconstruction of the thoracic wall. BMC surg, 2019，19：173.

第五节

心脏术后切口感染

心脏手术可以经多种切口完成,有胸骨正中切口,有侧胸壁切口,还有一些特殊部位的微创切口。在这些切口中,胸骨正中切口是最常用的切口。由于位置特殊,该切口一旦发生感染往往非常严重。胸骨正中切口感染的发生率较高,不同作者观察对象不同,获得的数据也不同,文献中报道的数据 0.1% ~ 10% 不等[1-7]。切口感染受很多因素影响,手术方式、医生的操作习惯以及患者自身的状况对感染的发生都有影响。胸骨正中切口感染是一种非常凶险的并发症,一旦发生往往会有严重后果,不少患者因得不到满意治疗而死亡。文献统计显示,其死亡率为 30% ~ 50%[8-10]。由于处理难度大,专业性强,心脏外科医生多不善于处理此病症,最终不得不将患者交给胸外科医生处理,而这种工作对胸外科医生同样是挑战。近年来,在多学科医生的共同努力下,这种感染的治疗逐渐有了改观,一些有效的方法已经被研究出来,并取得了较好的疗效。

一、概念问题

心脏术后切口感染是一个总的概念,由于切口类型众多,所有切口的感染都应该属于此范畴。但是,由于胸骨正中切口处理更具挑战性,一般提及切口感染的概念时,多指的是正中切口的感染。这种感染也被称为心脏术后胸骨切口感染(sternal wound infection, SWI)[1]、开胸术后骨髓炎(postoperative osteomyelitis)[2]、胸骨切口术后纵隔炎(post-sterntomy mediastinitis)[3,11]、胸骨切口术后裂开(post-sterntomy dehiscence)[12]、胸骨纵隔炎(sterno-mediastinitis)[13]以及胸骨切口深部感染(deep sternal wound infection, DSWI)[4,5]等。名称虽然不同,内涵基本相同,都是指心脏手术后发生于切口的感染性并发症,因此心脏术后胸骨切口感染的称谓更具代表性。为了叙述方便,将其简称为心脏术后切口感染。

二、分型

由于研究的角度不同,心脏术后切口感染可有多种分型。第一种分型根据感染的深浅,可分为浅表性和深部的切口感染,后者就是上面提到的胸骨切口深部感染[10]。浅表性的感染灶位于皮下或者软组织层，没有累及胸骨创面。这种类型的感染较容易控制。深部切口感染病灶深，累及胸骨创面甚至深达纵隔，是最严重的类型。这是本节讨论的重点内容。有作者将心脏术后切口感染分为三型[12]：A 型为皮肤和软组织感染，B 型为皮肤软组织感染抵达胸骨但未累及胸骨，C 型为胸骨和纵隔感染。也有作者将其分为另外的三种类型[14]：非感染性胸骨活动、无胸骨活动的切口深部感染以及胸骨活动的切口深部感染。这种分型强调的是胸骨的稳定性。还有作者根据感染发生的时间进行分型[12]：Ⅰ型发生于术后第一周内，Ⅱ型发生于术后 2 ~ 6 周，Ⅲ型发生于术后 6 周到数年。分类的方法不同，强调的重点不同，具有不同的临床意义。

三、发病原因

心脏术后切口感染之所以发生，与很多因素有关，但总结起来可以归纳为两种因素：一个因素是机体抵抗力的下降，另一个因素是病原菌感染。两个因素彼此作用，相辅相成，最终导致感染发生。

机体抵抗力下降是多种因素作用的结果[2,7,11]。第一个因素是体外循环对血细胞的损害作用。心脏手术一般均在体外循环下完成。在此过程中，人体血液在各种管道中长时间转流，转流的管道并非人体血管系统，血液在这样的管道中转流会使其中的成分遭受破坏，血细胞的破坏会通过相关机制降低人体的抵抗力。第二个因素是心脏手术自身的创伤。心脏手术本身都是较大的手术，尽管微创的概念已经相当流行，但绝对的损伤不可能避免。这些损伤同样会降低人体的抵抗力。第三个因素是手术本身的创伤。胸骨正中切口手术的术野大，侵犯范围广，对人体的损害尤为严重，这也将使机体抵抗力明显下降。

机体抵抗力下降为切口感染的发生提供了可能，此时如果有病原菌存在，感染发生的概率将大大增加。胸骨正中切口感染的病原菌来源有多种渠道，一方面可能来自术野，另一方面可能来自各种器械和材料，还可能来自体外循环。经胸骨正中切口实施手术时，需要将整个纵隔完全打开。由于大范围暴露于空气中，必然增加感染机会。心脏手术是一种非常特殊的手术，术中需要大量器械和材料，比如瓣膜、补片、人工血管、缝线等，这些材料都是人工材料，都是异物，术前这些材料虽然都经过严格消毒，但过多使用无疑会增加感染机会。另外，由于使用了体外循环，而循环使用的预冲液来自体外，这成了另外一个可能的病原菌来源。

机体抵抗力下降后，在各种病原菌的攻击下，感染很容易发生。而感染的发生尚需要一些易感因素，比如糖尿病、肝肾功能异常、全身的营养不良等，这些因素都会增加感染发生的机会[7,11]。除此之外，还有一个重要的因素，就是术后胸骨创口自身的愈合问题。如果胸骨切口能在短时间内愈合，切口感染的发生率就会大大降低。如果胸骨创口无法愈合，就可能导致切口愈合不良甚至出现感染。

　　胸骨切口的愈合受多种因素影响[15]：①血供问题。胸骨的血供主要来自胸廓内动脉。胸骨切口要满意愈合，此血管的完整性非常关键。但在一些心脏手术中需要切取胸廓内动脉，而在几乎所有手术的胸骨固定过程中，都必须使用钢丝对胸骨做固定。放置固定钢丝和收紧固定的过程中也可能伤及胸廓内动脉。该动脉一旦被切除或者受到损伤，胸骨血供就会受到影响，胸骨将不得不依靠周围一些细微的小滋养血管来提供血供，这样的血供有时无法满足胸骨愈合的需要。②固定情况。胸骨良好愈合建立在满意固定的基础上。但有些情况下的固定很难达到满意。当胸骨锯开的位置偏离正中时，固定效果不容易保证。另外，如果钢丝固定位置不满意也可能影响固定效果。还有一种情况，如果存在骨质疏松的话，胸骨也难固定牢固。胸骨固定不满意，愈合必然受影响。③骨蜡的使用问题。胸骨切缘需要用骨蜡止血，少量骨蜡对愈合没有大的影响。如果骨蜡使用过多，可能会发生骨蜡的液化，同样会影响愈合。④皮下组织的影响。胸骨愈合需要有足够软组织覆盖，如果软组织过少，胸骨和固定钢丝直接位于皮肤深面，也不利于胸骨愈合。

　　胸骨自身创面的愈合是整个切口愈合的基本保障。如果胸骨无法愈合，切口局部就会出现松动、摩擦，导致液体渗出，这些因素最终都将成为切口感染的易感因素。

四、病理改变

　　心脏术后切口感染的情况与普通开胸手术后切口感染的情况相似，早期可有急性炎症的表现，表现为红肿热痛。感染逐渐加重后可出现切口局部的脓肿。脓肿内脓液增多，压力增大，可撑破切口使脓液溢出。切口局部可形成瘘道，也可以直接将切口撑开。切口内可有大量组织坏死，胸骨可出现骨髓炎表现。严重的感染可向胸壁周围扩散，也可以向纵隔内蔓延，最终形成纵隔感染[13]。

五、危害

　　心脏术后切口感染是一种非常难治的并发症。很多病例经过多次处理或者手术都无法得到治愈。这种感染不仅给患者带来心理上的巨大打击，而且对患者的生理功能造成影响。概括起来这些影响主要有三方面[15]：①胸廓功能的影响。胸骨自身是胸廓的重要组成成分，也是维持胸廓稳定功能的重要结构。心脏正中切口需要将胸骨经正中劈开，如果切口无法正常愈合，胸骨就不能正常闭合，这无疑会严重影响胸廓的稳定性和完整性。胸廓结构的异常会进一步导致功能的异常，患者会因此出现各种功能方面的问题。②心脏功能的影响。心脏手术切口的感染会逐渐成为纵隔感染，各种感染的因素将直接对心脏造成影响。心脏手术本身对心脏功能已经造成打击，如果术后再发生感染，心脏功能必然受到进一步的影响。③呼吸功能的影响。切口感染发生后，由于切口不得不敞开，切口局部可能出现反常呼吸。这是对呼吸最直接的影响。另外，由于胸廓完整性遭到破坏，也会对呼吸造成影响。

六、临床表现

心脏术后切口感染的临床表现分为两种：一种是局部症状，一种是全身症状[15]。局部症状主要是切口局部的特征性表现。早期可以是红肿热痛。如果感染无法控制，症状可能逐渐加重。主要表现为疼痛加重。如果切口裂开或者脓液自行溢出，疼痛可能减轻，全身症状不一定出现。如果感染扩散或者有毒素释放，可出现发烧、乏力、畏寒等症状。由于感染可能对心肺功能造成影响，因此可有呼吸循环系统的症状。

心脏术后切口感染的体征主要集中于切口局部，早期可有切口局部的发红、肿胀等，感染加重可形成局部的脓肿，脓肿继续发展可使切口裂开，有大量脓液溢出。严重的感染可导致切口全部裂开，切口内组织液化、坏死，不断从切口排出（图6-5-1）。

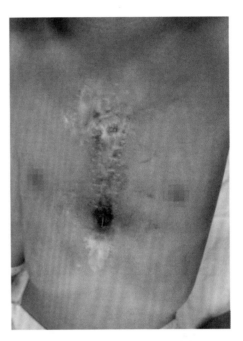

图6-5-1 心脏手术后切口感染

七、检查

心脏术后切口感染检查的重点在于病灶自身以及周围结构。最有效的方法是直接对切口局部进行探查，了解病灶的范围、累及的结构以及纵隔内感染的情况。影像学检查对显示切口局部信息作用不大，但对病灶周围尤其是纵隔内结构的显示有重要作用。最有用的检查手段是CT检查，在此基础上可做相关结构的三维重建，可以更清晰地显示有关信息。超声检查可以显示切口局部的信息，也可以用于心脏的检查，可以明确感染对心脏结构和功能的影响。

八、诊断

多数情况下，心脏术后切口感染的诊断较简单，凡是发生于心脏手术后切口内的感染病变都属于此范畴。但一些感染发生较为隐匿，早期可没有症状，如果从纵隔和胸骨内部开始出现感染，则需要借助影像学检查手段才能确诊。

九、治疗

心脏术后切口感染一旦确诊，应及时治疗。治疗措施有两种，一种是保守治疗，一种是手术治疗。局限于切口浅层的感染如果没有侵犯胸骨，通过保守治疗可以获得满意效果。保守治疗的主要措施包括局部换药和局部治疗。近年有作者将负压吸引技术用于心脏术后切口感染的治疗[11,16,17]，该技术可以作为手术的过渡治疗，也可以单独用于治疗，但效果并不确定。

大面积或者深层感染无法通过保守治疗完成治疗时，就必须手术治疗。手术治疗的基本原则与一般开胸手术后切口感染的治疗原则大致相同，依然是先把感染切口变成清洁切口，然后再闭合切口。

（一）术前准备

心脏术后切口感染的手术是一个巨大的系统工程，为了保证手术成功，术前必须做好充分的准备。准备内容：①全身准备。患者经过心脏手术后，身体往往较为虚弱。如果切口反复感染，又会造成大量消耗，患者全身状况可能会很差，以这样的状况迎接切口感染的手术肯定不理想，因此，术前需要采取各种措施使患者全身状况得到改善。②病原学检查。术前需要尽可能明确病原菌种类和敏感药物，为进一步的治疗提供参考。③抗感染治疗。术前需要做针对性的抗感染治疗，一方面可以消除身体其他部位的病原菌，另一方面可以使切口局部的感染得到一定程度的控制。这样的处理对手术治疗有重要意义。④切口局部的准备。手术主要的部位是切口局部的病灶，要想提高手术的成功率，必须预先做好局部的准备。一般的准备包括局部的换药、坏死组织的清除、充分的引流等。这种做法的目的是使切口尽可能清洁，使周围的肉芽组织生长，为手术成功奠定基础。

（二）手术治疗

心脏术后切口感染的手术主要是针对病灶局部进行的处理，主要内容有两个：其一是将感染灶彻底清除，其二是对创面进行处理。具体操作如下：

1. 清除感染灶

清除感染灶的目的是使感染切口变成清洁切口，需要做如下操作[17,18]：①反复消毒。严格按照无菌原则对切口周围和术野内进行消毒处理，反复多次进行处理，手术操作的每个细节、每个环节、每个局部都要进行消毒，最大程度地消除病原菌。②彻底清除异物。术野中所有钢板、钢丝、补片、缝线都可能是病原菌的藏身之处，因此必须彻底清除。③彻底清除坏死组织。任何坏死组织包括可疑的坏死组织都要彻底清除，尤其要清除胸骨可疑的坏死部分。如果胸骨病灶向两侧累及肋软骨、肋骨的话，这些结构同样需要清除。另外，纵隔内的坏死组织也必须彻底清除。④彻底清除感染组织。术野内的脓苔、脓液以及与感染相关的组织和结构都要彻底清除，不留死角，不能有任何残留。⑤对心脏表面的材料做处理。心脏和大血管的人工大血管、补片、垫片以及裸露的缝线都是病原菌最容易隐藏的部位。由于这些材料不能被拆除，必须采取特殊的措施对其进行杀菌和消毒，这样才可能将再次感染的风险降到最低水平。

2. 闭合创面

感染灶得到清除后，创面基本上达到清洁甚至无菌程度。接下来需要闭合创面。此时的创面是一个程度不等的缺损，实质上属于继发性胸壁缺损的范畴，处理的原则也与一般的继发性胸壁缺损基本相同。但是，由于涉及心脏手术这种特殊的背景，对手术技术要求更高，需要特别交代。

（1）骨性结构的处理问题。

闭合创面最重要的操作是对病灶内骨性结构的处理。处理内容包括两部分：其一是胸骨创面的处理，其二是骨性结构缺损的处理。胸骨和周围的骨性结构是胸廓重要的组成成分，这些结构对胸廓的稳定性起到必不可少的作用，因此理论上不仅要将胸骨创面闭合固定，还要对一切涉及骨性结构的缺损进行重建。但是，由于切口感染多会累及胸骨的创面，直接闭合固定可能会导致感染复发。如果创面过大，不得不对胸骨和与之相连的肋软骨、肋骨做切除的话，切除后的缺损周围依然可能有感染因素存在。考虑到缺损重建必须使用人工材料，这无疑会增加感染复发的机会。为了彻底消除感染复发的可能，不得不放弃人工材料。胸壁骨性结构缺损的重建几乎只有靠人工材料才能完成，不使用人工材料相当于无法实施这类缺损的重建，这对患者胸廓的稳定性将非常不利。但是，由于手术的主要目的是消除切口的感染，此时将不能过分考虑胸廓的稳定性问题。然而，不过分考虑不等于不考虑，如果因为缺损明显影响呼吸功能的话，将是更为严重的问题，因此在条件允许的情况下需要尽可能做出处理。正确的方法是用自体的软组织进行填充。这样的处理虽然比不上人工材料的效果，却可以最大程度地消除缺损，避免不利因素的发生。

（2）自体组织的填充问题。

如上所述，由于胸骨无法直接闭合，而且可能存在骨性结构的缺损，因此需要用软组织对缺损进行填充。临床上使用的软组织主要有两种：一种是大网膜[19]，一种是肌肉瓣[20-22]。大网膜对胸骨切口下段的病灶有理想的效果。但是，由于大网膜可提供的组织量较小，不能满足较大缺损的需求，因此并不是满意的填充组织。肌肉瓣是最常用也是最有效的填充组织。有三种肌肉瓣可供使用[4,20-22]：一是腹直肌瓣，二是背阔肌瓣，三是胸大肌瓣。腹直肌瓣可以用在切口下段的填充操作中，但这种肌肉瓣也有一定的缺陷[4,23]。首先，必须在腹部做一个较长的切口，这将增加额外的损伤；其次，有时该肌肉瓣的组织量有限，不足以填充较大的缺损。背阔肌瓣距离切口较远，需要充分游离后才有作用，临床上较少使用[20]。胸大肌瓣是临床中最常使用的填充组织[17,21,22]。该组织通过正中切口本身就可以获取，可以减少额外的创伤。该组织本身组织量大，且可以双侧获取，因此可以满足几乎所有填充操作的需求。

临床上胸大肌瓣的填充方法有三种。第一种方法是顺行肌肉瓣。具体方法是将胸大肌自胸骨和肋软骨的附着处切断，使肌肉尽可能游离，然后将肌肉游离端放入胸骨的间隙内进行填充（图6-5-2）。胸大肌的供血主要来自肩峰动脉的胸肌支，胸外侧动脉、胸背动脉、肩胛下动脉等动脉的分支也参与该肌肉的供血，其内侧的血供来自胸廓内动脉的分支。当内侧切断后，胸廓内动脉不再供血，但外侧的诸血管可以提供充足的血供，这使得该肌肉瓣有了使用的合理性。使用该肌肉瓣的操作较简单，可满足中、上部分切口填充的需要。如果结合大网膜进行联合手术，则可以对所有部位的缺损做填充。该肌肉瓣的主要缺陷在于其延伸的长度。由于其外侧位置固定，不能大幅度拉到正中做填充，这无疑限制了该肌肉瓣的使用。如果填充对组织需求量较大的话，这种肌肉瓣很难满足要求。

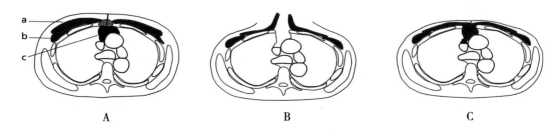

图6-5-2　胸大肌顺行肌肉瓣填充病灶（A. 病灶位置。a. 胸大肌；b. 胸小肌；c. 病灶。B. 自正中开始游离胸大肌，向病灶方向牵拉，使肌肉瓣有足够长度。C. 将肌肉瓣填充入病灶，进行妥善固定）

第二种方法是胸大肌的逆行肌肉瓣。具体方法是在胸大肌外侧合适的位置切断该肌肉，然后将肌肉翻转后对切口进行填充（图6-5-3）。此时外侧的血管全部被切断，供血的来源只剩下胸廓内动脉。由于切除的组织量足够大，且剩余的组织紧邻切口，因此可以满足切口所有部位填充的需求，是理想的填充组织。但是，这种肌肉瓣同样有缺陷。由于血供来自胸廓内动脉，在一些胸廓内动脉本身存在损伤的手术中，这种肌肉瓣的血供无法保证。

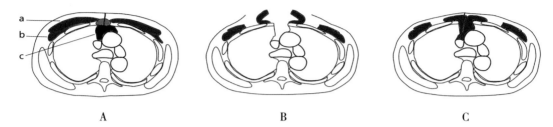

图 6 - 5 - 3　胸大肌逆行肌肉瓣填充病灶（A. 病灶位置。a. 胸大肌；b. 胸小肌；c. 病灶。B. 自胸大肌正中外侧切断胸大肌，内侧半向正中翻转。C. 将肌肉瓣填充入病灶，进行妥善固定）

第三种方法是分离肌肉瓣[24]。具体方法是将胸大肌瓣一分为二，上段做顺行肌肉瓣，下段做逆行肌肉瓣，通过这样的设计可以满足不同的填充需求。

在使用胸大肌瓣时，要根据填充的位置和对组织量的需求设计肌肉瓣的切除范围和方式。填充需求较小时，可以只使用一侧的胸大肌瓣[2,7]。如果需要较大量的肌肉做填充，可考虑使用双侧肌肉瓣[7,19]。有人主张采用单侧胸大肌瓣实施手术，主要的理由是[2]：①可以避免胸大肌瓣的使用对双侧上肢功能的影响。②使对侧胸大肌作为备用肌肉瓣，万一手术失败，可以用对侧胸大肌实施再次手术。不管采用哪种方式进行填充，一些共性的原则需要注意：其一，必须尽可能填充到每一个空隙，不能残留死腔；其二，必须进行牢固固定，防止组织瓣松动；其三，必须在纵隔内和术野放置足够的引流，避免局部有渗出液存留；其四，必须充分合理止血，防止血肿形成；其五，为了尽可能减少缝线的刺激反应，可以考虑使用粗的 Prolene 缝线进行缝合。这些原则是保证填充成功的基本要求，术中必须严格按照这些原则进行操作，这是手术成功的基本保障。

（3）闭合皮肤创口。

在以上原则的指导下，两侧胸骨中间的空间以及缺损基本上可以被消除。接下来的操作是闭合皮肤创口。在心脏术后切口感染的案例中，皮肤一般不存在较大的缺损，因此可以直接缝合。为了尽可能减少缝线反应，可以考虑采用间断全层缝合。如果张力过大，需要采用减张缝合。

（三）术后处理

心脏手术本身对患者有巨大伤害，切口感染会加大对患者身体的消耗。而当用手术的方式对患者实施切口感染的处理后，机体会再次经受巨大伤害，因此术后患者身体会非常虚弱，需要采取强大的支持措施才能使患者全身状况得到改善，这是手术成功的基本保障。除了支持措施外，还要进行必要的抗感染处理，这是巩固疗效必需的治疗措施。抗感染如果没有明确的病原菌目标，可以使用广谱抗生素。另外，还必须对切口进行合理的局部处理。局部处理包括定时换药、适当的理疗等，这些措施对切口愈合有很大帮助。

（四）再次手术的问题

心脏术后切口感染是一种极具挑战性的并发症，通过以上处理虽然可以获得好的结果，但是，这样的手术毕竟具有太多的不确定性，因此可能出现手术的再次失败。一般来说，只要严格按照上述的要求进行操作，即便再次失败，患者的情况也会有大的改善，具体表现为感染范围明显减小、程度明显减轻等。这样的情况通过局部处理多能获得满意效果。即便需要再次实施手术，其难度也会大大降低。

再次手术的原则与第一次手术大致相同。但是，一个重要的要求是不要轻易将第一次手术已经修复满意的部分再次完全切除，因为如果那样的话，不仅损伤过大而且会面临无填充组织可用的被动局面。当然，如果第一次手术不仅没有改善切口状况反而又加重感染的话，切除的范围就不能太保守了。

十、预后

心脏术后切口感染虽然不是一种常见的并发症，却是一个非常具有挑战性的并发症，一旦发生处理将非常麻烦[7,19]。到今天为止，各大心脏外科中心都将此并发症当做最棘手的并发症，整体的处理结果一直达不到满意。胸壁外科的理念出现后，对此并发症的认识逐渐深入，为治疗方法的改进提供了理论支撑。经过不断的摸索，如今该并发症的治疗已经有了很大的改观。但是，由于依然存在某些不确定性，因此相关技术尚需要进一步改进。

参考文献

[1] DUBERT M, POUBAIX A, ALKHODER S, et al. Sternal wound infection after cardiac surgery: management and outcome. PLoS one, 2015, 10 (9): e0139122.

[2] WYCKMAN A, ABDELRAHMAN I, STEINVALL I, et al. Reconstruction of sternal defects after sternotomy with postoperative osteomyelitis, using a unilateral pectoralis major advancement muscle flap. Sci rep, 2020, 10: 8380.

[3] WINGERDEN J J V, UBBINK D T, HORST C M V D, et al. Poststernotomy mediastinitis: a classification to initiate and evaluate reconstructive management based on evidence

from a structured review. J cardiothorac surg, 2014, 9: 179.

[4] LI Y H, ZHENG Z, YANG J, et al. Management of the extensive thoracic defects after deep sternal wound infection with the rectus abdominis myocutaneous flap: a retrospective case series. Medicine (Baltimore), 2017, 96 (16): e6391.

[5] SCHIRALDI L, JABBOUR G, CENTOFANTI P, et al. Deep sternal wound infections: evidence for prevention, treatment, and reconstructive surgery. Arch plast surg, 2019, 46 (4): 291 – 302.

[6] MORGANTE A, ROMEO F. Deep sternal wound infections: a severe complication after cardiac surgery. G chir, 2017, 38 (1): 33 – 36.

[7] TORTO F L, TURRIZIANI G, DONATO C, et al. Deep sternal wound infection following cardiac surgery: a comparison of the monolateral with the bilateral pectoralis major flaps. Int Wound J, 2020, 17 (3): 683 – 691.

[8] KOBAYASHI T, MIKAMO A, KURAZUMI H, et al. Secondary omental and pectoralis major double flap reconstruction following aggressive sternectomy for deep sternal wound infections after cardiac surgery. J Cardiothorac Surg, 2011, 6: 56.

[9] DESCHKA H, ERLER S, EL-AYOUBI L, et al. Suction-irrigation drainage: an underestimated therapeutic option for surgical treatment of deep sternal wound infections. Interact cardiovasc thorac surg, 2013, 17 (1): 85 – 89.

[10] JONES G, JURKIEWICZ M J, BOSTWICK J, et al. Management of the infected median sternotomy wound with muscle flaps. The Emory 20-year experience. Ann surg, 1997, 225 (6): 766 – 778.

[11] KAUL P. Sternal reconstruction after post-sternotomy mediastinitis. J cardiothorac surg, 2017, 12 (1): 94.

[12] ANGER J, DANTAS D C, ARNONI R T, et al. A new classification of post-sternotomy dehiscence. Rev bras cir cardiovasc, 2015, 30 (1): 114 – 118.

[13] ENNKER I C, ENNKER J C. Management of sterno-mediastinitis. HSR proc intensive care cardiovasc anesth, 2012, 4 (4): 233 – 241.

[14] RUPPRECHT L, SCHMID C. Deep sternal wound complications: an overview of old and new therapeutic options. Open J cardiovasc surg, 2013, 6: 9 – 19.

[15] 王文林. 胸骨正中切口感染的危害与临床表现. 今日头条, 2021 – 11 – 01.

[16] DOHMEN P M, MARKOU T, INGEMANSSON R, et al. Use of incisional negative pressure wound therapy on closed median sternal incisions after cardiothoracic surgery: clinical evidence and consensus recommendations. Med sci monit, 2014, 20: 1814 – 1825.

[17] SONG F, LIU Z. Bilateral-pectoral major muscle advancement flap combined with

vacuum-assisted closure therapy for the treatment of deep sternal wound infections after cardiac surgery. J cardiothorac surg, 2020, 15: 227.

[18] ZHANG H, LIN J, YANG H, et al. Bilateral partial pectoralis major muscle turn-over flaps for the management of deep sternal wound infection following cardiac surgery. J thorac dis, 2020, 12 (10): 6010 – 6015.

[19] YASUURA, OKAMOTO H, MORITA S, et al. Results of omental flap transposition for deep sternal wound infection after cardiovascular surgery. Ann surg, 1998, 227 (3): 455 – 459.

[20] SPINDLER N, KADE S, SPIEGL U, et al. Deep sternal wound infection: latissimus dorsi flap is a reliable option for reconstruction of the thoracic wall. BMC surg, 2019, 19: 173.

[21] PAIROLERO P C, ARNOLD P G, HARRIS J B. Long-term results of pectoralis major muscle transposition for infected sternotomy wounds. Ann surg. 1991, 213 (6): 583 – 590.

[22] BAKRI K, MARDINI S, EVANS K K, et al. Workhorse flaps in chest wall reconstruction: the pectoralis major, latissimus dorsi, and rectus abdominis flaps. Semin plast surg, 2011, 25 (1): 43 – 54.

[23] HEVER P, SINGH P, EIBEN I, et al. The management of deep sternal wound infection: literature review and reconstructive algorithm. JPRAS open, 2021, 28: 77 – 89.

[24] PARISI P, LO TORTO F, CARLESIMO B, et al. The split pectoralis flap: combining the benefits of pectoralis major advancement and turnover techniques in one flap. Plast reconstr surg, 2018, 141 (1): 191e – 192e.

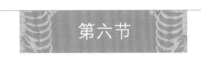

负压创口治疗在胸壁感染疾病中的应用

负压创口治疗（negative pressure wound therapy，NPWT）[1-3]有多种名称，比如真空辅助闭合术（vacuum assisted closure，VAC）[4-6]或真空封闭引流术（vacuum sealing drainage，VSD）[7,8]，国外的文献中前两种名称较常见，我国的作者大多喜欢使用 VSD[7,8]。名称虽然不同，但指的是完全相同的技术。NPWT 最早由 Morykwas 等[2]于 1997 年提出，由于效果明显优于普通的感染处理措施，很快得到推广。在多年的临床实践中，该技术一直在多种专业中使用，使用的场合包括各种急慢性创口、感染病灶等，都获得了较为满意的效果[1,4-6]。近年来，该技术开始在胸外科的各种感染病变尤其是手术切口感染的病例中使用[9,10]，临床经验表明，其作用同样优于一般的处理方式。

在前文中已经提到，感染性病灶处理的基本原则是先将其变为清洁甚至无菌病灶，然后再进行缝合。在整个处理过程中，第一步处理最为关键。以往的方法较为单一，主要是单纯的换药[11,12]。换药需要将切口完全敞开，清除其中所有的钢板、钢丝、缝线或者其他异物，清除坏死组织，用消毒杀菌液体反复冲洗，然后放置引流。换药虽然是最简单也最常用的方法，但本身有很多问题[12]：①由于感染性病灶分泌量大，坏死组织不断排出，需要频繁换药，经常更换敷料。这意味着工作量非常大。②换药需要清除坏死组织和感染的结构，需要直接对切口内的组织进行切割、修剪，患者会非常痛苦。③病灶的引流通过管道完成，由于引流范围局限，往往无法获得满意效果。④换药需要将切口完全敞开，较大的创面对患者心理产生不良影响。⑤多需要非常漫长的时间才能有一定效果，但这样的效果往往并不确定。由这些问题可以看出，换药操作虽然简单，却有很多弊端，如果有其他更合理的方法取代换药操作，对切口的处理将有较大的改观。

一、NPWT 装置的基本构成

NPWT 技术是利用特殊原理对感染灶进行处理的技术。这种技术的实质是使开放的感染创面变成一个闭合的相对清洁的创面，使局部成为一个有利于组织生长且有利于杀菌的特殊环境，使感染在最短时间内得到控制[11,12]。为达到这个目的，NPWT 需要一些特殊的材料和装置，其基本的构成有三部分[13-15]：①带多侧孔引流管的特制海绵状材料。该材料为高分子聚合材料，其中有大量孔隙，直径微小，有很好的生物相容性、透水性和可塑性；无毒，对人体组织不产生任何刺激；在海绵材料中埋藏有硬质的引流管，引流管有大量侧孔，可以方便引流。②生物通透性粘贴薄膜：该结构为半透膜，具有良好的透氧性与防水性，可阻止细菌入侵。③负压吸引装置。该装置可持续通过引流管进行负压吸引（图6-6-1）。

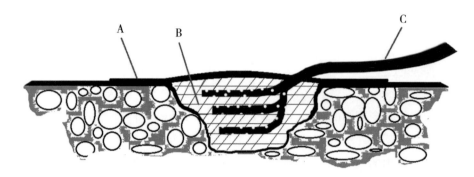

图6-6-1　NPWT的基本构成（A. 生物通透性粘贴薄膜；B. 海绵材料；C. 吸引管其一端置于海绵材料中，有侧孔，另一端连负压吸引装置）

二、NPWT技术的具体操作

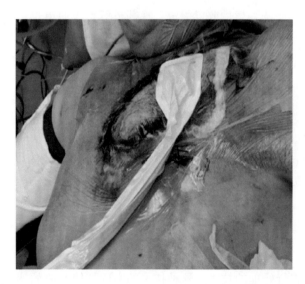

图6-6-2　使用NPWT技术吸引创口的患者

NPWT是一种特殊的引流技术，对操作有严格的要求（图6-6-2）。具体操作步骤如下[5,7,13,15,16]：①清创。此操作可以在一般的换药室内于局麻下进行。如果病灶过大过深，损伤过大，需要于手术室内在全麻下进行。首先要完全敞开感染灶，彻底清除坏死组织、脓性分泌物、钢丝、线头、引流物等所有异物，不留任何死腔，然后用碘伏、双氧水、生理盐水反复冲洗病灶，使创面尽可能干净。②放置NPWT填充物。NPWT的填充物是特制的材料，临床上使用的材料有特殊的商品供应。要根据创面的大小、范围、深度对材料进行修剪，使材料的大小略超出病灶范围，使病灶完全被材料充满。③连接负压引流管。引流管的放置是整个操作的关键之一。临床上使用的NPWT材料一般有现成的引流管，在操作时需要根据设计要求相互连接，引出切口，与负压吸引装置连接。④膜性结构覆盖。用生物通透性粘贴薄膜封闭整个病灶，妥善封闭引流管周围，防止漏气，使整个病灶周围成为一个密闭的空间。⑤引流管接负压吸引装置进行吸引。目前商品供应的负压吸引均为智能化的吸引装置，采用间断吸引模式，负压可以调整，一般采用 –125mmHg 负压，每工作 5 分钟停止 2 分钟。

三、NPWT 技术的操作要点

（一）清创

清创是 NPWT 技术第一个重要操作内容，要想获得理想效果，需要按照如下原则进行操作[12,16]：①彻底。对于胸壁的软组织来说，彻底清创并不是太难做的操作，但是对于骨性结构，尤其是软骨结构就比较困难了。困难的主要原因在于难以辨别坏死的结构。如果因为辨别不清而清创不彻底可能影响治疗效果。另外，对于较深或者较为隐匿的部位，清创也有难度。此时需要非常仔细地做探查才可以发现坏死结构并将其清除干净。②适度。这个原则似乎与第一个原则相矛盾，事实上是矛盾中的统一。适度是在彻底清创基础上对清创程度的限制。这是一个非常重要的原则。胸壁是一个极其重要的结构，其本身厚度有限，如果范围过大或者程度过深的话，可能导致胸壁结构的大量丧失，从而造成两方面的不良后果：首先，可能导致反常呼吸。如果 NPWT 本身无法有效消除反常呼吸，则可能对呼吸功能造成不利影响，其危害可能比感染灶本身危害更严重；其次，范围过大的清创可能使感染灶向胸腔内蔓延，这样的结果显然与使用 NPWT 治疗或者控制感染的初衷相悖。因此，在进行清创时必须掌握好度，既要彻底清除感染灶，又不能使健康组织丧失过多。只有这样才能获得最佳效果。③安全。胸壁本身似乎并没有非常重要的结构，但是在一些感染性疾病中，感染灶内可能有重要结构，比如冠状动脉搭桥术中的胸廓内动脉，就是极其重要的结构。如果这样的手术后发生切口感染而不得不使用 NPWT 的话，清创的操作必须格外小心，不能损伤这样的结构。除了这样的结构外，切口内一些固有的结构也要小心保护，比如心脏术后切口感染灶中的心脏、大血管等结构，一旦遭受损伤可能酿成大祸，因此同样需要保护。总之，清创的过程中需要注意操作的安全性，没有安全保障，清创将失去意义。

（二）填充

在将填充物放于感染灶的操作中，也需要注意一些技术性的问题[16]：①填充物必须大小适中，不能过小也不能过大。过小无法使感染灶充满，填充物无法与周围结构紧密相连，可能造成残腔存在，对 NPWT 功能的发挥非常不利；过大会造成挤压，这同样不利于 NPWT 发挥功能。②填充物的形状非常重要，一定要与病灶的形状基本相符，这样才能填充满意。③必须保证填充彻底，不能残留潜在的死腔。由于组织挤压或者位置较深，有的死腔较为隐蔽，不容易被发现并被填充。术中必须认真探查，充分了解死腔的位置，保证彻底消除。

（三）引流

NPWT 的核心功能是引流，因此在整个操作过程中，引流管的放置与连接都格外重要[16]。一般的商品材料中都有特殊设计的引流管。在具体操作时要严格按照产品说明连接管道，切不可连接错误，否则将无法发挥引流作用。引流管的放置包括两部分内容，一部分是引流管与填充物的连接，另一部分是引流管在体表的固定。前者需要根据产品设计要求完成，后者一般需要经过皮肤切口引出体表，并给予牢固固定。

（四）覆盖

在用膜性结构覆盖时，首先要注意无菌操作。一般需要先对周围皮肤进行满意消毒，然后再用膜覆盖。覆盖的基本要求是必须密闭，不能漏气，不能有缝隙，这是整个装置正常工作的基础[16]。

（五）负压吸引

负压吸引装置的参数一般可以自行设置。间歇性吸引是重要的方法，不能持续不间断吸引，否则不但不能获得好的效果，反而会带来问题。在使用过程中要注意负压的参数，不能为了追求好的吸引效果而使用过大的负压。还有一个问题需要注意，那便是负压装置的短暂撤离。经过一定时间的吸引后，可以暂时脱离负压装置，封闭管道，让患者离开病房做适当活动，这将有利于患者的康复[16]。

（六）使用时限

NPWT 使用的周期一般为 7~10 天，其间可以配合使用抗感染以及其他辅助治疗。一个周期过后需要对病灶进行检查。如果有必要，可以重复使用[16]。

四、NPWT 技术的优点

NPWT 技术有诸多优点[1,3,5,13,15]：①彻底改变引流的属性。NPWT 可以改被动引流为主动引流，改点引流为面引流，改区域引流为全面引流，使引流质量大大提升。②彻底消灭残腔。NPWT 可以使容留分泌物和坏死结构的空间完全消除，大大改善切口局部的环境，进一步促进愈合。③消除炎性渗液和细菌毒素。感染性病灶的分泌物中存留大量炎性分泌物和细菌毒素，这些物质是造成局部损害并影响愈合的关键因素，NPWT 技术可以使这些物质被彻底引出病灶，对病灶的愈合有重要作用。④消除局部水肿。感染性病灶组织间多有水肿，这样的环境不利于病灶的愈合。NPWT 可以有效改善毛细血管循环及血流速度，提高局部循环血量和组织含氧量，有效消除组织水肿。水肿消除有利于切口的愈合。⑤改善微循环。NPWT 可以有效改善微循环，不仅增加局部的氧含量，增加局部组织获取的营养成分，还可以增加局部抗生素的浓度，使抗感染效果得到改善。⑥刺激细胞组织生长。NPWT 的负压可产生一定强度的机械应力，应力作用于细胞膜，可以将物理的牵引力转化为生物化学变化，促进细胞增殖、血管生长、修复受损组织，最终加速创面愈合。⑦有效控制感染。NPWT 可以使病灶局部的感染得到有效控制，不再出现感染的扩散与传播，为病灶的彻底愈合打下基础。⑧降低工作强度。SVD 可以代替换药治疗，不需要每天换药，因此使工作强度大大降低。⑨增加患者的自信心。NPWT 使用后，患者的创面被封闭，不再有大量渗出和坏死物排出，患者情绪可以很快得到安抚，这将有利于患者最终的康复。⑩缩短治疗周期。NPWT 的使用可大大缩短治疗周期，提高感染的控制效率，费用也大大降低。

五、NPWT 技术的禁忌证

NPWT 技术虽然具有众多优点，但并不是每种创面都可以使用该技术。主要的禁忌证包括[2,5,7,15]：①存在癌症病灶的创面。这样的创面如果接受 NPWT 技术，有可能刺激肿瘤细胞生长。②有明显湿性坏疽的创面。NPWT 技术可以促进湿性坏疽病变的发展，使病变加重。③有干性焦痂存在的创面。干性焦痂对创面有很好的保护作用，NPWT 技术可能破坏焦痂，使其失去对创面的保护作用。④未经治疗的慢性骨髓炎。慢性骨髓炎如果不做处理，病灶就很难被清除，此时如果用 NPWT 技术不仅起不到有益的作用，反而可能加快感染的蔓延。⑤有活动性出血的创面。这样的创面首先需要彻底止血。如果出血不止，经NPWT 负压吸引后可能更加严重。⑥存在直接暴露的血管与神经的创面。这样的结构存在于创面中，如果进行持续负压吸引，有可能引起相应的损伤。⑦有大量引流液，超出NPWT 引流能力的创面。有的创面有持续大量引流，比如合并脓胸或者食道瘘的感染切口，由于引流量大，远远超出 NPWT 的引流能力，NPWT 不仅无法消除引流液，反而可能造成引流液的聚集。⑧对 NPWT 材料过敏的病例。一些患者会对 NPWT 材料过敏，这样的患者不能使用该技术。

六、简易的 NPWT 装置

NPWT 技术在临床上应用了很多年，目前有多种产品可以使用。但这些产品多较昂贵，有时使用会有一定的难度。为了获得与这些产品相近的效果，可以制作简易的负压吸引装置，这种装置在一些创口中使用时，同样可以获得满意的效果[17]。具体的做法是：用生理盐水纱布替代专业的填充材料，用普通的医用透明密封贴膜替代专用的膜性结构进行覆盖，用普通的无菌胃管替代负压吸引管，用普通的负压吸引装置替代特殊的负压吸引装置。这种做法虽然简易，但基本满足了 NPWT 技术的一般要求，因此能够获得良好效果。我们在临床中曾自行设计过类似的装置，获得了比较理想的结果（图 6 - 6 - 3 至图 6 - 6 - 5）[12]。

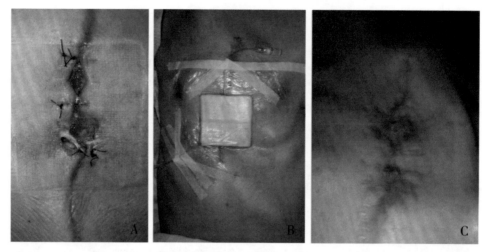

图 6 - 6 - 3　使用简易 NPWT 装置处理的案例。该患者为胸骨正中切口，术后局部无法愈合，反复换药无效。使用自制简易 NPWT 装置处理创口，2 个月后愈合（A. 原创口，反复换药无效；B. 简易 NPWT 装置处理创口；C. 2 个月后基本愈合）

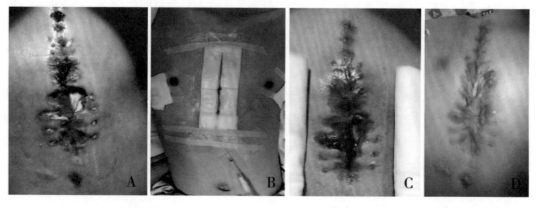

图 6 - 6 - 4　使用简易 NPWT 装置处理切口感染的案例。胸骨正中切口感染患者，术后切口无法愈合，反复缝合多次，创面逐渐增大。采用自制简易 NPWT 装置处理创口，4 个月后完全愈合（A. 原创口；B. 简易 NPWT 装置处理创口；C. 3 个月后的创面；D. 4 个月后的创面）

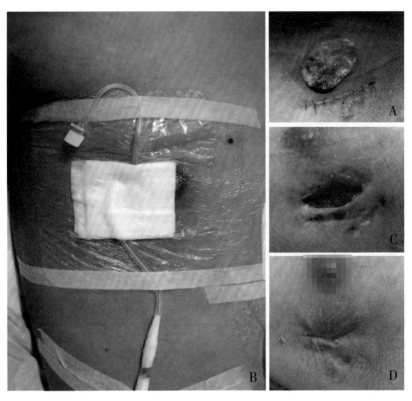

图6-6-5 使用简易 NPWT 装置处理切口感染的案例。该患者前胸壁创口反复感染，迁延不愈。使用简易 NPWT 装置处理创口，4 个月后痊愈（A. 前胸壁创面，位于右侧乳头下方；B. 简易 NPWT 装置处理创口；C. 3 个月后创面；D. 4 个月后痊愈）

七、NPWT 技术的用途

在临床实际应用中，NPWT 可以作为治疗感染灶的唯一手段，也可以作为过渡手段[12]。对于较小的病灶，可以采用 NPWT 进行全程治疗。如果创面过大，不能在短期内愈合，NPWT 可以当做过渡手段，当肉芽组织生长满意后，再缝合创面，此时的 NPWT 起到了良好的辅助治疗作用[1,4,5]。

胸壁感染的控制是一项极具挑战性的工作。要想完成这个工作需要从多方面入手，多管齐下才能获得好的效果。NPWT 的应用为感染的控制提供了一个好的选择。但必须明确的是，任何一种技术的作用都是有限的。如果感染本身极其严重，或者存在客观的不利因素的话，仅凭 NPWT 技术不一定有好的结果[12]。因此必须始终牢记的事实是，NPWT 技术虽好，却不等于治疗的全部。只有对每一个治疗环节都下足功夫，胸壁感染这种顽症才能被彻底攻克。

参考文献

［1］LALEZARI S, LEE C J, BOROVIKOVA A A, et al. Deconstructing negative pressure wound therapy. Int wound J, 2017, 14（4）：649 – 657.

［2］SHINE J, EFANOV J I, PAEK L, et al. Negative pressure wound therapy as a definitive treatment for upper extremity wound defects：a systematic review. Int wound J, 2019, 16（4）：960 – 967.

［3］TORBRAND C, ANESÄTER E, BORGQUIST O, et al. Mechanical effects of negative pressure wound therapy on abdominal wounds-effects of different pressures and wound fillers. Int wound J, 2018, 15（1）：24 – 28.

［4］BANASIEWICZ T, BOREJSZA-WYSOCKI M, MEISSNER W, et al. Vacuum-assisted closure therapy in patients with large postoperative wounds complicated by multiple fistulas. Wideochir inne tech maloinwazyjne, 2011, 6（3）：155 – 163.

［5］AGARWAL P, KUKRELE R, SHARMA D. Vacuum assisted closure（VAC）/negative pressure wound therapy（NPWT）for difficult wounds：a review. J clin orthop trauma, 2019, 10（5）：845 – 848.

［6］GABRIEL A, SHORES J, BERNSTEIN B, et al. A clinical review of infected wound treatment with vacuum assisted closure（V. A. C.）therapy：experience and case series. Int wound J, 2009, 6（Suppl 2）：1 – 25.

［7］代庆春, 张敏, 姚元章. 真空封闭引流在创伤修复中应用的现状和展望. 创伤外科杂志, 2007, 9（4）：371 – 373.

［8］HUANG Q, WANG J T, GU H C, et al. Comparison of vacuum sealing drainage and traditional therapy for treatment of diabetic foot ulcers：a meta-analysis. J foot ankle surg, 2019, 58（5）：954 – 958.

［9］REISS N, SCHUETT U, KEMPER M, et al. New method for sternal closure after vacuum-assisted therapy in deep sternal infections after cardiac surgery. Ann thorac surg, 2007, 83（6）：2246 – 2247.

［10］JIANG X, BU F, XU Y, et al. Antibiotic-loaded bone cement combined with vacuum sealing drainage to treat deep sternal wound infection following cardiac surgery：the first case report. J cardiothorac surg, 2021, 16（1）：292.

［11］冯晓东, 徐元英. 持续负压引流治疗开放气胸并胸壁感染性伤口40例临床观察. 中外医学研究, 2013, 11（29）：14 – 15.

［12］王文林. 持续负压引流技术在慢性胸壁感染治疗中的应用. 医学科技频道, 2021 – 10 – 28.

[13] GABRIEL A, SHORES J, HEINRICH C, et al. Negative pressure wound therapy with instillation: a pilot study describing a new method for treating infected wounds. Int wound J, 2008, 5 (3): 399 – 413.

[14] CAMPBELL P E, SMITH G S, SMITH J M. Retrospective clinical evaluation of gauze-based negative pressure wound therapy. Int wound J, 2008, 5 (2): 280 – 286.

[15] SCALISE A, CALAMITA R, TARTAGLIONE C, et al. Improving wound healing and preventing surgical site complications of closed surgical incisions: a possible role of incisional negative pressure wound therapy. A systematic review of the literature. Int wound J, 2016, 13 (6): 1260 – 1281.

[16] 王文林. 胸壁外科负压创口治疗的技术要点. 今日头条, 2021 – 11 – 01.

[17] 左靖芳, 孟爱凤, 智晓旭, 等. 改良简易负压吸引装置在食管癌术后难愈性切口中的应用研究. 中国肿瘤外科杂志, 2018, 10 (6): 413 – 416.